XIANDAI ERBIHOUXUE
JICHU YU SHIJIAN

现代耳鼻喉学基础与实践

周旭峰　主编

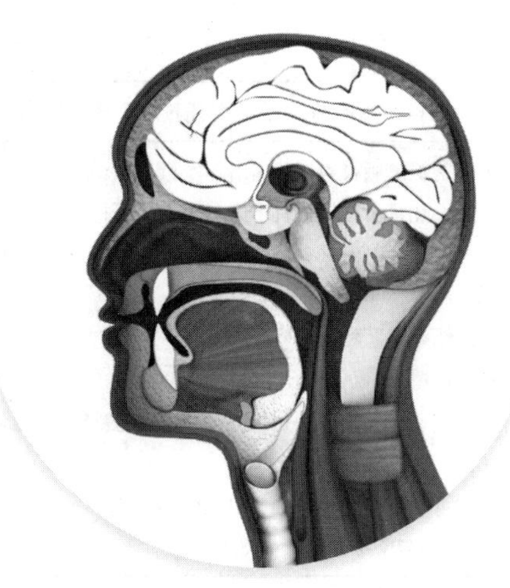

中国纺织出版社有限公司

图书在版编目（CIP）数据

现代耳鼻喉学基础与实践 / 周旭峰主编. -- 北京：中国纺织出版社有限公司, 2021.11
ISBN 978-7-5180-8901-7

Ⅰ. ①现… Ⅱ. ①周… Ⅲ. ①耳鼻咽喉科学 Ⅳ. ①R76

中国版本图书馆CIP数据核字（2021）第188940号

责任编辑：樊雅莉　　责任校对：高　涵　　责任印制：王艳丽

中国纺织出版社有限公司出版发行
地址：北京市朝阳区百子湾东里A407号楼　邮政编码：100124
销售电话：010—67004422　传真：010—87155801
http://www.c-textilep. com
中国纺织出版社天猫旗舰店
官方微博 http://weibo.com/2119887771
唐山玺诚印务有限公司印刷　　各地新华书店经销
2021年11月第1版第1次印刷
开本：889×1194　1/16　印张：11.75
字数：337千字　定价：78.00元

编 委 会

主　编　周旭峰　金秀琳　李　婉　张　宇

副主编　林　娜　张子希　尹文艳

钟振华　徐　丽　秦彦超

编　委　(按姓氏笔画排序)

马　飞　十堰市人民医院

（湖北医药学院附属人民医院）耳鼻喉科

尹文艳　云南省中医医院

李　婉　粤北人民医院

杨晓刚　河南中医药大学第一附属医院

张　宇　烟台毓璜顶医院

张子希　佳木斯大学附属第一医院

林　娜　佳木斯大学附属第一医院

金秀琳　佳木斯大学附属第一医院

周旭峰　佳木斯大学附属第一医院

钟振华　扬州大学附属医院

秦彦超　山西省肿瘤医院

徐　丽　江苏省苏北人民医院

（扬州大学附属苏北人民医院）

温演伟　深圳市第二人民医院

（深圳大学第一附属医院）

前　言

耳鼻喉疾病是人类常见病、多发病，尽管其大部分在初始阶段并不会引起人们的十分关注，然而处理不当也可引起较为严重的后果，给治疗带来很大困难。一方面给患者本人造成额外的肉体与精神痛苦，另一方面则加重了医疗卫生资源的占用。因此，对于此类疾病的早期诊断与治疗非常重要。本书正是为了提高耳鼻喉临床医生的诊疗技术水平，确保医院医疗各项任务的完成，促进医疗质量的稳步提高而编写的。

本书首先介绍耳鼻喉疾病的常规检查、影像学检查和常见症状，然后重点介绍耳鼻喉常见疾病的诊断和治疗。参与编写的各位编者全部工作在临床、教学及科研第一线，理论知识及临床经验丰富，在编写过程中立足临床实践，结合自身经验并参考了国内外文献，力求体现本书编写的实用性。本书所阐述的内容准确、规范、实用、通俗易懂，既便于高等医学院校临床实习、进修医生和耳鼻喉临床医生在临床工作中学习和掌握，同时也可作为基层医院各专业医务人员的参考书。

医学是不断发展的科学，其观念、方法、技术不断推陈出新，加上编者时间有限，本书的不足之处在所难免，恳请医学界同仁和广大读者指正，以便及时修订、不断完善，使本书在临床医疗工作中发挥更大的作用。

编　者

2021 年 7 月

目 录

第一章

耳鼻喉常规检查

第一节　成人耳鼻咽喉检查

一、概述

1. 患者位置

患者与医生面对面直坐，躯干微向前倾，膝部相交，或患者膝部夹在医生两膝之间。

2. 光源选择

可选择日光、灯光。灯光以耳鼻咽喉科专用诊疗灯或综合治疗台灯为宜。将灯置于患者右侧，与耳等高，距患者右耳 10 ~ 20 cm 处。

3. 额镜使用

医生戴上额镜，反光镜置于左额部，用左眼经镜孔视物。额镜焦距约为 30 cm，练习时集中光线于患者上唇。在电源暂时缺乏的地区，可使用电额灯。此灯的优点在于以电池作为光源，携带方便，适宜巡回医疗时使用。也可借助于自然光线，利用额镜照入检查部位进行工作。也可利用电筒作为光源照射于额镜上（图 1-1）。

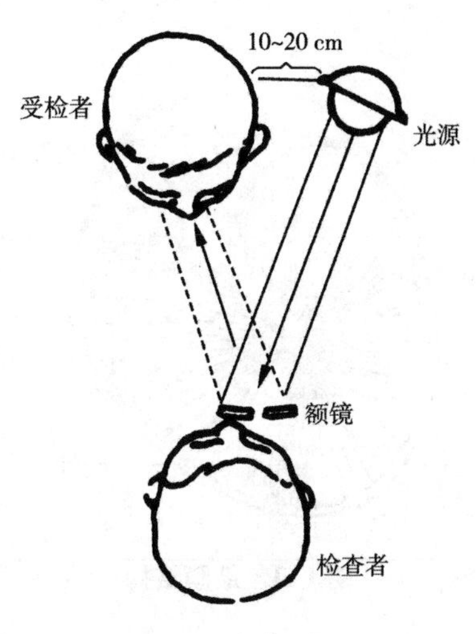

图 1-1　对光检查

二、耳部检查

（一）耳郭

通过视诊和触诊检查：①皮肤有无红肿、外伤、感染。②外形、大小、数目，与头颅所成角度。③有无触痛（图 1-2）。

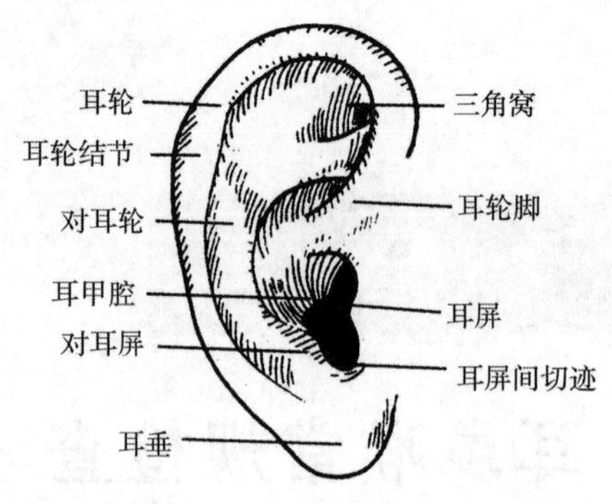

图1-2 耳郭表面标志

（二）外耳道

1. 检查方法

（1）拉直外耳道：检查右侧外耳道时，以左手将耳郭拉向后上方，右手拇指将耳屏捺向前方；检查左侧外耳道时，则用右手拉耳郭，左手捺耳屏。

（2）耳镜检查：耳镜放入外耳道时，仍需将耳郭拉向后上方，用另一手取耳镜喇叭口轻轻塞入外耳道软骨部。

2. 观察内容

（1）外耳道的大小和弯度。

（2）外耳道有无耵聍、异物、分泌物。

（三）鼓膜

1. 检查方法

用耳镜检查鼓膜。对卧床患者，可使用电耳镜检查。

2. 观察内容

（1）正常鼓膜为一圆形半透明灰白色薄膜，呈漏斗形。

（2）注意观察鼓膜有无充血、外凸、内陷、穿孔、瘢痕，观察锤骨短突、锤骨柄、鼓膜脐、光锥、前后皱襞、松弛部、紧张部（图1-3）。

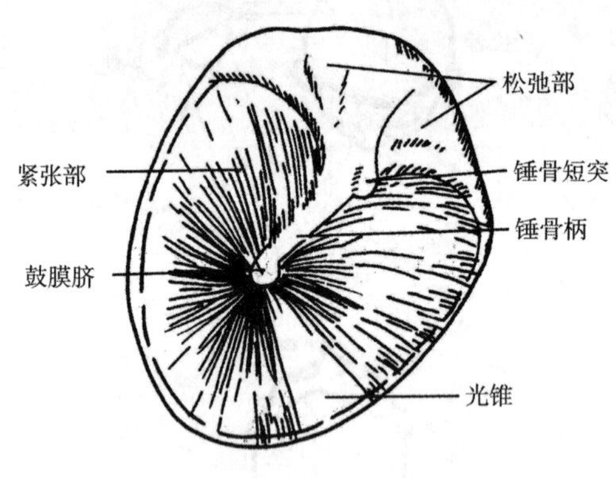

图1-3 鼓膜结构

三、鼻部检查

（一）鼻前庭

1. 检查方法

左手持鼻镜，拇指置于鼻镜两叶的交叉点处，一柄置掌内，另一柄由其余4指扶持，将鼻镜放入前鼻孔的前庭部，由下而上进行检查（图1-4）。

2. 观察内容

注意观察鼻前庭部、鼻毛及皮肤情况（有无皲裂、糜烂、疖肿等）。

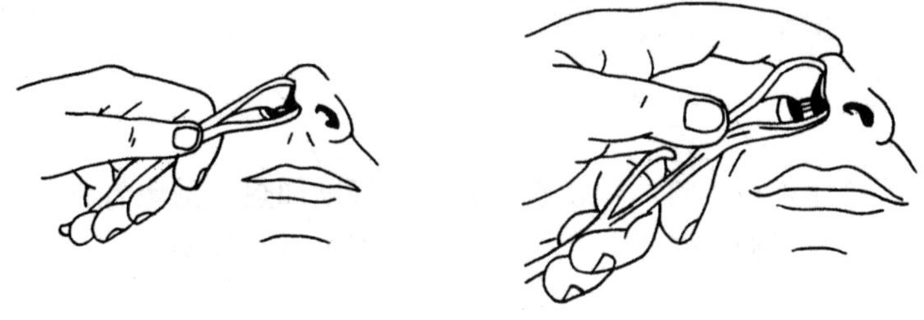

图1-4　前鼻镜使用法

（二）鼻腔

1. 检查方法

（1）鼻镜检查：左手执鼻镜，手掌向内，借示指固定。

（2）不同位置中检查所见：①鼻腔底水平位（额部略向下沉），外侧为圆形红色的下鼻甲，其上方可看到中鼻甲的前端［图1-5（1）］。②鼻腔底与水平位约成30°角（头抬高），内侧鼻中隔显露较多，外侧为下鼻甲上部，其上为中鼻甲前端［图1-5（2）］。③头抬高到60°和鼻中隔相对者为中鼻甲前外侧的鼻丘部，其后上方为鼻腔顶部［图1-5（3）］。

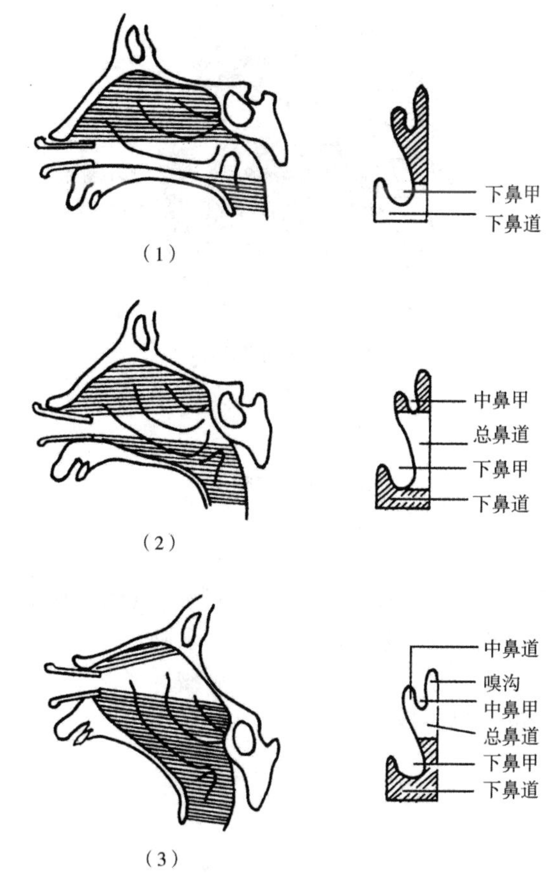

图1-5　前鼻镜检查的3种位置

2. 观察内容

（1）呼吸道通畅状况。

（2）黏膜的色泽，粉红为正常，大红为急性炎症，紫灰为变态反应。

（3）鼻甲大小、鼻道情况。

（4）分泌物的质、量和部位。

四、咽部检查

（一）鼻咽部

1. 检查方法

右手持鼻咽镜，左手持压舌板，将鼻咽镜在酒精灯上轻度加热，嘱患者张口，用鼻部呼吸。用压舌板压住舌背，右手将鼻咽镜轻轻伸至腭垂和咽后壁之间，即可观察鼻咽部。

2. 观察内容

注意观察鼻后孔的状况（鼻中隔后缘、各鼻甲后端、咽鼓管咽口、咽隐窝等），以及黏膜的色泽，有无分泌物、溃疡、肿块及出血等。

（二）口咽部

1. 检查方法

右手持压舌板，嘱患者张口，以压舌板压住舌背的最高点，使舌背低落，可检查口咽部。使用压舌板时，动作应轻柔，放置舌前2/3处或略偏向一侧，否则易招致恶心，引起咽部充血，掩盖口咽部真相（图1-6）。

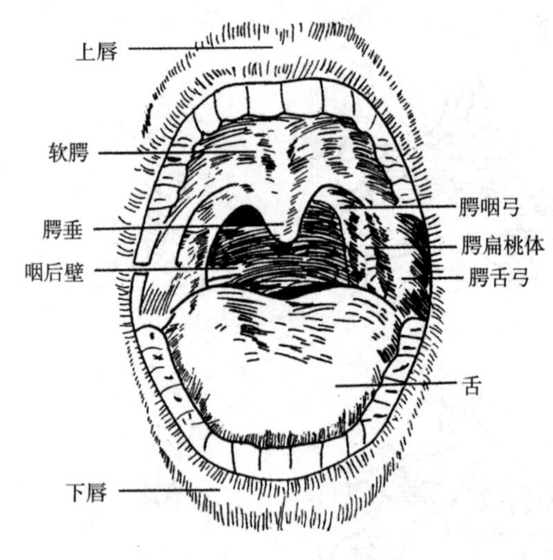

图1-6　口咽

2. 观察内容

（1）黏膜：色泽（充血、贫血），有无假膜、溃疡、异物、紫斑及肿胀。

（2）软腭：运动情况，两侧是否对称；腭垂有无畸形、水肿。

（3）扁桃体：形状、大小，有无充血、分泌、溃疡、肿瘤。

（4）咽后壁：色泽，有无萎缩、淋巴滤泡、肿胀。

五、喉部检查

1. 检查方法

左手持消毒纱布，右手持喉镜，嘱患者张口伸舌，将纱布包住舌尖，并拉向前下方，轻度加热喉镜镜面后，伸入口咽部，镜背贴于腭垂上，在镜中观察喉部。有少数患者，会厌向后倾斜，遮盖喉部，造成检查困难，此时可使用1%丁卡因溶液做局部黏膜表面麻醉。让患者自己拉舌头，检查者左手持间接喉镜，右手持弯形拉钩，挑起会厌，暴露喉部，喉部之影像即映入间接喉镜之上（图1-7）。

2. 观察内容

喉黏膜的色泽，有无水肿、溃疡、肿瘤、异物；声带的色泽及动作。

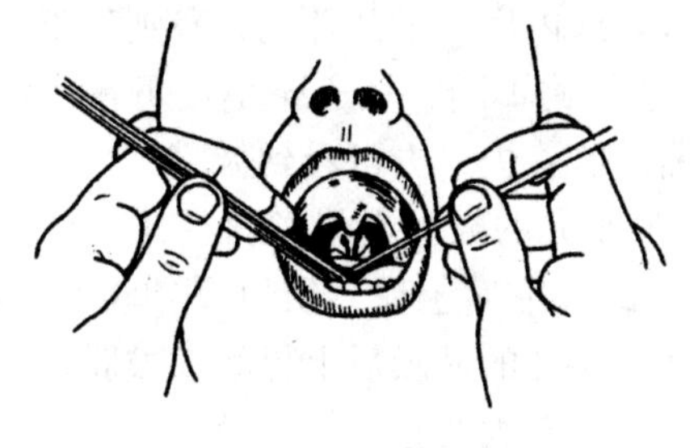

（1）正面观

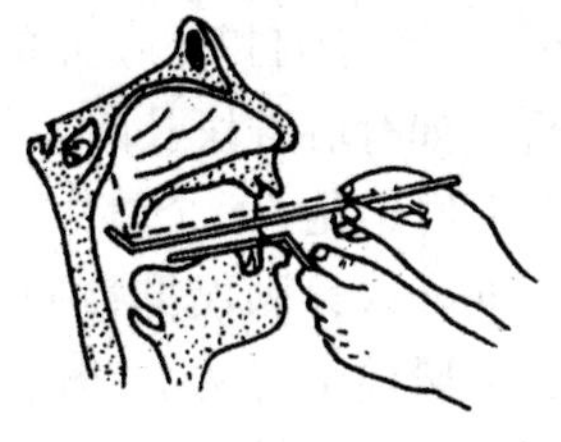

（2）侧面观

图1-7 间接喉镜检查法

第二节 小儿耳鼻咽喉检查

一、概述

1. 患者位置

（1）如小儿合作，可采取成人位置，即与医生相对而坐。

（2）若小儿平卧于床上，可由助手固定或以被单裹住身体，使其腿脚不能乱动。

（3）如助手抱着小儿，则与医生相对而坐，固定其位置（图1-8）。

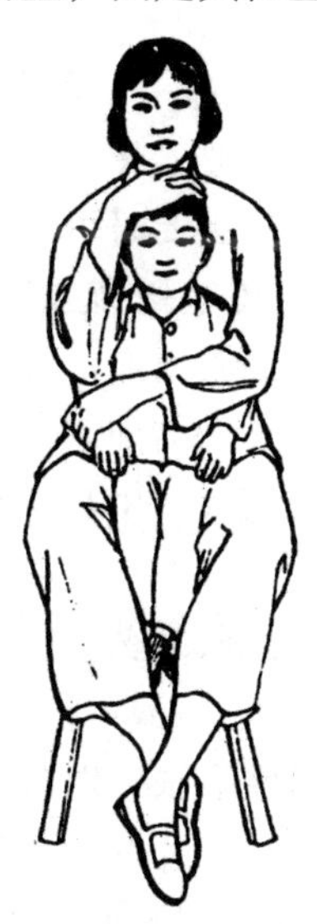

图1-8 小儿受检时的体位

2. 病史

一般向家属询问病史，宜简短而明确；若小儿有理解力，应让其参与问答，此时可发现小儿听觉或喉部方面的症状。

3. 检查顺序

从简单到复杂。先做耳部检查，再进行鼻部检查，最后检查咽喉部（因压舌板可引起恶心）。

4. 麻醉

如做细致操作，必须让小儿绝对不动，可采用短时间全身麻醉。局部麻醉药，如丁卡因对小儿有危险，故禁用。对1岁以下小儿绝对禁用任何麻醉。

二、耳部检查

1. 检查方法

（1）1岁以上小儿：对光后，左手将患儿耳郭牵引向外上方，使外耳道拉直，右手拇指、示指持耳镜徐徐插入外耳道中，耳镜口径需选择适度，放入耳道内后，推开耳毛，看到鼓膜。

（2）5个月以下小儿：5个月以下小儿的外耳道结构不同，耳道狭小且闭着，耳郭牵引方向应向后下方，方能使耳道拉直，如有耵聍块及障碍物，需小心除去，方可看到鼓膜。

（3）5个月以上至1岁小儿：5个月以上至1岁小儿的鼓膜十分倾斜，几乎与水平线平齐，如将耳镜垂直于头颅侧面的方向插入，则仅见鼓膜后上方或耳道后上壁，所以必须将耳镜喇叭口尽量向后倾斜，才能见到锤骨柄，鼓膜前下方常被耳道壁遮住。小儿的鼓膜后上界线、鼓膜标志、鼓膜体积与成人相同，但比正常鼓膜厚，透明度较差，色泽灰黯，不像较大儿童呈灰白色。

（4）注意：小儿外耳道极为薄弱，外伤可致耳痛，如用小手术去除耵聍阻塞后，次日必须复查，以防产生疖肿。

2. 观察内容

应用耳镜前，需观察及检查小儿的耳郭、耳道入口、耳郭附近淋巴区、乳突部、下颌骨后凹陷处，注意有无外耳畸形、耳郭湿疹、乳突部皮肤红肿、耳后皱襞消失等情况，并注意耳屏前、乳突尖端及其后缘处有无淋巴结肿胀或压痛，牵引耳郭时有无疼痛。

三、鼻部检查

鼻部检查包括鼻腔检查与鼻窦检查。鼻腔检查分前鼻镜检查与鼻咽镜检查。

（一）鼻腔检查

1. 前鼻镜检查

（1）检查方法：小儿鼻前庭部皮肤细腻，无鼻毛，前鼻孔较小，前庭部后上界线较成人为高。前鼻镜检查，一般用小号鼻镜或口径适当的耳镜。放入鼻镜前，以左手拇指将鼻尖抬起。

鼻腔探针触诊法，仅限于绝对不动的小儿，必要时可在全身麻醉下进行。

（2）观察内容：检查鼻前庭部有无疖肿、皮肤皲裂或湿疹。此时可窥到鼻中隔软骨部，如有偏曲和嵴突存在，则需注意鼻镜放入时可能引起疼痛及出血。

鼻镜置入前庭部后，可见到鼻腔内黏膜，该处与前庭部皮肤色泽显然不同。其他如鼻甲及鼻道的检查，一般与成人相同。小儿的中鼻道常较成人宽大，中鼻甲与下鼻甲内侧面和鼻中隔间的距离也较成人为大。

乳儿的鼻腔狭小，下鼻甲特别膨大，即使用收缩药后，中鼻甲也不易观察到。

2. 鼻咽镜检查

（1）检查方法：可用电鼻咽镜及鼻咽腔触诊法，对较大的小儿和能合作者进行。其方法与成人相同。

（2）观察内容：注意增殖体在鼻咽腔顶部，如扇形。小儿咽鼓管与成人不同，极少呈三角形，常有淋巴组织覆盖于上。

（二）鼻窦检查

1. 检查方法

（1）透照法：于暗房中进行。小儿常因害怕不能合作，故不易进行，而且小儿鼻窦发育尚未完成，故此种检查价值极小。检查时用透照灯置于眼眶内上角，以观察额窦；置于口腔内腭盖下，以观察上颌窦及前组筛窦，如窦腔正常，则透光度清晰。

（2）头低位引流法：以1%麻黄碱溶液（儿童为0.5%）喷入鼻腔内，2～3分钟后检查鼻部。注意观察中鼻道的情况，嘱患者双手分别放在两足背上，两足距离约大半步，顶部近乎垂直地面10分钟后，再检查鼻腔，尤其是中鼻道内有无积脓（患高血压者禁用此位）（图1-9）。

除以上检查外，可用上颌窦穿刺或鼻腔交替负压吸引法，将不透明光剂（碘油）灌入鼻窦腔内后再摄片，则窦腔显示更清晰。

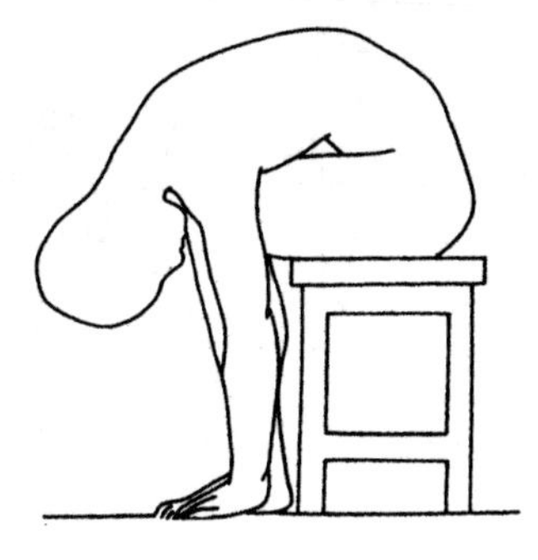

图 1-9 头低位引流法

2. 观察内容

观察局部皮肤有无红肿、隆起，有无眼球移位或运动障碍，有无触痛、叩痛、包块；中鼻道、嗅裂或后鼻孔是否有脓性分泌物、黏膜红肿、息肉样变或息肉。通过穿刺冲洗或加以 X 线造影检查，可了解上颌窦内容积的变化，有助于对恶性肿瘤等占位性疾患的诊断。

四、咽部检查

1. 检查方法

（1）口咽部检查：位置采用面对面坐式。如取卧位，则以平卧位较为可靠。如侧面检查，则颈与脊柱扭向一侧，引起两侧不对称而易失去正确性。压舌板以弯曲有柄者较佳，因直条压舌板易将灯光遮挡。压舌板不可超过舌前 2/3 与后 1/3 的交界线。压力宜适度，勿太重，否则会引起恶心反射，甚至呼吸停顿或猝死，特别是对有痉挛体质的小儿或患有咽后壁脓肿的 1 岁以内小儿。口咽部检查除视诊外，还需试验感觉，观察软腭收缩动作及两侧腭弓是否对称。最后做颈部淋巴触诊检查。

（2）鼻咽部检查：鼻咽部检查包括鼻咽镜检查及触诊，前者已于鼻部检查中述及。

鼻咽部触诊：小儿坐位，双手由助手握住，固定头部，医生左手按住小儿下颌，拇指嵌入小儿面颊上下列牙齿之间，右手示指戴上消毒指套后向软腭后上方伸入，有规律而轻快地触摸鼻咽部各壁，时间不得多于几秒。前面可触及鼻中隔后边缘、两后鼻孔及鼻甲尾端；侧壁处探查咽鼓管咽孔的后隆突及其后上方的咽隐窝；顶部蝶骨体及枕骨基底突的骨壁，如有增殖体位于其前，触之柔软而隆起。

2. 观察内容

鼻咽部触诊的主要目的是了解腺样体或鼻咽部新生物的大小、性质及与周围组织的关系。

五、喉部检查

1. 检查方法

（1）间接喉镜检查法：位置和操作方法与成人相同。牵引舌部不可使用暴力，否则必然影响呼吸并损伤舌韧带。用直径较小的间接喉镜，置于咽后壁较低处，光线必须由上向下照射，如光线水平射到喉部常为舌根遮住。检查时间不宜过长。

（2）强迫间接喉镜检查法：用特种压舌板，其前端向下弯曲，并有 2 个印头小钩，嵌入舌会厌溪中，钩住舌根向前拉，则会厌竖起，暴露喉腔，此时用间接喉镜检查喉部，显露清晰。

（3）直接喉镜或麻醉喉镜检查法：用于不合作小儿的诊断、喉部手术、气管插管麻醉、下呼吸道造影及新生儿急救。小儿仰卧位，头部后仰，使枕下关节弯曲，头顶离桌面约 15 cm，两肩由一助手按住，医生站在小儿头端（图 1-10）。小儿无须麻醉，按上述位置，嘱其张口呼吸，用小纱布覆于上门齿上，以保护门齿。左手持适当尺寸的直接喉镜，沿舌背放入，见到会厌后用喉镜远端挑起会厌，看到披裂，平均用力向上前方提起喉镜。同时右手中指及示指钩住腭部，拇指托住喉镜近端。这样可看到喉腔全部。直接喉镜中所见的正常声带颜色与喉黏膜同色，其边缘较厚。1 岁以内小儿会厌短，柔软而左右活动，不易挑起。由于乳儿呼吸不稳定，故检查时间宜极短，如一次检查不全面，需停止片刻再进行，有时需反复 3 ~ 4 次才能完成，备用吸痰器和氧气。

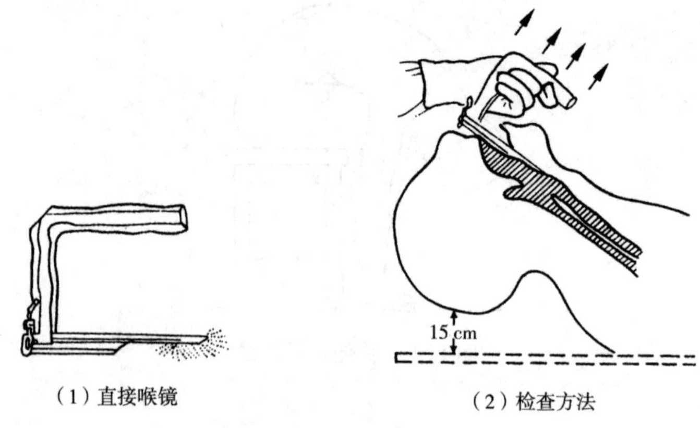

（1）直接喉镜　　（2）检查方法

图 1-10　直接喉镜检查法

2. 观察内容

检查舌根、舌扁桃体、会厌舌面、会厌谷、喉咽壁、杓状软骨及两侧梨状窝等处，然后观察会厌喉面、喉前庭、室带、喉室、声带、前联合、杓间区、杓会厌襞及梨状窝、环后隙等部位有无异常，并仔细观察声带运动情况。间接喉镜中影像为喉的倒影，注意分辨其前后、左右关系。

第二章

耳鼻喉影像学检查

第一节　鼻部影像学检查

一、外鼻X线检查

（一）适应证

鼻外伤可表现为局部疼痛、肿胀，鼻出血，鼻梁上段塌陷或偏斜，鼻中隔骨折，鼻软骨脱位等，鼻骨X线侧位片可作为诊断根据。

（二）检查方法

头偏向一侧，胶片置于鼻另一侧，采用低电压曝光条件，球管对准鼻骨。

（三）结果判断

鼻骨侧位片可观察到鼻骨骨折线的水平位置，轴位片可判断骨折是哪一侧。

二、鼻窦X线检查

（一）适应证

适应证：①急性与慢性鼻窦炎。②鼻窦良、恶性病变，真菌病，不明原因出血。③颌面部外伤疑有鼻窦及周围结构骨折等。④不明原因的头痛、头晕等。

（二）检查方法

1. 鼻颏位

也称华特位，患者鼻颏贴片，中心射线向足侧倾斜15°，由后向前通过鼻尖投射，主要显示双侧上颌窦、筛窦、额窦、鼻腔和眼眶。

2. 鼻额位（或枕额位）

也称柯德威尔位。患者鼻额贴片，中心射线向中侧倾斜15°，由后向前通过鼻根投射片上。重点检查额窦和筛窦，也可显示上颌窦、鼻腔和眼眶。应注意观察窦腔的发育、形状及大小，是否有黏膜增厚、占位病变及骨质破坏和窦壁完整与否，这对诊断鼻窦炎、窦内新生物、外伤及受累的邻近器官病变有重要帮助。

3. 其他

如需观察各鼻窦、蝶鞍及鼻咽，可加摄侧位X线片。观察筛窦及蝶窦，也可检查额窦及眶尖，可摄神经孔位的X线片。进一步观察蝶窦、上颌窦后壁、颅底、鼻腔及鼻咽等，可摄颅底位X线片。有时尚需施行鼻窦碘油造影术以观察上颌窦窦腔的情况。

（三）结果判断

因有多结构重影，故从平片上可大体了解窦腔形态，有无黏膜增厚、占位性病变，窦壁完整与否。

对诊断鼻窦炎症、窦内新生物、外伤及受累的邻近器官（眼眶、颅内）病变可提供一定信息。

三、鼻断层片检查

（一）适应证

对上述结构平片尚难定论的部位，需进一步摄冠状面断层片。

（二）检查方法

患者坐位或卧位均可，面向台面，头取枕额位或枕颏位，主要检查鼻窦上、下、内、外骨壁和窦腔及鼻腔、鼻中隔的情况。

1. 矢状位断层片

观察鼻窦前、后、上、下各壁。

2. 轴位断层片

重点观察鼻腔、鼻窦，能详尽地显示鼻、鼻窦及邻近部位（眼眶）等处的解剖影像及其变异、肿瘤扩展范围等。

（三）结果判断

可清楚显示鼻和鼻窦的骨组织、软组织、含气窦腔和邻近部位（眼眶、颅底、翼腭窝及鼻咽部）等处解剖影像及病变范围，为便于更清楚地观察骨结构和软组织，CT 图像应通过调整窗宽和窗位分别摄取骨窗和软组织窗影像。骨窗窗宽为 +1 500 ~ 4 000 Hu，窗位是 +150 ~ 400 Hu。如要区分不同软组织，或鉴别是否为肿瘤，宜用 +300 ~ 400 Hu 的窗宽和 +40 ~ 50 Hu 的窗位。常用的扫描位置有冠状位、横切位和矢状位。冠状位扫描可很清楚地显示鼻道解剖变异、与鼻窦的交通情况，可显示筛顶与脑、眼眶与鼻窦的交界影像，对判定鼻窦炎症程度和制订手术方案有重要指导意义。横切位扫描多用于评估外伤程度、骨质破坏情况和肿物扩展范围等。矢状位少用，可用于观察额窦、蝶窦形态及与颅底的关系。

四、鼻部 MRI 检查

（一）适应证

磁共振成像（MRI）对软组织的分辨率比 CT 高，在耳鼻咽喉疾病中的应用不仅能判断鼻、鼻窦、鼻咽、喉咽等头颈部肿瘤的发生部位、大小、范围，并能重点观察肿瘤侵犯范围及与周围软组织的关系（如与血管、淋巴结、神经、脑膜与脑组织的关系等），准确判断肿瘤向颅内扩散的情况。另外，MRI 还可用于导向活检，是帮助制订治疗计划和选择手术进路的重要依据。MRI 通常可对良性肿瘤做出较为准确的鉴别诊断。

（二）结果判断

MRI 不受骨伪影干扰，对软组织辨认能力高于 CT，能准确判定鼻、鼻窦肿瘤的位置、大小及浸润程度，并能详细观察肿瘤与周围软组织、淋巴结的解剖关系，由于血管内流动的血液使磁共振信号丢失所产生的“流空效应”，使磁共振能准确反映肿瘤与血管的关系。

第二节　耳部影像学检查

一、常用 X 线片检查

（一）适应证

颞骨岩乳突部的 X 线片可对耳部某些疾病的诊断提供参考，如外耳道闭锁、胆脂瘤型中耳炎等炎性疾病、耳硬化症、外伤及肿瘤等。①先天性外中耳畸形者。②急、慢中耳炎疑有颅内外并发症时。

③慢性化脓性中耳炎分泌物恶臭、松弛部穿孔、鼓室有肉芽或胆脂瘤样物者。④头部外伤疑有颞骨及颅底骨折者。⑤外耳、中耳、颞骨的良、恶性肿瘤。

（二）结果判断

颞骨为一复合骨块，由鳞部、鼓部、乳突部、岩部和茎突内外互相重叠所组成。选择合适的颞骨岩乳突部行 X 线摄片方能显示其微小结构和病变。常用投照位如下。

1. 乳突侧斜位（35°）

又称伦氏位，可显示鼓室、鼓窦入口、鼓窦及乳突气房，也可观察乙状窦板、下颌关节突等，对了解中耳乳突的骨质破坏及病变范围有很大帮助。

2. 岩部轴位

又称麦氏位。能显示上鼓室及鼓窦入口、外耳道，观察上鼓室、鼓窦胆脂瘤或肉芽较好。临床上通常将该位与伦氏位共同作为中耳乳突 X 线摄片的两种位置互补列为常规。

3. 劳氏位

主要观察乳头气房、鼓窦、乙状窦和鼓室天盖。

4. 岩部斜位

又称反斯位，主要显示半规管、内听道、内耳骨迷路、岩尖等病变，用于检查疑有内耳疾病时，常用于诊断耳硬化症。

5. 颞骨额枕位

又称汤氏位。可观察岩尖、内耳道及内耳。

6. 头部正位

主要观察两侧内听道。

对于中耳胆脂瘤和外耳道闭锁的诊断，一般只选两种投照位置，如麦氏位和汤氏位、麦氏位和伦氏位等。

二、颞骨 CT 扫描检查

（一）适应证

（1）高分辨率 CT 扫描能清晰地显示耳部的细微结构及其邻近组织的精细解剖结构，对耳部先天性畸形及外伤、各种中耳炎症及其某些耳源性颅内并发症（如面瘫、脑脓肿等），以及肿瘤（如听神经瘤）、耳蜗导水管扩大等具有较高的诊断价值，在临床上得到了广泛应用。其缺点是对中耳内软组织阴影的性质尚难做出准确的判定，如对中耳 3 个听小骨、外耳道、鼓室、鼓窦入口、乳突气房、面神经管、内耳道、乙状窦壁、前庭水管开口、耳蜗、前庭及 3 个半规管等。

（2）颞骨 CT 扫描采用轴位（横断面，水平位）和冠状位，扫描层厚 2 mm，层间距离 12 mm 轴位。横断面以外耳道口上缘与眶上缘顶点的连线为基线，由下而上逐层扫描。冠状面则与横断面相垂直，从外耳道口前缘开始，由前向后逐层扫描。能清楚显示颞骨内的异常软组织块影，也可用于显示先天畸形、听骨畸形、颞骨骨折，对各种中耳炎症、肿瘤等具有较高的诊断价值。对颈静脉孔显示清楚，可早期诊断颈静脉球瘤。

（3）颅脑 CT 扫描对耳源性颅内并发症（如脑脓肿的大小、位置、深度、位置等）能做出准确判断，对小脑脑桥角肿瘤的诊断有重要参考价值。

（二）结果判断

由于高分辨率 CT 扫描能清晰显示耳部及其邻近组织的精细解剖结构，对耳部的先天性畸形、外伤、各种中耳炎症及某些耳源性颅内并发症（如硬脑膜外脓肿、乙状窦周围脓肿、脑脓肿等）、肿瘤等具有较高的诊断价值，在临床上得到了广泛的应用。颞骨 CT 薄层扫描及膜迷路实时三维重建也可观察内耳发育状况。但是 CT 对中耳内软组织阴影的性质尚不能做出准确的判断。

三、耳部 MRI 检查

（一）适应证

MRI 对软组织病变（如炎症和肿瘤）的发现及其范围和性质的确定优于 CT，能显示正常的中耳和耳蜗，对内耳道的听神经瘤，颈静脉球体瘤，胆脂瘤，脑脓肿及小脑幕上、下病变可更准确地定位和鉴别。

（二）结果判断

通过膜迷路水成像方法可观察膜迷路发育状态、有无纤维化或骨化情况；头轴位扫描可沿听神经长轴方向观察听神经的完整性，斜矢状位扫描可在不同层面上观察听神经、前庭神经及面神经截面。

第三节　咽部影像学检查

一、咽部 X 线平片检查

为明确咽部、咽后隙、颈椎、下颌骨等处病变部位和范围，可进行 X 线检查。

1. 适应证

（1）鼻咽腔的各种病灶，如腺样体、咽囊、鼻咽血管纤维瘤，尤其是观察鼻咽癌原发灶的范围及骨质破坏等。

（2）颅中窝病变，侧重观察卵圆孔、颈内动脉孔、颈静脉孔、棘孔及破裂孔有无骨质破坏。

2. 结果判断

（1）鼻咽侧位片：可显示鼻咽部软组织阴影。正常鼻咽顶壁及后壁软组织连续形成凹面向下的阴影，其厚度因年龄而异，儿童有腺样体增殖时，顶后壁较厚，有时可能使鼻咽腔近于闭塞。成人鼻咽顶壁软组织厚 4 ~ 5 mm，后壁厚 3 ~ 4 mm，顶壁、后壁相交处最厚，12 ~ 15 mm。鼻咽侧位片主要用于显示小儿增殖体的大小及肿瘤对颅底的侵犯情况。

（2）颏-顶位颅底片：主要用于观察颅底的骨结构，鼻咽腔也可显示，其前壁及两侧壁显示较清楚。

（3）颈侧位片：主要用于观察咽后壁软组织的厚度。正常时在第 5 颈椎以上的咽后壁软组织阴影厚度为 2 ~ 3 mm，在喉咽部因前部有气道影故略厚。若软组织影过厚则提示有脓肿或新生物。

二、咽部 CT 扫描检查

1. 适应证

主要用于鼻咽癌和其他类型肿瘤的诊断，常用横扫轴位扫描，冠状位也可用于观察鼻咽顶壁及侧壁情况。CT 易于分辨鼻咽部的骨、气腔和密度不一的软组织表现，如肌肉、脂肪等。因此，CT 适用于鼻咽部的检查，主要用于鼻咽癌和其他类型肿瘤的诊断。

2. 结果判断

（1）横断扫描：扫描层面平行于眼耳线，或头略伸，使扫描层面与眶耳线成 10° ~ 15°角。扫描范围包括颅底至硬腭下 1 cm。主要显示颅底有无骨质破坏，肿瘤与动脉、静脉的关系等。

（2）鼻咽部扫描：鼻咽癌早期发现困难，黏膜下小肿瘤难以由肉眼发现，但 CT 可观察鼻咽部的软组织隆起，帮助确定活检的方向和位置，有助于早期诊断。通过静脉注入造影剂增强后可区别血管结构与转移淋巴结，同时可了解血供情况。

（3）咽旁隙扫描：肿瘤密度与肌肉相仿或略高于肌肉，增强后较明显强化，如神经源性肿瘤呈椭圆形，边界清楚，呈现不均匀强化。

三、咽部 MRI 检查

1. 适应证

（1）口咽部癌（如扁桃体癌）侵犯部位。

（2）舌根部早期癌或经切除后复发病变。

（3）颈淋巴结转移 MRI 常规检查。

（4）下咽癌（如梨状窝癌）侵及周围，软腭受累情况，以便采取最合适的治疗措施。

（5）对肿瘤部位和侵犯范围的诊断优于 CT。

2. 结果判断

MRI 检查鼻咽部常用矢状位、轴位和冠状位，矢状位主要用于观察脊柱上颈段、斜坡和颅内基底池。轴位显示咽隐窝、咽后淋巴结、咽旁间隙等。MRI 检查最重要的作用是确定咽部肿瘤的范围以便准确地分期，并制订出合理的治疗计划，以及发现肿瘤的器官外转移以决定手术方式。浸润性生长的小肿瘤伴有周围硬化或与深组织固定可能更宜于被 MRI 检出。MRI 对淋巴结的检查可作为咽喉部恶性肿瘤分期的常规检查。采用多平面检查有利于肿块与脂肪和肌肉组织的鉴别。

第四节　喉部影像学检查

喉部 X 线检查常用于喉部肿瘤、异物等诊断，检查方法有透视、平片、体层摄片、喉造影和 CT、MRI 扫描等。

一、钡餐透视检查

1. 适应证

了解有无异物或金属异物及肌肉运动情况，急诊常用。观察两侧梨状窝及食管入口有无充盈缺损或阻塞，环后区有无病变。

2. 结果判断

在普通 X 线下进行透视或用含钡剂棉球行吞钡检查。

二、喉部正侧位平片

1. 适应证

喉部肿瘤、异物等诊断，如会厌、杓会厌襞和声门下区的恶性肿瘤等。

2. 结果判断

喉部正位摄片常因颈椎阴影重叠，仅可显示气管有无偏斜及狭窄，侧位片对于判断会厌、杓会厌襞和声门下区的恶性肿瘤的范围和大小，喉狭窄的程度，可有一定的帮助。

三、喉部体层片

1. 适应证

声门上区、声门区、声门下区病变及气管狭窄程度，杓状软骨脱位引起的喉前庭狭窄等。

2. 结果判断

喉体层 X 线摄片是在平静呼吸或发音时进行喉部间隔 0.5 cm 体层摄片，直达颈椎前的逐层显像，能清楚地显示病变的范围和性质。可观察声门上区、声门区、声门下区病变及气管狭窄程度，杓状软骨脱位引起的喉前庭狭窄等。

四、喉部 CT 检查

1. 适应证

主要用于检查各种良、恶性肿瘤，确定其范围，有无声门旁结构侵犯；区别颈部淋巴结和颈部原发肿块的前因后果关系；也可用于喉外伤，进行软骨水肿和血肿的鉴别。

2. 结果判断

用横断扫描，自甲状软骨下 2 cm 向上扫描，到甲状软骨切迹上 3 cm，层厚 4 mm。CT 可清楚地显示喉部的结构（包括含气的喉前庭、梨状窝、喉室及下咽部；软骨部状况，如甲状软骨、环状软骨、杓状软骨和会厌软骨；喉皱襞和杓会厌皱襞，以及喉周间隙与会厌前间隙等），以弥补喉镜难以检查声门下区和检查不到深部结构的缺陷。

五、喉部 MRI 检查

1. 适应证

主要用于在内镜下不能发现、于正常黏膜下生长的喉内肿瘤。可确定淋巴结的存在，这对肿瘤的分期及预后估计至关重要。可了解喉部放疗后反应，如水肿、纤维化和软骨坏死等，也可了解喉内囊肿有无液体等。对腺瘤、血管瘤、软骨瘤、神经纤维瘤、神经鞘膜瘤，MRI 容易确定其病变部位和范围。适应证包括：①声门上癌、声门癌、声门下癌。②梨状窝癌及颈淋巴转移病变。

2. 结果判断

MRI 对喉部检查的主要作用是确定病变的范围。由于 MRI 可清楚地显示软组织边界，并可直接做冠状面和矢状面扫描，除能较 CT 更好地显示肿瘤向头、尾侧的蔓延外，还可观察喉内肌肉系统原发和微小的早期肿瘤侵犯。

第三章

耳鼻喉疾病常见症状

第一节　耳部症状

症状是患者机体或精神方面的感觉和表现。耳部症状或其邻近组织器官和全身病变的局部表现，主要有耳痛、耳溢液、耳聋、耳鸣等，分述如下。

一、耳痛

耳痛是临床上常见的症状。耳痛的程度轻重不一，与疾病的性质和患者对疼痛的敏感性有关。按耳痛的病因可分为两类：①耳部病变，称耳源性耳痛，耳部检查时常有异常发现。②耳部没有病变，称反射性耳痛，是耳部邻近或远处病变所引起的耳痛，耳部检查多无异常发现。据估计有半数的成年人属反射性耳痛，这是因为分布于耳部的感觉神经较多，如三叉神经、舌咽神经、迷走神经和颈神经。

耳痛常被患者描述为烧灼痛、跳痛或阵发性刺痛，持续时间可为短暂性、间歇性或持久性。不同的病因所致耳痛各有其特点。

（一）耳源性耳痛

1. 各种耳外伤

外力使耳郭血肿或裂伤；异物进入外耳道引起皮肤损伤或鼓膜穿孔。根据损伤的情况，都会有不同程度的耳痛。中耳损伤，多数仅损伤鼓膜，如直接戳伤、取异物机械伤。外耳道压力突然增高，如打耳光、冲击波、跳水、腐蚀性液体等，都可使鼓膜损伤；如挤伤鼓室可造成颅底骨折而导致鼓室积血等。中耳损伤耳痛较重，常伴随耳鸣、头晕。耳痛及耳聋的程度与鼓膜损伤的大小及耳蜗受损有关。

2. 耳带状疱疹

又称为疱疹性膝状神经节综合征，是病毒感染所致。按病情不同分为三型：耳郭疱疹、耳郭疱疹并发面瘫、耳郭疱疹并发面瘫及听神经症状。发病初期耳部不适、灼热或僵硬感，低热，轻度头痛等。继之耳部出现阵发性疼痛，逐渐加重，有的患者耳痛无法忍受。此时耳郭、外耳道甚至鼓膜可出现红肿，数日后局部皮肤出现疱疹，面瘫多在 1 个月内恢复。如累及听神经，则可发生耳鸣、耳聋或伴有眩晕、恶心、呕吐等前庭神经症状。

3. 外耳道疖

又称局限性外耳道炎，疖肿发生于外耳道软骨部，因该处有毛囊、皮脂腺、耵聍腺，皮肤损伤后，常为葡萄球菌侵入而发病。主要症状是跳动性耳痛，张口、咀嚼、打哈欠时耳痛加重，常放射到头部，因疼痛影响睡眠。婴儿因不会讲话，常表现为哭闹不安，如触动耳部，疼痛更甚。疖肿位于外耳道后壁者，炎症可向耳后扩散而肿胀，使耳后沟消失，或耳后乳突皮肤红肿，可被误诊为急性乳突炎。一般发病 5 ~ 6 天后，疖肿溃破，外耳道流出少量血脓，耳痛随之减轻。

4. 化脓性耳郭软骨膜炎

是严重的外耳疾病。常在耳郭外伤后，发生细菌感染，以铜绿假单胞菌及葡萄球菌居多。早期耳郭灼热感，继而局部肿胀、疼痛，并迅速加剧，呈持续性的耳痛，用一般的止痛药物也难以制止。多有全身不适，并有发热。耳郭红肿、增厚、触之坚硬，而缺乏弹性，触之疼痛更甚。脓肿形成时，耳郭表面呈黯红色，或有局限性隆起，或有波动感。脓肿破溃后，疼痛减轻，可形成瘘管长期不愈。

5. 疱性鼓膜炎

是病毒感染引起的鼓膜急性炎症，病变限于鼓膜及外耳道近鼓膜处的皮肤。常发生于感冒、流感或麻疹之后。多为突然耳深部疼痛，呈持续性刺痛或胀痛，可有同侧头痛，小儿可有哭闹不安。大疱破裂后，外耳道流出血性或浆液性分泌物，此时疼痛缓解。

6. 耵聍腺瘤

也称外耳道腺瘤、外耳道圆柱瘤等。该瘤包括良性和恶性肿瘤。恶性变早期，耳痛是其特点，且局部有触痛。肿瘤发生继发感染时，耳痛加重，并放散到患侧头部。因此，外耳道肿瘤，尤其伴有疼痛者，应引起高度重视。

7. 急性化脓性中耳炎

患者多有上呼吸道感染，细菌经咽鼓管进入中耳。因鼓室积脓或黏膜肿胀，刺激神经末梢而产生剧烈耳痛。在鼓膜没有发生穿孔前，耳深部锐痛，或跳动性疼痛，在打喷嚏、咳嗽、吞咽时耳痛加重。其疼痛可放散至患耳同侧颈部、头顶部、牙齿或整个半侧头部。如为婴儿，可出现哭闹不安、拒食。当鼓膜自行穿孔或切开鼓膜，脓液排出后，耳痛骤减，全身症状也随之改善。

8. 急性化脓性乳突炎

是乳突气房化脓性炎症，主要发生于儿童，现很少见。为急性化脓性中耳炎的并发症，鼓室炎症经鼓窦而致乳突气房积脓。耳痛的特点为急性中耳炎后，耳痛持续不减，并呈跳动性疼痛。有明显的耳后（乳突区）红肿、压痛。

9. 中耳癌

一般早期耳胀痛，可能为肿瘤压迫，或骨质破坏所致。主要是跳动性疼痛，可向面、向颞、向乳突、向枕部放散性疼痛，有时剧烈疼痛使患者难以忍受，夜间更甚。耳痛的程度与局部检查所见不相称，是本病的特点。

（二）反射性耳痛

耳部有丰富的感觉神经末梢，如三叉神经第 3 支的耳颞支分布在耳屏，外耳道前壁、上壁外部的耳郭皮肤；迷走神经耳支和舌咽神经、面神经分支相接，并共同分布于耳甲腔，外耳道后壁，耳郭后方、内方及附近的乳突皮肤；耳大神经后支分布在耳郭的前后部，并有枕小神经分布于耳郭皮肤；鼓膜外层的神经分布与外耳道相应的区域相同，鼓膜内层和鼓室的感觉均受鼓室神经丛支配。由于耳部有丰富神经分布，而这些神经同时支配其他部位的感觉，所以远处的病变可引起反射性耳痛。

1. 鼻与口腔疾病

如鼻窦炎、高位鼻中隔偏曲、上颌窦肿瘤、急性鼻咽部炎症、龋齿、阻生齿、牙周病、口腔溃疡、牙根脓肿、口腔肿瘤及下颌关节病等，均可通过三叉神经引起反射性耳痛。

2. 咽部疾病

如急性咽炎、急性扁桃体炎、扁桃体周围脓肿、咽旁及咽后脓肿、扁桃体手术后、茎突过长、咽部溃疡或咽部肿瘤等，因舌咽神经受累，传至鼓室神经丛而引起反射性耳痛。

3. 喉部疾病

如急性会厌炎、喉软骨膜炎、喉脓肿、喉结核、喉癌、下咽癌等，通过喉上神经迷走神经耳支引起反射性耳痛。甚至肺、支气管疾病经迷走神经分支的反射，也可引起耳痛。

4. 颈部疾病

如颈关节盘病、颈椎关节炎、胸锁乳突肌纤维组织炎，通过第 2 和第 3 颈神经，引起反射性耳痛。

另外耳部感觉神经的炎症、神经痛等，均可引起耳部疼痛。

临床上，若患者主诉耳痛，而耳部正常，应仔细检查咽、喉、鼻、口腔、颈部等处，寻找病因。

二、耳溢液

耳溢液又称耳漏，是指外耳道有异常的液体存积或外流，其液体可来自外耳道、耳部周围组织、中耳、迷路或颅内，是耳病常见的症状。临床应分清楚耳溢液性质、色泽、气味。

正常的外耳道有少量皮脂腺、耵聍腺分泌出的一些物质及上皮脱屑，而有些人的耵聍生物化学成分有变异，分泌出黄色的油状物，这也属于正常。单纯外耳道病变引起耳溢液是没有黏液成分的，任何黏液或混杂有黏液成分的分泌物必然来自中耳，这是因为外耳道只有复层鳞状上皮，而无分泌上皮。

（一）耳溢液的性质

耳溢液的性质有浆液性、黏液性、脓性、血性、混合性或水样性。实际上，大多数患者耳溢液有两种以上的性质，或在某些病变发展过程中，由一种变为另一种。

1. 浆液性

为淡黄色，微浑浊，含有蛋白质、少量的白细胞及脱落细胞，可凝结成块状，常见于外耳道湿疹、急性中耳炎的早期；疱性鼓膜炎，在大疱破溃后，流出的液体呈血性浆液或浆液性；中耳炎有过敏性改变时，中耳的黏膜呈苍白水肿，浆液性分泌物增多、外溢，含有嗜酸性粒细胞。

2. 黏液性

由于中耳炎和腺体的化生，黏液腺分泌亢进，耳溢液中含有大量黏液，可拉长呈丝状，随着炎症的好转，黏液成分逐渐减少，多见于无混合感染的慢性单纯性中耳炎；因外伤或感染的腮腺炎症，有瘘管通向外耳道时，亦有黏液性分泌物。

3. 脓性

是化脓性炎症的产物，分泌物含有大量的脓细胞和组织崩解物。纯脓性分泌物，常见于外耳道疖、外耳道炎；化脓性中耳炎急性期，从鼓膜穿孔处流出黏液脓性分泌物，常有搏动性；中耳炎并发硬脑膜脓肿、侧窦脓肿或脑脓肿，有较多的脓或臭脓；耳周淋巴结、囊肿化脓或腮腺化脓，向外耳道破溃时，可流出大量脓液。

4. 血性

多见于耳外伤、外耳道乳头状瘤、中耳癌及颈静脉体瘤糜烂溃破时，出现血性物；外耳道或中耳黏膜损伤可发生纯血性耳溢液。

5. 混合性及水样性

颞骨骨折伴脑膜损伤时，若脑脊液混有血液则耳溢液呈红色水样液体，而无血液混入时呈水样液体。

（二）耳溢液色泽、气味和数量

1. 色泽

因细菌感染的种类不同而异，如铜绿假单胞菌感染，其脓呈铜绿色；金黄色葡萄球菌或肺炎球菌感染，其脓呈黄色，较黏稠；溶血性链球菌或嗜血杆菌感染，其分泌物呈淡红色，较稀；真菌感染，常因菌种不同而脓的颜色也不一样，如呈黑色、黑褐色、黄褐色，在耳分泌物中可出现霉膜。

2. 气味

浆液性或黏液性耳溢液一般无臭味。慢性单纯性化脓性中耳炎的分泌物，可有轻微的臭味，但经清理治疗后，多减轻或消失；臭味多因为脱落细胞上皮和细菌腐败所致，如胆脂瘤性中耳炎有特殊的臭味；中耳癌因有渗血及组织坏死，脓液有恶臭；如死骨形成或有骨坏死溃疡，也有臭味。

3. 数量

常因病因及其性质不同而有区别，如急性化脓性中耳炎，鼓膜自行穿孔或切开鼓膜排脓，其数量较多，在穿孔处可见到搏动性溢脓；中耳炎并发硬脑膜外脓肿、侧窦脓肿的患者有大量的脓液，呈搏动性溢出。在临床上应特别注意，凡耳流脓突然减少或突然增多，并伴有头痛、发热、白细胞增多或有颅内压增高的体征时，应考虑到颅内并发症的发生；外耳道疖，脓头破溃后可有少量的脓栓，脓量不多；腮腺化脓感染，溃破到外耳道时，可流出大量的脓液；胆脂瘤中耳炎如局限于上鼓室者，可见到少量干酪样物，如为鼓膜松弛部穿孔，而又被干痂覆盖时，若不仔细清除极易漏诊，须引起注意。

三、耳聋

听觉系统的传音或感音部分发生病变时，都可发生听力障碍，其所致的听力减退，统称耳聋。在耳聋较轻时，声音增强可听到声音，为听力减退或重听；耳聋严重时，甚至完全丧失听力，称为全聋。小儿自幼全聋，丧失了学习语言的机会，因聋致哑，而成为聋哑人。

耳聋按性质可分为器质性和功能性两大类。器质性耳聋，根据病变的部位，可分为传导性聋、感音神经性聋和混合性聋 3 种。传导性聋病变在外耳、中耳或少数的耳蜗损害，使声波传入内耳受到障碍，常见的疾病如外耳道闭锁，耵聍栓塞，外耳道异物，急、慢性中耳炎，鼓室硬化症等；感音神经性聋病变部位在耳蜗、听神经或听中枢，常见的疾病如突发性聋、噪音性聋、中毒性聋、老年性聋等；混合性聋，是由于传音系统和感音系统均受损害，根据病变部位及侵犯的程度不同，有传导为主或感音为主的混合性聋。功能性耳聋如癔症性聋、精神性聋和伪聋。

四、耳鸣

耳鸣是指外界无响声，而感觉耳内有声音，它是听觉紊乱的一种现象。患者感耳内或颅内有响声，如铃声、哨声、汽笛声、轰鸣声、嗡嗡声、蟋蟀叫声、蝉鸣声等。耳鸣多属噪声，可为间歇性或持续性，一耳或双耳，轻者患者毫不在意，重者扰人不安、影响睡眠或使人难以忍受。耳鸣仅是一种表现，可由多数耳的疾病及许多全身疾病所引起。在极安静的环境中注意留心细听，几乎每个人都有耳鸣。但有些生理性的动作，如咀嚼、呼吸及吞咽时都会感到有声音，只是人们习以为常，不应叫作耳鸣。

根据耳鸣的性质，可分为主观性耳鸣和客观性耳鸣两大类。前者常见，约占耳鸣总数的 95% 以上，其耳鸣仅为患者本人能听到响声；后者少见，患者和检查者都能听到响声，因此又称他觉性耳鸣。

第二节　鼻部症状

鼻部疾病可发生多种症状，常见有鼻阻塞、鼻溢液、嗅觉障碍、鼻源性头痛、共鸣障碍等。

一、鼻阻塞

鼻腔发生机械性阻塞或因鼻腔、鼻咽部有病变时，阻碍了气体流通，患者自觉有鼻呼吸不通畅时，称为鼻阻塞。

鼻阻塞是鼻部疾病常见的症状之一。由于病因、病变部位和程度的关系，可为一侧性或两侧性，短暂性或持续性，交替性或阵发性，部分性或完全性，突然发生或逐渐加重的鼻阻塞等。

鼻阻塞的原因，多由于病变使鼻腔的通道变窄所致。

1. 鼻黏膜病变

黏膜水肿、黏膜肿胀，有黏稠的分泌物或痂皮以及瘢痕的粘连等引起的鼻阻塞。有的虽无机械性的狭窄，如萎缩性鼻炎，因为鼻腔通道变为直管形，而不是正常的抛物线形，并有鼻黏膜纤毛运动功能的减退或消失，使患者有鼻阻塞的感觉。即使清除鼻腔的痂皮，患者仍感觉有鼻阻塞。

2. 鼻腔结构改变

如鼻中隔偏曲、畸形、血肿、脓肿、鼻甲肥大、鼻息肉及鼻肿瘤等疾病引起的鼻阻塞。

3. 鼻腔静脉压增高

当侧卧时，位于下方一侧的鼻阻塞，其原因是下方一侧鼻腔静脉压增高，鼻甲被动充血、肿胀。当恢复为仰卧时，鼻阻塞症状消失，称为位置性鼻阻塞。也有的当仰卧时，出现双侧鼻阻塞，这提示鼻黏膜的静脉压增高，如头位抬高或坐起时，鼻阻塞缓解或消失。

新生婴幼儿鼻阻塞虽不多见，其后果严重，除可引起呼吸困难或窒息外，还可以因吮奶困难，发生营养不良，而影响正常发育。儿童鼻阻塞长期用口呼吸，呼吸道阻力明显减少，可影响胸廓的发育，出现扁平胸或鸡胸，有的可发生硬腭上拱，有牙列不齐、睡眠打鼾等表现。如果双侧鼻阻塞，成人或儿童其言语声可呈现闭塞性鼻音。

由于鼻阻塞长期张口呼吸，吸入干燥或过冷空气，未经鼻腔的调节，常会引起口唇、口腔、咽喉、气管和下呼吸道的急性或慢性炎症，并出现相应的症状。

鼻阻塞常伴有鼻溢液和鼻黏膜纤毛的运动障碍，容易发生继发性感染，或经鼻咽侧壁的咽鼓管累及中耳时，可出现耳鸣、耳闷和传导性听力减退。长期鼻阻塞的患者常有头昏、头痛、记忆力减退、失眠、多梦、注意力不能集中等全身症状。由于张口呼吸的阻力明显减小，在胸内不能形成足够的负压，肺活量也减少，不利于肺泡的气体交换，会出现慢性缺氧，使心脏负担加重，对老年或虚弱的患者，可引起低氧血症，并有诱发心脏病的可能。

除以上各种病因外，鼻腔异物、结石、腺样体肥大及鼻咽部肿瘤等，均可发生鼻阻塞。因此，对鼻阻塞的患者要认真对待，针对病因，采用不同的治疗方法，设法恢复正常的经鼻呼吸。

二、鼻溢液

鼻溢液是鼻部疾病常见的症状之一，在正常情况下，鼻黏膜的腺体，如浆液腺、黏液腺、浆黏液腺、杯状细胞和嗅腺，都会分泌少量黏液，以维持鼻腔黏膜纤毛运动，调节吸入空气的温度和湿度以及辅助嗅觉功能。一般成年人每日从鼻腔分泌物中排出水分500～1 000 mL，部分水分随呼吸气流而蒸发，另一部分则由鼻黏膜纤毛运动，屏住鼻咽部咽下或咯出。当鼻有病变时，分泌物的量和性质也发生变化，根据溢液的状态可判断为何种鼻病及其程度，按其性状可分为水样、黏液性、黏脓性、脓性、血性、脑脊液等数种。

1. 水样溢液

呈透明清水样，为血管渗出液及黏液混合分泌物，内含有脱落的上皮细胞、白细胞、少量的红细胞及黏蛋白。多见于急性鼻炎的早期、血管运动性鼻炎及过敏性鼻炎的发作期，有大量的水样分泌物，但后者分泌物中含多量的嗜酸性粒细胞。

2. 黏液性溢液

在正常鼻腔仅有少量分泌物覆盖于黏膜表面，呈半透明状，内含有黏蛋白。当感情冲动，或受到物理性及化学性刺激时，可分泌大量的黏液。鼻腔有慢性炎症如慢性鼻炎或急、慢性鼻窦炎等时，也可使黏液性分泌物增加。

3. 黏脓性溢液

为黏液和脓的混合物，常见于慢性鼻炎、慢性鼻窦炎或急性鼻炎的恢复期。

4. 脓性溢液

有的分泌物呈绿黄色、浑浊，有臭味，内含大量的坏死白细胞。多见于炎症侵及骨质，如齿源性上颌窦炎、额骨骨髓炎、上颌骨骨髓炎、鼻腔异物及恶性肿瘤伴部分坏死时常伴有恶臭脓性分泌物。

5. 血性溢液

是指鼻分泌物中带血，表现为鼻涕中有血丝或血涕，常见于鼻腔异物、鼻腔结石、溃疡、急性鼻炎、萎缩性鼻炎、鼻腔鼻窦或鼻咽部肿瘤等。鼻涕有血性物，可为鼻腔后部、鼻窦及鼻咽部恶性肿瘤的早期症状，应提高警惕，以免漏诊。

6. 脑脊液鼻溢液

脑脊液经额窦、筛窦或筛板的瘘孔流入鼻腔，再经鼻前孔流出时称为脑脊液鼻溢，又称脑脊液鼻漏。脑脊液无色透明、呈水样，内含葡萄糖，不含黏蛋白，久置后不会自行凝结，可经实验室方法鉴别。脑脊液鼻漏常见于颅底骨折、鼻窦外伤、先天性脑膜脑膨出症等，有时可为鼻部手术的并发症。

7. 鼻痂皮、血痂或脓痂

常由于鼻分泌物干燥而形成。慢性鼻前庭炎常有表皮结痂；慢性干燥性鼻炎鼻腔前部常见有薄干痂；小儿鼻窦炎黏液脓性分泌物常存积在鼻腔前部，或在鼻前庭处结成脓痂；干酪性鼻炎和鼻窦炎可经常排出干酪性物质，并有臭味；萎缩性鼻炎鼻腔宽大，并附有干痂，有臭味，用力擤鼻时可排出大块筒状痂皮，常伴有少量鼻血。特异性感染，如麻风、鼻硬结症等，鼻黏膜呈萎缩性变或有结痂现象。

三、嗅觉障碍

人的嗅觉不如其他哺乳动物敏感，而且人的嗅觉阈值因人、因时、因环境不同而有差异，一般人可分辨出2 000～4 000种不同的气味。女性的嗅觉，对某些气味来说，比男性敏感。女性在月经周期不同的阶段，常有嗅觉方面的变化，妊娠早期嗅觉敏感性增强，妊娠末期敏感性降低，这可能与神经内分泌系统有关。在饥饿时，室内温度、湿度增加时，嗅觉敏感度提高；吃饱时嗅觉敏感度降低。

嗅觉障碍，包括完全缺失，即不能嗅出任何气味；部分缺失，有些气味可以嗅出来；嗅觉减退；嗅觉过敏，即对气味敏感性提高；幻嗅，无特殊气味时也可嗅到不快的气味。其原因有以下几种。

1. 鼻黏膜短暂性的肿胀、充血

如急性鼻炎、过敏性鼻炎、血管运动性鼻炎的急性发作期所引起的鼻阻塞，常有暂时性嗅觉减退或缺失。

2. 鼻腔慢性疾病

如鼻息肉、鼻甲肥大、鼻中隔偏曲等，可直接或间接影响嗅区的通气，使嗅觉逐渐减退或缺失。

3. 鼻黏膜萎缩变性

其病变累及嗅区时，可致嗅觉减退或缺失，如链霉素或其他药物中毒、头颈部放疗后、老年性鼻黏膜萎缩等。

4. 颅内病变或外伤

如颅底骨折、脑肿瘤、垂体瘤、脑膜瘤等，使嗅球、嗅索、嗅通路和嗅皮质中枢受到损害时，出现嗅觉障碍。

5. 鼻黏膜长期接触有害气体

如溴气、氯气或吸烟，可致嗅觉减退或缺失。流行性感冒病毒感染，可致嗅神经末梢损害，有的出现永久性失嗅。

6. 大脑皮质疾病引起幻嗅

多发生在神经性精神性疾病，如精神分裂症、抑郁症、癔症或慢性乙醇中毒等。

7. 恶臭嗅觉

是由于体内某种原因产生实际存在的恶臭味。这种恶臭嗅觉的患者和他人都觉得有臭味；有时可仅为他觉性的臭味，而患者自己不感觉有恶臭味。常见有以下几种病。

（1）萎缩性鼻炎：晚期为臭鼻症，常有他觉性恶臭，尤其是夏季更为严重，与其接近者极易察觉。但患者本人多不自觉有恶臭味。这是因为鼻腔嗅区黏膜的损害，而丧失嗅觉功能所致。

（2）干酪性鼻炎：又称干酪性臭鼻症，其特点是鼻腔或鼻窦内充满有奇臭干酪样或豆腐乳状的腐败物质，并有头痛、牙痛、脓血性鼻液，其嗅觉减退。晚期可破坏骨质，造成面部畸形。

（3）鼻腔异物：多见于儿童，一侧鼻腔流出血脓臭味分泌物，可伴有黏膜感染，故有臭味。患儿多不自诉，常被他人察觉，才到医院就诊。

（4）骨髓炎：婴幼儿上颌骨骨髓炎，常在眶下缘或上颌牙槽处发生瘘管，分泌物有臭味；额骨骨髓炎，有时眼眶内上角发生瘘管，排出臭脓。

（5）牙源性上颌窦炎：成年人化脓性上颌窦炎可因牙根感染所致，排出的分泌物多有臭味。

四、鼻源性头痛

因外鼻、鼻腔、鼻窦疾病引起的头痛，称为鼻源性头痛。其疼痛多为鼻根、前额、眼眶或面部的隐痛、钝痛或胀痛，但很少引起全头痛。

（一）鼻源性头痛的特点

头痛与鼻部疾病有关，并伴有鼻部症状，如鼻阻塞、流脓涕、嗅觉障碍等；头痛可有时间性，如急性上颌窦炎引起的头痛，早晨轻，下午重，而急性额窦炎上午头痛严重，下午减轻；头痛有一定部位，如急性上颌窦炎引起的头痛，位于同侧面颊部或上列牙齿疼痛，而急性蝶窦炎引起的头痛，位于头顶部或眼球深部钝痛；在低头、弯腰、咳嗽、过劳、愤怒、饮酒等受到刺激时，引起头部静脉压增高，可使头痛加重；鼻腔应用血管收缩剂或黏膜表面麻醉后，鼻腔通气或引流改善，头痛减轻或消失。

（二）性质与程度

浅表而有烧灼感的头痛，一般为浅表软组织损害；深部而呈钝性的头痛，多为深部病变；血管舒缩功能失调，引起头颅动脉异常扩张，可发生跳动性头痛；发作性、闪电样、尖锐而剧烈头痛或面痛，多属于神经性疼痛。常见的鼻源性头痛见于以下几种疾病。

1. 鼻疖

多发于鼻前庭，常见于局部外伤、糖尿病或抵抗力低下的患者。发病初期感到鼻部灼热及胀痛，继而局部有剧烈跳痛，常伴有畏寒、发热、头痛、全身不适等症状。病情较重者，感染可向周围扩散，此时可见鼻翼、鼻尖、上唇明显肿胀热痛。严重者可并发海绵窦血栓性静脉炎。

2. 鼻窦炎

除牙源性与外伤性鼻窦炎外，所有的鼻窦炎都是鼻炎的并发症。其所致的头痛是因黏膜充血、肿胀和窦口引流受阻而引起阻塞性头痛；鼻窦开口被阻塞，窦内空气逐渐被吸收，窦腔造成负压时，可引起真空性头痛；窦内负压过久，黏膜血管扩张，血浆渗出，窦内充满液体而压力增高时，可出现张力性头痛。鼻窦炎引起的头痛有以下的特点。

（1）急性额窦炎：其疼痛在患侧额窦部、眼眶内上方。头痛有周期性，早晨起床后数小时有严重的头痛，下午减轻，傍晚缓解或消失，如炎症不消退，第 2 天重复发作。头痛的周期性与额窦的特点有关。坐、立位时脓液向下移动，阻塞了额窦开口，窦腔内空气被吸收而出现真空性头痛。待窦口开放脓液排出，空气进入窦腔后头痛缓解或消失。

（2）急性上颌窦炎：由于炎症黏膜的肿胀和分泌物增多，窦口被阻塞，早期出现上颌窦区疼痛，可累及眼眶、额部、上列牙处。其头痛并不严重，常为隐痛、钝痛或胀痛，以午后为重，夜间缓解。

（3）急性筛窦炎：有重度急性鼻炎的症状，头痛位于鼻根深部及眉间处，常在患侧内眦角有闷痛，眶内有胀感等，有时疼痛放射到颞部或头顶部。

（4）急性蝶窦炎：常和筛窦炎同时发生，故称为急性筛蝶窦炎。因蝶窦位置较深，其发炎时常表现为眼球后方或枕部钝痛，有时可放射到头顶、额部或颞部。

（5）慢性化脓性鼻窦炎：一般无明显头痛，如有头痛，常表现为钝痛或头部沉重感。前组鼻窦炎多表现前额部和鼻根部胀痛或闷痛，而后组鼻窦炎的头痛在头顶部、颞部或后枕部。牙源性上颌窦炎，常伴有同侧上列牙痛。

（6）航空性鼻窦炎：也称气压创伤性鼻窦炎，主要的症状是在乘飞机下降时，突然感到头痛或面部的鼻窦区疼痛，可伴有鼻出血。额窦的鼻额管细长而弯曲，故容易受损害，上颌窦次之，其他的鼻窦很少受影响。

3. 鼻中隔偏曲

鼻中隔高位偏曲、嵴突或伴有一侧鼻甲肥大，持续压迫鼻黏膜，刺激了三叉神经，可致反射性头痛。

4. 鼻肿瘤

因肿瘤阻碍鼻窦排脓，造成真空性的头痛；肿瘤本身向周围浸润扩大，直接侵犯感觉神经，如上颌窦恶性肿瘤，可引起牙痛。肿瘤一旦侵及并破坏颅底，可引起难以忍受的剧烈头痛。

五、共鸣障碍

人的共鸣器官有鼻腔、鼻窦、鼻咽腔、口腔、喉腔、咽腔和胸腔等。其中口腔和咽腔由于肌肉运动，可以改变其形状，称为可调共鸣腔，而鼻腔、鼻窦、鼻咽腔比较固定，称为固定共鸣腔。凡共鸣腔不论肌肉运动障碍、神经肌肉麻痹、肌肉痉挛、结构异常、先天畸形、占位病变、炎症肿胀等，都可影响共鸣。以下原因可引起共鸣障碍。

1. 闭塞性鼻音

正常发育时，鼻腔、鼻窦因疾病可影响正常的共鸣作用，如果所发出的声音不能通过两侧鼻腔，仅从口腔发出的声音，称为闭塞性鼻音。常见疾病如伤风感冒、多发性鼻息肉、肥厚性鼻炎、小儿增殖体肥大、先天性鼻后孔闭锁、鼻及鼻咽肿瘤、软腭与咽后粘连等，使鼻腔闭塞，而失去共鸣作用。

2. 开放性鼻音

鼻和咽部的共鸣作用是否正常，取决于腭咽闭合功能，如腭咽在发音时不能闭合，则出现开放性鼻音。常见疾病如腭裂、软硬腭穿孔、软腭缩短、软腭麻痹等。

口腔、咽腔、下咽部有病变时，也会影响发音，如常见的扁桃体周围脓肿，因影响软腭的运动，在发音时出现口中含物的声音。

第三节　咽部症状

咽部症状主要由咽部疾病所引起，也可由咽部邻近器官或组织病变所致或为全身疾病的局部表现。咽部疾病的主要症状有咽痛、吞咽困难及咽部异物感等。

一、咽痛

咽痛为咽部常见的症状，多因局部感染或为全身疾病在咽部的表现。咽是极为敏感的器官，其感觉神经纤维来自舌咽神经、三叉神经、副神经及迷走神经。其中，鼻咽部和口咽部的痛觉，是由舌咽神经咽支、三叉神经上颌支及蝶腭神经的分支、副神经和颈交感神经节的分支等所组成的咽丛支配的。喉咽部的痛觉由迷走神经的分支——喉上神经所支配。口腔的痛觉主要由三叉神经分支所支配。食管的感觉由迷走神经和交感神经支配。

任何局部或全身因素刺激痛觉神经末梢时，其冲动传入岩神经节，再经延髓、丘脑和大脑皮质的痛觉中枢而产生咽痛。其疼痛的程度，取决于疾病的部位、性质及范围，并与患者对疼痛的敏感性有关。由于与邻近器官间的神经联系，邻近器官的疾病也可引发反射性的咽部疼痛。其疼痛有刺痛、钝痛、烧灼痛、隐痛、胀痛、撕裂样痛或搏动性跳痛等，可为阵发性或持续性疼痛。一种是自发性咽痛，即在无吞咽动作时感到疼痛，吞咽时加重；另一种称为激发性咽痛，即在吞咽时才产生疼痛。自发性咽痛，多能指出疼痛的部位，而咽喉部疾病多属此类。

（一）引起咽痛的咽部疾病

1. 急性咽炎

轻者咽部微痛，重者可剧痛，尤其在进食吞咽时疼痛明显。

2. 急性扁桃体炎

初感咽喉干燥不适，继而有咽痛，吞咽或咳嗽时加重，常引起反射性耳痛。化脓性扁桃体炎，多为溶血性链球菌感染所致，常伴有发热、头痛等，腭扁桃体陷窝有脓性渗出物，可有颌下淋巴结肿大，并有压痛。

3. 扁桃体周围脓肿

全身症状较重，发冷发热，咽痛多在一侧，吞咽、咳嗽时加重，张口困难，口臭，说话时似口中含物。可见患侧软腭及舌腭弓上部明显红肿、隆起，晚期穿刺有脓。

4. 咽后脓肿

为咽后壁与颈椎之间的化脓性炎症，多见于幼儿，畏寒、高热，颈活动受限。因剧烈咽痛而拒食，吞咽困难，口涎外溢，婴儿吮奶时，易呛入鼻内或吸入呼吸道，引起咳嗽，甚至出现窒息。成人主诉吞咽时疼痛加重，常引起反射性耳痛。咽后壁向前隆起，穿刺有脓，X 线颈侧位片可显示脓肿腔。

5. 咽旁脓肿

是咽间隙化脓性炎症，多发生于咽异物、外伤或咽急性炎症之后，有咽痛，患侧颈痛及头痛，伴有明显吞咽困难，若炎症波及翼内肌时，可引起张口困难。在咽侧肿胀处穿刺抽脓，可明确诊断。

6. 病毒性疱疹性咽炎

主要发生于儿童，起病急，发热、咳嗽、流涕、咽痛、头痛。见咽后壁、软腭黏膜和扁桃体表面有小疱疹，溃破后形成小的溃疡。吞咽时咽疼痛更重。

7. 咽白喉

为白喉杆菌感染，多见于儿童，起病慢，发热、疲乏、咽痛。扁桃体及咽黏膜表面有浅灰色或黄色伪膜，黏着较紧，用力除去易出血。

8. 樊尚咽峡炎

为螺旋体与梭状杆菌感染引起，常发生于抵抗力低的小儿或口腔卫生差的人。主要为咽部和口腔处疼痛，溃疡处覆盖灰色伪膜，有臭味，涂片可找到病原体。

9. 急性传染病并发咽炎

如猩红热、麻疹、水痘等，并发咽炎可致咽痛。

10. 咽真菌病

如念珠菌、放线菌、隐球菌属，发生咽部感染而致的咽痛。

11. 咽肿瘤

咽或声门上部良性肿瘤，一般不引起咽痛，如发生咽痛者，几乎都是恶性肿瘤。咽癌或喉咽癌以咽痛为主要症状，但早期咽痛不明显，或为一侧性轻度咽痛。如感染溃烂或深部浸润时，咽痛逐渐加重，可放射到同侧面部或颈部。

12. 咽外伤

食物粗糙、过热、过硬所致的咽黏膜损伤，常发生于舌腭弓、软腭、悬雍垂或会厌等处，引起不同程度的咽痛。咽的热灼伤或化学腐蚀伤虽不多见，但可引起剧烈的咽痛。如发生感染化脓或溃疡其疼痛更甚，可出现吞咽困难或呼吸困难或其他全身症状。

13. 咽异物

一般都有明确的异物病史，异物引起的咽痛程度，取决于异物的大小、形状、部位，组织损伤的程度及有无感染等。

14. 咽结核

多继发于肺结核，咽黏膜散在结核性浸润病灶或溃疡，咽痛剧烈，有明显的吞咽困难。

（二）引起咽痛的咽邻近组织疾病及全身疾病

1. 口腔疾病

智齿冠周炎，常发生于20岁左右的青年人，第三磨牙阻生或冠周炎症，如向舌侧或咽部扩展，可引起咽痛。如翼下颌间隙（其位置在智齿的下方）的感染，咽痛加剧，伴吞咽、张口困难。口底蜂窝织炎，也称卢德维颈炎，因下颌牙齿的感染，其病变在颈前部、下颌骨和舌骨之间，常有吞咽疼痛及吞咽障碍。

2. 鼻部疾病

其疼痛不严重，常因鼻炎、鼻窦炎所致的鼻阻塞，使患者张口呼吸或鼻分泌物后流刺激咽部，致咽部干痛。

3. 喉部疾病

如晚期喉结核、喉癌，病变侵及喉黏膜或杓部，在吞咽时，可发生剧烈咽痛。如环杓关节炎，可发生吞咽时疼痛。急性会厌炎或会厌脓肿，也可引起咽痛。

4. 颈部疾病

如颈动脉鞘炎、颈部纤维组织炎、颈淋巴结炎、颈椎病等，也可引起咽痛。

5. 食管疾病

食管异物、外伤性食管炎、食管化学腐蚀伤等，都可引起不同程度的咽痛。

6. 血液疾病

如急性白血病、粒性白细胞缺乏症，常因咽峡炎和咽部溃疡，有明显咽痛。血常规检查可确诊。

7. 急性传染病

如麻疹、猩红热、水痘、流行性脑膜炎、伤寒等，早期发生咽峡炎或溃疡，可致咽痛。

8. 舌咽神经痛

以阵发性咽痛为主，常在谈话、饮食、咳嗽时，诱发剧烈的咽痛，持续时间短暂。

9. 茎突过长综合征

由于茎突过长或角度异常，刺激了邻近的血管或神经，引起咽痛，可伴有耳痛或颈部痛。X 线摄片有助于诊断。

二、吞咽困难

吞咽困难是指正常吞咽功能发生障碍，其程度视病变的性质和轻重而不同，轻者仅感吞咽不畅或饭团难咽下去，须用汤水才能咽下，而重者可滴水难进，口涎外流。短期或轻度的吞咽困难，对身体无明显影响，而长期严重的吞咽困难，将使患者缺乏营养而极度消瘦和饥饿等。

吞咽是很复杂的动作，可分为三期，但三期并无任何停顿，只要第一期开始，其余两期自然连续，成为连锁运动。

（1）口腔期：食物经过咀嚼滑润，由颊、腭、咽、舌诸肌协调动作，将食物团送到舌背达到咽部。

（2）咽期：食物到咽部，此时声门关闭、呼吸暂停、舌骨及喉上提，会厌下垂到水平位，食管入口环咽肌松弛开放，咽缩肌收缩，食物进入食管。

（3）食管期：食物团通过食管肌的蠕动，到达贲门，而贲门括约肌松弛，使食物入胃。食管上 1/3 段为横纹肌，中 1/3 段为混合肌，下 1/3 段为平滑肌，横纹肌运动快速有力，故食物在食管上段通过的速度较下段快些。

吞咽反射：除第一期外，其余两期都是通过反射机制来完成。食物通过口腔、咽部和食管时，刺激各部的感受器，使传入冲动，经三叉神经第 2 支、舌咽神经及迷走神经的咽支，分别进入延髓。传出的冲动主要通过迷走神经、副神经和舌神经，分别支配舌、咽、喉及食管上段的肌肉。此外，吞咽中枢与呼吸中枢在延髓内的位置相互靠近，它们之间的密切联系，可以保证每次吞咽动作时，都能准确地关闭声门和暂停呼吸，因此正常的吞咽过程毫无紊乱现象，不会出现困难。发生吞咽困难有以下的原因。

（1）咽痛性吞咽困难：吞咽困难可为咽痛所引起，咽痛越剧烈，吞咽困难也越严重。咽痛的疾病，都可发生程度不同的吞咽困难。如口腔急性炎症、黏膜溃疡、牙周炎、舌炎、口底蜂窝织炎、口腔癌等。咽和喉的疾病如急性咽炎、急性扁桃体炎、急性会厌炎、疱疹性咽炎、各种咽部溃疡和脓肿等，都有明显吞咽困难，也称为炎症性吞咽困难。其中扁桃体周围脓肿、咽旁脓肿、咽后脓肿、会厌脓肿，吞咽困难更为严重。此外，喉软骨膜炎、急性环杓关节炎、喉结核等，也都会引起吞咽困难。

（2）梗阻性吞咽困难：咽、喉、食管及纵隔的良性或恶性肿瘤，无论腔内阻塞或从腔外压迫食管到一定的程度时，均可引起吞咽困难。食管内梗阻，如食管异物、食管癌、食管烧灼伤、食管炎、食管瘢痕狭窄、食管下咽憩室、严重食管静脉曲张、贲门痉挛、先天性食管蹼或狭窄等，均可引起吞咽困难。食管外压迫引起的吞咽困难，如甲状腺瘤、巨大的咽旁肿瘤、颈部大的淋巴结转移癌、纵隔肿瘤、主动脉瘤、肺门肿瘤、颈椎骨质增生等。

（3）吞咽神经、肌肉失调性吞咽困难：其原因可为肌肉与神经的病变所致。软腭在吞咽功能中起到重要作用，在吞咽时软腭上提运动以关闭鼻腔，使食物不致向鼻腔反流。当炎症肿胀影响软腭运动或致软腭瘫痪时，鼻咽腔不能关闭，使吞咽压力减弱和食物向鼻腔反流，而引起吞咽困难。当咽部和软腭感觉丧失、软腭前方感觉障碍，应当考虑三叉神经有损害。舌腭弓、咽腭弓和扁桃体的感觉由舌咽神经支配，咽侧壁、咽后壁由舌咽神经或迷走神经支配。当支配这些部位的神经因白喉毒素、脊髓结核、颅底肿瘤等而受伤害时，可影响吞咽反射，出现吞咽困难。中枢性病变，如延髓瘫痪、脑动脉硬化、脑出血、脑栓塞等，也可致吞咽困难。

三、咽部异物感

咽部异物感，是患者诉咽部有多种多样异常感觉的总称，如诉梅核样异物阻塞感，咽之不下，咳之不出，或上下移动，或固定不动。咽各种异常感觉可为间歇性，也可呈持续性，或时有时无，常在疲劳后加重。

咽异物感部位，可在咽喉中央或两旁或某一侧，以在甲状软骨和环状软骨的平面上居多，位于胸骨区次之，位于舌骨平面者极少见。

咽位于消化道的上端，神经末梢极为丰富，因此，咽部感觉非常敏感。无形的异常感，如烧灼、干燥、瘙痒、紧缩、闭塞、憋胀、压迫、脖子发紧等。有形的异常感，如片状：枣片、稻壳、树叶、纸片、药片等；条索状：毛线、小草、火柴棒等；颗粒状：大米、豆类、玉米等；球状：棉球、团块、水泡、乒乓球等。患者常用力"吭""咯"或频频做吞咽动作，希望能清除之。多在吞咽动作时明显，尤其在空咽唾液时有明显的异物感，吞咽食物时反而不明显或异物感消失。

咽部异物感，中医称为梅核气，西医称为癔球症、咽球症、咽神经官能症等。一般认为并无咽喉器质性病变存在，属于一种神经官能症。但患有咽部异物感者，并非都是神经官能症。尚可由以下疾病引起。

1. 咽部疾病

慢性咽炎、咽部角化症、扁桃体炎、扁桃体瘢痕或结石或脓肿、悬雍垂过长、咽部异物、舌扁桃体肥大、咽部良性或恶性肿瘤等。

2. 鼻部疾病

慢性化脓性鼻窦炎，因脓性分泌物流向鼻后孔，长期刺激咽部，或鼻部炎症引起鼻阻塞而张口呼吸致咽部干燥，都可引起咽部异物感。

3. 喉部疾病

早期声门上癌、咽喉癌、风湿性环杓关节炎、喉上神经炎、会厌囊肿、喉软骨膜炎、血管神经性喉水肿等，都会引起咽部异物感。

4. 食管疾病

咽食管憩室、外伤性食管炎、反流性食管炎、食管痉挛或食管弛缓症等，会引起咽部异物感。早期食管癌的症状常呈进行性逐渐加重，特别进食时咽异物感明显，而空咽时无症状，这是与功能性疾病所致的咽异物感鉴别的重要依据。

5. 颈椎疾病

颈椎关节炎、颈椎骨质增生症、颈椎间盘脱出症，可压迫颈神经致咽部异物感。甲状腺肿、茎突综合征，也可引起咽部异物感。

6. 远处器官疾病

如心脏扩大、高血压性心脏病、心包积液、肺肿瘤、肺脓肿、主动脉硬化、胃十二指肠溃疡、慢性肝胆病等，也可引起咽部异物感。

7. 其他

如全身因素引起的疾病，甲状腺功能亢进或减退、变态反应性疾病、消化不良、烟酒过度、风湿病、严重缺铁性贫血、自主神经功能失调、更年期综合征等，均可能引起咽部异物感。

第四节　喉部症状

喉部以软骨作支架，由软骨、肌肉、韧带和黏膜构成精细的器官，有发声、呼吸等多种功能。当发生病变时，这些功能受到影响而出现障碍，如声嘶、呼吸困难、语言障碍、喉鸣等。

一、声嘶

声嘶症状的出现，无论是全身或局部的病因，都提示声带组织形态或运动功能异常，轻者仅有声调变低、变粗糙，重者发音嘶哑，严重者仅能耳语，甚至完全失声。喉部有病变未累及声带时，则无声嘶症状，但如有声嘶症状则必有喉病。

喉的正常发声必须具备以下条件：在喉内肌群的协调作用下，声带具有一定的紧张度，并可随意调节；声带具有一定的弹性，随呼吸动作而自由颤动；声带边缘光滑整齐，发声时两侧声带向中线靠拢，也应密切配合；喉的发声功能之所以能精细而协调地完成，还必须有正常的神经支配。如果喉黏膜或神经肌肉有轻微的病变或功能失调，影响声带的紧张度、弹性、活动性或边缘光洁度，都可发生不同程度的声嘶。

声嘶的程度依声带病变的部位和范围而有所不同，如声音发毛、发沙、嘶哑等，但声嘶的程度并不表示病变损害的性质和严重的程度。声调明显变低的声嘶，常提示声带有组织块增大或声带紧张度变小，见于声带麻痹、炎症性或增生性病变，也见于某些内分泌障碍。声调异常增高的声嘶，可能与精神及情绪有关。声量减弱可能为精神性或神经肌病变所引起，当喉阻塞时，由于胸腔负压的影响，呼气压力较小，其声量也明显减弱。

声嘶起病急速者常为神经性喉水肿；在上呼吸道感染后出现的声嘶并迅速加重，则多为急性喉炎；声嘶进行性加重，常见于喉肿瘤；如出现永久性声嘶，则多为喉瘢痕所引起。

声嘶可能是唯一的症状，也可有伴随症状如咳嗽、咳痰、咽喉异常感、咽喉痛、呼吸困难、吞咽困难、发热等，这些症状都是重要的诊断线索。喉内的任何病变都可影响呼吸、保护和发声功能而出现症状，但呼吸和保护功能在病变相当严重时才受到影响，而发声功能在有轻微病变时就会受到影响。因此声嘶的早期出现可促使患者较早求医。声嘶有时可能为严重病变的早期表现，必须进行仔细检查与严密观察。声嘶常见的疾病与病因如下。

1. 喉急性炎症

如急性喉炎、喉水肿、喉软骨膜炎、喉脓肿等，都可引起声嘶。常见的为急性喉炎，小儿急性喉炎较成人的症状为重，除声嘶外，还有发热、咳嗽、呼吸作响，吸气有时喘鸣，可发生喉梗阻的各种症状。白天症状较轻，夜间较重，有时出现呼吸困难。喉白喉多继发于咽白喉，多见于儿童，发病初期时，发音粗糙，逐渐加重，咳嗽呈哮吼声。如喉黏膜肿胀或有伪膜形成，即可出现喉梗阻的各种症状，发音常软弱无力，甚至失声等。

2. 喉慢性炎症

如慢性单纯性喉炎、声带小结、萎缩性喉炎等。特异性感染，如喉结核、喉梅毒、喉狼疮、喉硬结症、喉麻风等，多无全身症状，但声嘶持续较久。以单纯性喉炎多见，其发音粗糙，音调较正常为低，初为间歇性，渐变为永久性，声嘶常于晨起时较重，患者常感喉部微痛不适及干燥感，有时出现刺激性咳嗽。检查时见喉黏膜慢性充血，两侧对称，轻者声带呈淡红色，重者呈弥漫性黯红色，边缘增厚，有时杓间隙黏膜也出现增厚。声带小结以声嘶为主要症状，常见于教师、歌唱演员及用嗓子多者。发音在一定范围内走调，常为低音调。早期患者易发破音（发毛），或间歇声嘶，如不及时休息，继续用声，最后只能发出粗糙低音。检查时可见两侧声带前 1/3 与中 1/3 交界处有对称性小结，呈灰白色，表面光滑。

3. 急性传染病

如麻疹、猩红热、伤寒、天花、流感等，属全身性疾病。常伴有急性喉炎，其炎症明显，声嘶较重，常发生在儿童，有发热、恶寒、不适等全身中毒症状，并伴喘鸣及呼吸困难等。

4. 喉外伤

如挫伤、切割伤、爆炸伤、穿通伤、刺伤、挤压伤等，破坏了喉内结构，引起声嘶或其他症状。另外毒气体伤，如氯气、芥子气、高温气等，引起喉、气管黏膜水肿，影响呼吸及发音。

5. 喉良性肿瘤

包括非真性肿瘤的增生组织，如声带息肉、囊肿，黏膜肥厚、淀粉样变等，可直接影响声带的运动，并致声嘶，可能与局部慢性炎症、变态反应或创伤有关。真性肿瘤，如喉乳头状瘤、纤维瘤、血管瘤、脂肪瘤、神经鞘膜瘤、软骨瘤等。以及声带息肉，是引起声嘶的常见病，多发生于用声过度或发声不当，与职业有关，小学教员、营业员发病较多。声嘶的程度与息肉生长的位置、大小有关。一般呈持续性声嘶，进行缓慢。间接喉镜下可见灰白色和表面光滑，多呈圆形带蒂的肿物，附着在声带游离缘。

6. 喉恶性肿瘤

声嘶是喉内癌最早出现的症状，为进行性，逐渐加重，最后可完全失声，如有浸润水肿，可有呼吸困难。但喉外癌出现声嘶，病变多属晚期。喉癌前期病变，如黏膜白斑、喉角化症，成人喉乳头状瘤容易发生癌变。喉恶性肿瘤以鳞癌最常见，腺癌及肉瘤少见。

7. 声带麻痹

喉中枢性麻痹引起的声嘶，比周围性麻痹为少，其比例约 1 ∶ 10。由于左侧喉返神经的行径长，其发病率比右侧约高 3 倍。喉肌运动神经，来自迷走神经的喉返神经与喉上神经，起源于延髓神经疑核。核上性喉麻痹的疾病，有脑外伤、脑血管意外、脑脓肿、脑肿瘤等；核性喉麻痹，因脑干的两疑核相距较近，病变常可致双侧声带麻痹；周围性神经损害致声带麻痹，有迷走神经干、喉上神经、喉返神经的病变或损害，如颅底外伤、颈外伤、甲状腺手术、颈部恶性肿瘤、甲状腺癌等；纵隔疾病损伤喉返神经，如纵隔肿瘤、食管癌、先天性心脏病、高血压性心脏病、心室肥大、心包炎等；肌源性损害，如重症肌无力、皮肌炎等；严重的感染，化学物的中毒等。凡声带麻痹均影响发音。耳鼻咽喉应详细检查，常可找到病因的线索。

8. 喉先天畸形

如喉蹼，声嘶的程度根据其范围及位置而定，范围大者出生后在啼哭时出现声嘶、发声微弱或失声，可伴有呼吸困难或喘鸣。喉含气囊肿，也称喉膨出，其声嘶多发生于咳嗽或喉内增加压力后，当用力呼吸时，囊内充气多时，阻塞了喉部，可出现呼吸困难。

9. 其他原因

如喉异物、喉水肿、喉室脱垂、环杓关节炎、喉损伤性肉芽肿、癔症性声嘶等疾病，都可引起声嘶。

二、呼吸困难

呼吸困难是指患者呼吸时很吃力、空气不足及窒息的感觉，并有呼吸频率、深度和节律的变化，可伴有呼吸辅助肌的加强和循环功能的变化，严重者出现缺氧、发绀等症状。

（一）分类

呼吸困难根据临床上的表现，可分为吸气性呼吸困难、呼气性呼吸困难及混合性呼吸困难 3 种类型。

1. 吸气性呼吸困难

主要表现为吸气困难，吸气时费力，呼吸频率变化不大或稍减慢，吸气阶段延长，吸气动作加强，肺换气量并不增加。吸气时由于空气不易进入肺内，使胸腔内负压加大，胸廓周围软组织出现凹陷，胸骨上窝、锁骨上窝及剑突下发生凹陷，称为三凹征。严重者，吸气时出现肋间隙凹陷。主要因为口腔、咽部、喉部及颈段气管发生狭窄或阻塞的疾病所引起。

2. 呼气性呼吸困难

主要表现为气体呼出困难、费力，呼吸动作加强，呼气时间延长，呼气动作由被动性变为主动性的动作，呼吸速率缓慢，呼气时可有哮鸣声，严重时出现缺氧。主要因为细小支气管狭窄，或阻塞或痉挛以及声门下阻塞的疾病，如支气管哮喘、肺气肿及某些支气管炎等。

3. 混合性呼吸困难

主要表现为吸气及呼气均困难、费力，气体进出都困难，呼吸表浅，呼吸频率加快，呼吸时一般不发出声音及出现三凹征。但如以吸气性呼吸困难为主者，则可出现三凹征。主要因为肺泡面积缩小，呼吸运动受限或上下呼吸道均有狭窄或阻塞的疾病所致。

为了对这 3 种呼吸困难有个明确认识，并判断其严重程度，将其分为四度。一度，患者在安静时无明显呼吸困难，在活动或哭闹时，出现呼吸困难，有吸气延长、喘鸣现象；二度，无论安静与否都有呼吸困难，活动时加重，尚能入睡，无烦躁不安，缺氧症状不明显；三度，除有二度呼吸困难表现外，出现烦躁不安，不能入睡，常被憋醒，吸气时喉鸣，三凹征明显，缺氧严重；四度，呼吸极度困难，由于缺氧，面色发绀、苍白，出冷汗，甚至昏迷，如不及时抢救，可因窒息及心力衰竭而死亡。

（二）原因

呼吸困难原因很多，耳鼻喉科疾病引起的呼吸困难，大多属吸气性呼吸困难。现将各种疾病所致的临床表现分述如下。

1. 小儿急性喉炎

多发生在学龄前的儿童，常继发于上呼吸道感染之后，首先出现声嘶，咳嗽，呼吸有响声，哭闹喉鸣。重者有吸气性呼吸困难，鼻翼扇动，如不及时治疗，则可出现烦躁不安、脉快，面色苍白，发绀等缺氧症状。

2. 急性喉气管-支气管炎

多发生于 1 ~ 3 岁抵抗力差的幼儿，或继发于麻疹、流感等急性传染病。常于夜间突然发病，病情迅速加重，初为上感症状，有高热，继而出现声嘶、喘鸣、哮吼性咳嗽，呼吸困难，吸气时出现三凹征。晚期中毒症状明显，呼吸极度困难，表现烦躁不安，面色苍白，出冷汗，呼吸浅而快，心率快，此时若不积极治疗，可因缺氧、呼吸心力衰竭而危及生命。

3. 急性喉水肿

喉水肿是指声门上区及声门下区的喉黏膜水肿，是由多种原因引起的一种体征。以喉变态反应或血管神经性喉水肿引起的，病情发展甚速，有呼吸困难、喘鸣、声嘶，较重者则有喉梗阻的症状。喉水肿主要应尽快查明病因，根据喉梗阻的程度，采取适当处理措施。

4. 喉外伤

颈部外伤常波及喉部，如挫伤、刺伤、割伤、喉部骨折、烧灼伤、化学腐蚀伤，可引起呼吸困难、喘鸣、声嘶等症状。除血流入呼吸道引起的呼吸困难外，也可因为喉软骨移位、黏膜血肿及水肿等引起呼吸困难。

5. 喉异物

喉部异物过大，嵌入声门，常可立即窒息而亡。若异物未完全阻塞喉腔，可发生吸气性呼吸困难，并有咳嗽与喘鸣。

6. 喉肿瘤

包括恶性、良性肿瘤，如纤维瘤、软骨瘤、巨大息肉、乳头状瘤、喉癌等，待肿瘤逐渐增大阻塞声门时，则出现进行性呼吸困难等症状。

7. 喉咽脓肿

如咽后脓肿、咽侧脓肿、会厌脓肿等，首先出现吞咽困难，发音含糊不清、咽喉疼痛，待病情加重，则可出现呼吸困难等症状。

8. 气管阻塞压迫性疾病

如颈部、纵隔、食管的肿瘤，气管异物或肿瘤等。影响呼吸时，都会出现不同程度的呼吸困难。病变越靠近喉部，呼吸时喘鸣和喉的上下移动越明显。

9. 肺受压性疾病

如血胸、气胸、渗出性胸膜炎等所致的呼吸困难，呼吸表浅、快速，因辅助呼吸肌须充分作用以扩张胸腔，增加呼吸深度，使肺泡易于充气，故吸气性呼吸困难明显。

10. 心源性呼吸困难

左心衰竭引起的呼吸困难，常在平卧位时加重，直坐或半卧位减轻或消失；右心衰竭引起的呼吸困难，除了有呼吸困难表现外，常有下肢水肿等。

11. 中毒性呼吸困难

如糖尿病酮中毒和尿中毒，常出现呼吸深长的呼吸困难，呼吸有特殊的气味，严重者可有昏迷。

12. 其他

如官能性、神经性呼吸困难等。

三、语言障碍

语言，即说话，是人类思维活动的反映。从皮层中枢，至耳、鼻、咽、喉、口腔等，组成一个完整的语言系统，缺一不可。多数的语言障碍，是神经系统疾病在其周围器官的反映。

语言的形成必须具备以下解剖、生理条件作为基础：有正常的听觉及视觉，能正确反映信号；大脑半球一侧有良好语言中枢；神经核联络通畅；小脑协调功能正常；语言器官发育正常。

语言障碍见于临床各科，发病年龄和快慢各不相同。如听觉、学语、精神、协调功能，口腔发育，喉功能，呼吸和其他诸因素，对语言障碍均有一定的作用。语言障碍常见于神经系统疾病，因为常累及语言中枢；外周神经疾病常造成呼吸肌、喉肌麻痹，而影响发音。

（一）学语滞后

学语滞后，是指儿童学语能力明显落后于相应年龄正常儿童，严重者有语言困难。儿童语言的发展年龄没有统一的标准，一般认为，出生后即有啼哭，说明发音器官正常，但只是简单的声音；3～4个月时，对外界声音有语言反应，能发出“咿”“呀”声；6个月时，开始模仿单词；1岁，开始说简单的词，叫出最熟悉的物件或人称，如“妈妈”，但含糊不清；2岁时，能说的词汇增多，能说出2个以上各词连接起来的词组或短句，学说话的积极性特别高；3～4岁时，说话相当清楚了。每个幼儿的具体情况也不相同，一般女孩语言的发展比男孩早而快。

儿童学语滞后有以下几种原因：智力发育不全，常伴有学习困难；听力丧失，一般要延迟至3～4岁，才发现听力有问题；环境因素，小儿听力、智力都正常，而与外界接触少，缺少语言刺激；脑器质性病变；语言器官异常，如唇裂、腭裂等。

（二）失语症

失语症常由于大脑皮质语言中枢受损害，以左侧大脑半球为多，如脑血管疾病、脑肿瘤、传染病、脑外伤及退行性病变等。

1. 感觉性失语症

患者不了解、不认识说话和文字的意义，但听觉正常。患者经常答非所问，并说话很多，但听者不了解其内容，也有的患者说话很流利，有语法，但语句中常用词不当，或语无伦次等。

2. 运动性失语症

也称表达性失语症，患者内心明白，但说不出来，即能理解他人语言内容，但不能用语言表达自己的意思，其发音器官正常。

运动性失语症，可伴有失写症，手写不出文字，或失用症，不能穿衣服、刷牙、梳头等，也可呈混合性失语，即感觉和运动性失语同时存在，完全不能诵读或书写。

（三）构语困难

构语困难，也称语声失常或构语障碍。构语活动主要接受脑神经支配，若神经核以上、神经核或神经末梢受损害，其所支配的肌肉出现运动障碍，而致构语困难，可出现语声模糊、咬字不准、说话不清楚等。但患者一般听力与理解能力均正常。引起构语困难的原因如下。

1. 核以上病变

多数脑神经核通过锥体束接受两侧大脑皮质的支配，故一侧的锥体束病不会引起语言障碍，因此只有双侧的损害才有明显的构语障碍。病因为皮质退变、缺血，中年后的双侧内囊病变或血管病变引起构音器官肌内麻痹。其临床表现有说话缓慢、吃力，语言含糊生硬，有暴发音，常有吞咽困难、气哽、流涎及步态迟缓等。

2. 核性、核以下肌性病变

主要是Ⅶ、Ⅹ、Ⅻ脑神经损害，这些神经与说话有关，如有损害可出现语声失常。面神经麻痹，尤其是双侧麻痹，严重影响唇音和唇齿音，造成语言不清。迷走神经损害，如发生在高位常引起双侧软腭麻痹，致软腭不能关闭鼻咽，而出现开放性鼻音。舌下神经损害，如单侧损害，引起同侧舌肌麻痹，症状较轻，并可逐渐代偿，而双侧损害可致永久性语言失常，表现为说话缓慢而不清晰，常伴有吞咽困难。肌源性构语困难，如重症肌无力，说话多易疲劳，可出现发音模糊、低哑，甚至发不出声。

3. 锥体系病变

如帕金森病，若累及语言肌，可产生语言失常症状，说话缓慢，语声单调，咬字不清，尤其唇音及唇齿音更明显。语言分节不良，有时语声发抖或有急促暴发音。

4. 小脑病变

小脑及其神经通路对随意运动有协调作用，如小脑受损害，失去小脑的控制，而致发音模糊、韵律不合、语言拖长、音强不均匀、时有暴发音、时高时低快慢不均。其原因是语言肌群的共济失调。见于小脑变性、多发性硬化症，小脑肿瘤和退行性病变等。

（四）发声失常

发声失常，也称发声困难，多见于喉部病变所致的声音改变，如气息声、漏气，轻者可为声嘶，重者为声哑，也可表现为失声。

1. 功能性失声

也称癔症性失声，常因急性或长期精神压抑而发生，一般起病突然。其表现为患者虽不发声，但咳嗽、哼、呵或无意发笑时却有声音。对身心健康人，碰到突然事件时，也会有瞬间瞠目结舌现象，但能很快恢复正常。

2. 生理性变声

进入青春期除体重、身高迅速增长外，第二性征开始出现，男性表现为喉结迅速发育，声带逐渐增长，再加上咽腔、口腔、鼻腔等共鸣器官体积增大，声音也随之变化。男性变化比女性明显，其声调变低、变粗，逐渐由童声变为成人声音。

3. 老人语言

由于老年人声带肌纤维的减少，声带松弛，弹性减低，使发出的音声变小，发声无力，语言微弱而有颤抖。

4. 滥用嗓音

是指过度喊叫、说、唱等，引起发声失常，出现不同程度的嘶哑。如大喊、大叫，声带受到较强气流的冲击而损伤。有的人患声带小结或声带上皮增生都与滥用嗓音有关。

5. 喉病变

声带各种病变，是引起发声失常的常见病因，如炎症、畸形、血肿、水肿、息肉、结节、肿瘤、声带麻痹等。

（五）口吃

口吃，俗称结巴子或结巴，属于语言功能障碍，但无任何器质性病变，是由于大脑对发音器官的支配不协调。其原因有模仿、惊吓、教育不当、年龄、精神刺激等。儿童常因模仿他人的口吃而造成；打骂受惊吓，可促使幼儿的口吃；过分的严厉、叱责可引起口吃；成年人的口吃，多有神经质。也有人认为，习惯用左手的人，若强制改为右手易发生口吃。

其表现为语言节律失调，字词部分重复，字词分裂，发声延长。往往在谈话开始时延迟、阻断、紧张、重复或延长声调。还常伴有面肌或手指抽搐动作，在情绪紧张时发生或加剧。由于口吃者受恐惧、不安、羞耻等心理活动影响，有时出现心跳加快、肌肉紧张、出汗，有的人甚至在严寒季节，说起话来也会满头大汗，出现唾沫四溅、手脚发抖、全身肌肉紧张现象。口吃者智力并不低下，在独自一人时不论说话、朗诵、唱歌等均完全正常。本病易诊断，可进行语言治疗。

四、喉鸣

喉鸣也称喉喘鸣，是由于多种病因引起的喉或气管腔发生狭窄，在用力呼吸时，气流通过狭窄的管腔，使管壁震动而发生喉鸣声。这种症状多见于儿童。特别是婴幼儿，因其喉腔相对窄小，组织松软，易发生水肿；更因为婴幼儿神经系统发育尚不健全等因素，容易引起喉部梗阻而发生喉鸣。

喉鸣的原因，由于病变的部位而不同。一般声门或声门上的狭窄，引起吸气性喉鸣，声门以下的狭窄，则引起呼气性喉鸣或双重性喉鸣。喉鸣的患者，常伴有不同程度的呼吸困难。

1. 先天性喉鸣

也称喉软化症或喉软骨软化症。可在出生后即出现，或在出生后不久，出现间歇性吸气性喉鸣，仰卧时明显，安静或睡眠后，可缓解或消失。严重者呈持续性喉鸣，哭闹或惊动后症状加重。喘鸣声以吸气时明显，而呼气时声音较小，或无喘鸣声。啼哭声、咳嗽声正常，发声无嘶哑。一般在 2 岁左右喉鸣消失。先天性喉蹼、喉软骨畸形、先天性小喉、先天性舌骨囊肿或巨舌症等，这些先天性畸形等咽喉疾病引起的喉鸣，多在出生后或出生后不久出现，症状轻重不一，随着年龄的增长，喉鸣减轻或消失。

2. 小儿急性喉炎

起病较急，多有不同程度的发热、咳嗽，呼吸时有响声，哭闹时喉鸣，多在夜间症状加重，严重者有吸气性呼吸困难。如患急性会厌炎或喉软骨膜炎，都可出现喉鸣。

3. 喉狭窄

多发生于喉外伤。婴儿由于产钳伤，成人多为挫伤、切伤、刺伤、喉软骨感染坏死，以及放疗后，都可引起喉瘢痕收缩，而致喉鸣。

4. 喉特异性炎症

如喉白喉、喉结核、喉麻风、喉硬结症等，其病情严重时，一般都会发生喉鸣。

5. 喉肿瘤

儿童多发生喉乳头状瘤，有时可引起喉鸣。喉癌晚期喉腔被阻塞时，才出现吸气性喉鸣。

6. 声带麻痹

如双侧喉返神经麻痹发病急者，有明显吸气性喉鸣；逐渐发生者，平静时不一定出现吸气性喉鸣。

7. 喉痉挛

喉鸣为其主要症状，是由于喉内肌痉挛性收缩所致，常发生于血钙过低，维生素 D 缺乏，或营养不良的佝偻病儿童。

8. 喉异物

喉内异物、声门下异物，或气管异物，都会出现喉喘鸣。

9. 其他

如咽后脓肿或大的食管异物压迫气管，也可引起喉鸣。

第四章

外耳炎性疾病

第一节　弥漫性外耳道炎

弥漫性外耳道炎是外耳道皮肤和皮下组织广泛的急性炎性疾病。可分为急、慢性两类。

一、临床表现

1. 急性外耳道炎

（1）外耳道皮肤弥漫性肿胀，剧烈疼痛，有浆液或脓液渗出及上皮脱落，重者可引起耳道狭窄或闭锁。

（2）可伴发热，耳周淋巴结肿大。

（3）牵拉耳郭时疼痛加剧。

2. 慢性外耳道炎

（1）耳内不适及瘙痒感。

（2）耳道皮肤呈黯红色肿胀、湿润、增厚，附着鳞屑状痂皮。鼓膜可增厚，标志不清，表面可有少量肉芽组织形成而影响听力。

二、诊断要点

（1）外耳道灼热、痒、痛，弥漫性充血。

（2）有浆液或脓液渗出，耳道变窄，脓痂形成。

三、治疗

（1）控制感染，全身和局部应用抗生素。

（2）保持耳道清洁，定期清洁分泌物和痂皮。

（3）局部用药要注意剂型，渗出液多时用各类糊剂，如硼锌糊；当外耳道皮肤增厚并有结痂时，应选用软膏类药物。

（4）外耳道细菌和真菌培养。

第二节　坏死性外耳道炎

坏死性外耳道炎又称恶性外耳道炎。是一种少见的严重的外耳道化脓性病症，可引起外耳道和颅底坏死性骨髓炎。死亡率较高。绝大多数为铜绿假单胞菌感染，其次为葡萄球菌和真菌混合感染。多见于老年糖尿病、艾滋病及长期应用激素和免疫抑制剂患者。

一、临床表现

（1）外耳道化脓性炎症，伴进行性、剧烈的耳痛。

（2）外耳道有恶臭分泌物。

（3）外耳道后下壁、软骨部和骨部交界处皮肤糜烂，继之出现肉芽组织增生。

（4）病情恶化引起坏死性骨髓炎，破坏颅底结构，累及颅内引起面瘫、化脓性脑膜炎、脑脓肿等并发症而导致死亡。

二、诊断要点

（1）病史及临床表现。

（2）外耳道细菌培养和药物敏感试验。

（3）病理学检查。

（4）影像学检查，如颞骨 CT、MRI。

三、治疗

（1）早期诊断、早期治疗对预后至关重要。

（2）药物治疗为主要治疗方法。抗生素治疗要保证足够的疗程。

（3）手术治疗清除肉芽组织和死骨。

（4）全身支持治疗，有糖尿病者控制血糖，免疫缺陷者应增强抵抗力和进行相应治疗。

第三节 耳郭化脓性软骨膜炎

耳郭化脓性软骨膜炎是耳郭软骨膜的急性炎症。其特点是剧烈耳痛。耳郭软骨大面积液化坏死，最终导致耳郭挛缩畸形。

一、临床表现

（1）耳郭红、肿、热、痛。

（2）耳郭剧烈跳痛。

（3）脓肿形成可有波动感。

（4）耳郭挛缩，最终形成菜花耳。

二、诊断要点

（1）多有耳外伤史，如擦伤、烧伤、扎耳垂、戴耳环及手术等创伤。

（2）上述典型临床表现。

（3）除外其他疾病，如复发性多软骨炎等。

（4）细菌培养和药物敏感试验。

三、治疗

（1）早期切开引流，病情进展迅速，病原菌为铜绿假单胞菌时，要及时切开引流，清除病灶及坏死液化的软骨。切口要足够大，切口长短以能够暴露出正常软骨为准。视具体情况决定一期加压包扎闭合伤口，抑或开放切口定期换药。

（2）抗感染治疗。

第四节　外耳结核

外耳结核又称寻常狼疮，是一种少见的结核感染，多由面部寻常狼疮或中耳结核的分泌物感染引起。也可来源于血行性感染。好发于10岁以下儿童。

一、临床表现

（1）早期皮肤出现多个红褐色小结。
（2）用玻璃片压迫小结时，呈灰白色，其中可见散在的黑点，故称之为苹果酱小结。
（3）溃疡、瘢痕形成，导致耳郭畸形。
（4）耳周和颈淋巴结肿大并压痛。

二、诊断要点

（1）病史及临床表现。
（2）结核菌素皮肤试验。
（3）病理学检查。
（4）结核菌培养。
（5）除外其他特异性感染。

三、治疗

（1）抗结核治疗。
（2）局部用药。

第五节　外耳单纯疱疹

单纯疱疹常发生于颜面部，以唇部最为常见。其次为鼻侧、颊部和耳部。耳部单纯疱疹多见于耳郭、耳周及外耳道口。多见于流感、肺炎等疾病过程中。可自愈。

一、临床表现

（1）患处皮肤痛痒感或压迫感，数小时出现散在红斑。继而在红斑处出现水疱群。
（2）数日后水疱破裂，继之结痂，脱落后不留痕迹。
（3）耳后淋巴结可肿大。

二、诊断要点

（1）病史。
（2）外耳红斑、水疱、渗液或结黄痂。
（3）耳后淋巴结肿大。

三、治疗

（1）保持局部干燥，防止感染。
（2）局部可用55%炉甘石洗剂等治疗。

第六节　外耳道真菌病

外耳道真菌病为真菌进入耳道并繁殖生长引起的皮肤感染，多见于气候潮湿、温暖的地区。多发于夏季。主要致病菌为曲菌和白色念珠菌等。

一、临床表现

（1）耳内奇痒，有少量水样分泌物。

（2）早期耳道内有灰褐色粉末状或颗粒状物，继而形成灰黑色块状物及痂皮。念珠菌感染时皮肤可见白色沉淀物。

（3）鼓膜受累时，可有肉芽形成甚至穿孔，听力下降。

二、诊断要点

（1）病史和临床表现。

（2）抗生素治疗无效。

（3）分泌物涂片显微镜下可见真菌丝及芽孢。

（4）真菌培养。

三、治疗

（1）保持外耳道干燥，通畅。

（2）经常清理耳道，局部用1%水杨酸酒精滴耳。

（3）局部或全身应用抗真菌药。

第七节　耳带状疱疹

耳带状疱疹为水痘-带状疱疹病毒引起的疾病。此种病毒潜伏于神经节细胞中，在全身及局部抵抗力低下时发病。在非免疫宿主中出现水疱，在部分免疫宿主中表现为带状疱疹。病毒侵犯膝状神经节，又称 Ramsay-Hunt 综合征。多为单侧发病，好发于50岁以上的成年人，多见于春、秋季。

一、临床表现

（1）据病毒感染范围可分为三型。

Ⅰ型：耳带状疱疹。低热，耳部不适、灼热感。剧烈耳痛。3～7天后，在膝状神经节的“带状区”，即耳郭和外耳道出现成串的水疱。

Ⅱ型：耳带状疱疹并周围性面瘫。面瘫多在出疹后2～3天出现，少数可在7～9天发生。

Ⅲ型：耳带状疱疹并周围性面瘫，内耳损伤，听力下降，耳鸣及眩晕。

（2）出现其他多发性颅神经炎的表现。

二、诊断要点

（1）上呼吸道感染史。

（2）临床表现。

（3）听力学检查。

（4）前庭功能检查。

（5）部分患者伴有周围性面瘫，可进行面神经检查及功能评估。

（6）神经系统检查。

三、治疗

（1）抗病毒药物如泛昔洛韦或阿昔洛韦。

（2）保持局部干燥、清洁。

（3）面瘫治疗应用糖皮质激素、神经营养类药物。必要时行面神经减压术。

第八节　大疱性鼓膜炎

大疱性鼓膜炎为病毒感染引起的鼓膜及其附近耳道皮肤的急性炎症。多由流感病毒引起，少数由某些药物、物理刺激或过敏因素引起。

一、临床表现

（1）耳深部剧烈疼痛，耳胀满感，耳鸣及听力下降。
（2）鼓膜及邻近皮肤红肿，并有大小不等的血疱形成。
（3）鼓膜松弛部可出现单个大血疱，数日后吸收或破裂结痂而痊愈。

二、诊断要点

（1）流感病史。
（2）症状和体征。
（3）听力学检查。
（4）影像学检查。

三、治疗

（1）镇痛药。
（2）保持外耳道清洁、干燥，勿进水。
（3）物理治疗。

第九节　外耳湿疹

外耳湿疹属变态反应性皮肤疾病。是指外耳皮肤出现红斑、丘疹、水疱、糜烂、渗液、脱屑、皲裂、增生，并伴瘙痒、局部灼热感的一种病变。易复发为其主要特征。外因引起者称湿疹样皮炎，无明显诱因时为体质性湿疹。前者又分传染性和非传染性两种，后者分异位性皮炎和脂溢性皮炎。

一、临床表现

1. 湿疹样皮炎

（1）传染性者多由中耳炎脓液引起，急性期耳部奇痒难忍，伴烧灼感、渗液多。病变多位于外耳道、耳屏、耳郭及耳后沟。耳周淋巴结肿大。慢性期皮肤增厚、结痂、脱屑，耳后沟皲裂。

（2）非传染性者称接触性皮炎，是由于接触眼镜、助听器、化妆品等变应原所致。

2. 体质性湿疹

（1）异位性皮炎又称异位性湿疹、遗传过敏性皮炎，常并发哮喘和过敏性鼻炎。多见于婴幼儿和儿童。变应原多为蛋白质。外耳道极少受累。

（2）脂溢性皮炎发生于皮脂溢出部位，与皮脂分泌过多有关。常并发毛囊炎、疖肿。

二、诊断要点

（1）病史和过敏史。
（2）症状和体征。

三、治疗

（1）去除病因。

（2）禁止抓痒挖耳，忌用热水、肥皂液擦洗患处。

（3）渗液多时用4%硼酸等溶液湿敷。忌用油膏类外用药。

（4）渗液少者可用硼锌糊软膏等外用药。

（5）抗过敏药物和抗生素。

第十节　耵聍栓塞

耵聍俗称“耳屎”或“耳垢”，为外耳道软骨部皮肤内耵聍腺的分泌物，具有保护外耳道皮肤、杀菌及黏附灰尘、防止异物进入的作用。如耵聍过多，阻塞外耳道则称为耵聍栓塞。耵聍分干、湿两种，白种人以黏稠的湿性耵聍居多，与遗传因素有关。

一、临床表现

（1）外耳道未完全阻塞或耵聍质软者，多无明显症状。有时耳痒。

（2）阻塞严重者引起耳闷感，听力下降。

（3）压迫鼓膜可引起眩晕、耳痛、耳鸣。

（4）耳道进水后听力突然下降。继发感染后诱发急性外耳道炎。

（5）外耳道有黑色或棕褐色耵聍块，质地软硬不一。

二、诊断要点

（1）耳闷感，听力下降，有时表现为进水后听力突然下降。

（2）外耳道可见黑色或棕黑色耵聍块，质地软硬不一。

三、治疗

（1）未完全阻塞外耳道或耵聍质软者，可用耵聍钩或膝状镊取出。

（2）耵聍坚硬且嵌塞较紧时，不可强行取出。可先用5%碳酸氢钠水溶液滴耳，使其软化。3 天后将其取出或冲洗出。

（3）外耳道并发感染时，按急性外耳道炎处理。

第五章

中耳疾病

第一节　分泌性中耳炎

分泌性中耳炎是以中耳积液（包括浆液，黏液，浆-黏液，而非血液或脑脊液）及听力下降为主要特征的中耳非化脓性炎性疾病。本病的其他名称很多，均是根据其病理过程中的某一特点，主要是根据积液产生的机制和液体的性质而命名的，如渗液性中耳炎（OME）、渗出性中耳炎、浆液性中耳炎、黏液性中耳炎、卡他性中耳炎、咽鼓管鼓室卡他、浆液-黏液性中耳炎、咽鼓管鼓室炎、鼓室积水、非化脓性中耳炎以及黏液耳，分泌物极为黏稠者称胶耳等。按我国自然科学名词审定委员会意见（1991）本病称为分泌性中耳炎。

分泌性中耳炎可分为急性和慢性两种。慢性分泌性中耳炎是由急性分泌性中耳炎未得到及时而恰当的治疗，或由急性分泌性中耳炎反复发作、迁延、转化而来。急性分泌性中耳炎迁延多久方转化为慢性，尚无明确的时间限定，或谓8周以上，或称3～6个月。目前将本病分为急性（3周以内）、亚急性（3周～3个月）和慢性（3个月以上）三种。由于急、慢性分泌性中耳炎两者的临床表现相似，治疗有连续性，故在此一并叙述。

本病在小儿的发病率较高，是引起小儿听力下降的常见原因之一。据统计，黑种人儿童患分泌性中耳炎者较少见，土生的美国儿童较白种儿童的发病率高。我国儿童的发病率及高发病年龄尚缺乏大样本、有代表性、精确的统计资料。不过，随着近20年来诊断方法的进步和对本病认识水平的提高，过去认为我国儿童发病率很低的观点已得到修正。

一、病因

本病病因复杂，与多种因素有关。

1. 咽鼓管功能不良

咽鼓管是中耳与外界环境沟通的唯一管道。咽鼓管具有调节鼓室内气压、保持其与外界气压平衡、清洁（引流）和防御、防声等功能。传统观念认为，咽鼓管口的机械性阻塞是分泌性中耳炎的基本病因。随着该病病因学研究的不断深入，目前发现，除防声功能外，咽鼓管的其他几种功能不良都可能是酿成本病的重要原因。

（1）咽鼓管阻塞：正常情况下，中耳内、外的气压基本相等，约相当于大气的压力。在生理状态下，中耳内的空气虽不断地被中耳黏膜交换和吸收，但通过咽鼓管的间断开放，新鲜的空气又不断地向中耳内输入而加以补充，从而使中耳内、外的气体压力保持平衡。如果由于各种原因使咽鼓管的通气功能发生障碍，中耳内的空气被吸收以后得不到相应的补充，即逐渐形成负压。由于负压的影响，中耳黏膜中的静脉出现扩张，管壁通透性增加，血清漏出并聚积于中耳，便开始形成积液。

引起咽鼓管阻塞的原因很多，大致可分为机械性阻塞和非机械性阻塞两种。

1）机械性阻塞：在猕猴、猫和豚鼠的动物实验中，用各种方法堵塞咽鼓管，均可成功地造成中耳积液的动物模型。而以Salle为代表的学者们则认为，咽鼓管的机械性阻塞作为分泌性中耳炎主要病因的可能性很小。临床上，鼻咽部的各种良性或恶性占位病变（如腺样体肥大、鼻咽癌、鼻咽纤维瘤等），鼻腔和鼻窦疾病（如慢性鼻窦炎、巨大鼻息肉、肥厚性鼻炎、鼻中隔偏曲等），长期的鼻咽腔填塞，咽鼓管咽口粘连，代谢障碍性疾病（如甲状腺功能减退等），以及很少见的鼻咽白喉、结核、梅毒和艾滋病等特殊性感染，均可因直接压迫、堵塞咽口，或影响局部及淋巴回流，咽鼓管管腔黏膜肿胀等而导致本病。其中，与本病关系密切的腺样体肥大、慢性鼻窦炎和鼻咽癌等除了机械性阻塞外，还涉及其他的致病因素：①腺样体肥大。腺样体肥大与本病的关系密切。一方面，极度增生肥大的腺样体可压迫、堵塞咽鼓管咽口；另一方面，已遭感染的腺样体可以作为致病微生物的潜藏池，它们可经咽鼓管感染中耳，而导致本病的反复发作。还有人认为，腺样体可释放某些炎性介质，如前列腺素、组胺、白细胞三烯、血小板激活因子等而增加血管的通透性，引起黏膜水肿。②慢性鼻窦炎：研究发现，分泌性中耳炎患者中，慢性鼻窦炎的患病率较非分泌性中耳炎患者高。鼻窦的化脓性炎症，既可因脓性鼻涕经后鼻孔流至鼻咽部，阻塞咽鼓管咽口；也可因脓液的长期刺激使咽鼓管周围的鼻咽黏膜及淋巴组织增生肥厚，导致管口狭窄。此外，还有研究发现，鼻窦炎患者鼻咽部的SIgA 活性较低，细菌容易在此繁殖。③鼻咽癌：鼻咽癌患者在放疗前、后常常伴发本病。鼻咽癌伴发分泌性中耳炎的原因，除肿瘤的机械性压迫外，还与腭帆张肌、腭帆提肌、咽鼓管软骨及管腔上皮遭肿瘤破坏或放射性损伤，以及咽口的瘢痕性狭窄等因素有关。放疗后鼻咽部痂皮堵塞咽口也是原因之一。

除上述咽鼓管咽口或管腔内的机械性阻塞外，咽鼓管周围病变的压迫也可能造成管腔狭窄或堵塞，如咽旁间隙的肿瘤向上发展至咽鼓管周围、岩尖的实质性或囊性病变等。

2）非机械性阻塞：小儿的腭帆张肌、腭帆提肌和咽鼓管咽肌等肌肉薄弱，收缩无力，加之咽鼓管软骨发育不够成熟，弹性较差，当咽鼓管处于负压状态时，软骨段的管壁甚易发生塌陷，导致中耳负压，而中耳处于负压状态时，管壁软骨塌陷更为加剧，甚至可致管腔闭塞。裂腭患者因两侧腭帆张肌和腭帆提肌的连续性中断、附着处前移，肌肉由正常的横向行走变为纵向行走，加之肌纤维数量减少等，以致收缩乏力，而引起中耳负压。牙的错位咬合也为影响因素之一。

最近有研究发现，咽鼓管上皮内具有表面活性物质样的板层体结构，能产生表面活性物质，这种表面活性物质与肺的表面活性物质结构相似，主要由磷脂多糖和蛋白质组成，具有降低气-液界面表面张力的性能。因为咽鼓管管腔内气-液界面的表面张力是咽鼓管开放时必须克服的阻力之一（管壁的弹性阻力则为需要克服的另一阻力），因此，表面张力的降低有利于咽鼓管的开放。目前认为，细菌感染引起的蛋白水解酶的活性增高等因素可致表面活性物质减少，表面张力因而提升，不利于咽鼓管的开放。

（2）清洁功能不良：咽鼓管的黏膜具有呼吸道黏膜的特征，上皮层由纤毛细胞、无纤毛细胞、分泌细胞（杯状细胞）和基底细胞组成。正常情况下，通过纤毛向咽口的连续单向运动，向鼻咽部排除中耳内的异物及分泌物，故又称“黏液纤毛输送系统”。在咽鼓管管腔顶部，无纤毛细胞较多，主要为通气道。而在咽鼓管底部，腺体和杯状细胞比较多，而且由于该处存在着许多黏膜皱襞，故黏膜的表面面积比管腔顶部大，此区域主要司理清洁功能，保护中耳的无菌状态。细菌外毒素引起的纤毛运动暂时性瘫痪，管腔内分泌物的潴留，放射性损伤，以及婴幼儿咽鼓管发育不成熟，或先天性呼吸道黏膜纤毛运动不良，原发性纤毛运动障碍等，均可不同程度地损害黏液纤毛输送系统的功能，使中耳及管腔内的分泌物、致病微生物以及毒素等不能有效排出。

（3）防御功能障碍：咽鼓管一方面凭借黏液纤毛输送系统指向咽口的单向运动，清除并阻抑鼻咽部有害物的侵入；而咽鼓管底部的黏膜皱襞还具有单向活瓣作用，当咽鼓管开放时，能防止鼻咽部的细菌等微生物逆行流入鼓室，从而发挥咽鼓管的防御功能。由各种原因引起的咽鼓管关闭不全，如老年人结缔组织退行性变，咽鼓管黏膜下方弹力纤维的弹性降低，咽鼓管咽口的瘢痕牵引，肿瘤的侵袭破坏，或放射性损伤等，皆可导致咽鼓管的防御功能丧失，给致病微生物侵入中耳以可乘之机。

2. 感染

过去，由于在中耳液体中未检出多形核白细胞或细菌，曾一度认为本病是一种无菌性炎症。自Senturia等在40%的中耳分泌物标本中检出致病菌以来，各家对中耳积液所做的细菌培养阳性结果为22%～52%，其中，常见的致病菌为流感嗜血杆菌和肺炎链球菌，其次为β溶血性链球菌、金黄色葡葡球菌和卡他布兰汉球菌等。

3. 免疫反应

（1）Ⅰ型变态反应：Jordan 对 123 例分泌性中耳炎患者通过鼻分泌物涂片查嗜酸性粒细胞，进行皮肤试验，并观察患者对抗过敏治疗的反应等调查发现，74% 并发Ⅰ型变态反应。Draper 报道，在有变应性疾病的患者中，分泌性中耳炎的发病率较对照组高。Borge 发现，分泌性中耳炎患者中，特异反应性疾病的发病率较高。临床上也发现，本病患者中并发呼吸道变应性疾病的较多，如变应性鼻炎、鼻息肉、支气管哮喘等。故Ⅰ型变态反应是中耳炎发病的危险的因素之一。但是，Ⅰ型变态反应作为本病的确切病因至今尚未得到证实，虽然 Jang（2003）、Hurst（1999，2000）等发现，本病中耳黏膜中肥大细胞、嗜酸性粒细胞增多、过度活化，IgE 和炎性介质增加等，提示本病与Ⅰ型变态反应关系密切。而中耳黏膜虽然可以对抗原刺激产生免疫应答，但在通常情况下，吸入性抗原并不能通过咽鼓管进入鼓室。目前多数学者认为，呼吸道变应性疾病患者合并本病的原因，可能是由于患者对感染性疾病的敏感性增强，或由肥大细胞释放的炎性介质不仅使鼻黏膜，而且也使咽鼓管咽口甚至咽鼓管黏膜水肿，分泌物增多，导致咽鼓管阻塞和中耳负压，影响咽鼓管功能之故。

（2）细菌感染引起的Ⅲ型变态反应：最近认为，中耳是一个独立的免疫防御系统。Palva等在对中耳积液中的蛋白质和酶进行分析后认为，本病的中耳积液是一种分泌物，而非渗出物。而患者中耳黏膜的组织学检查结果也支持这一观点，因为黏膜中杯状细胞和黏液腺体增加。在此基础上 Palva 等设想，某些分泌性中耳炎可能属免疫复合物型变应性疾病，其抗原——细菌，可能存在于腺样体或口咽部的淋巴组织内。这些病例往往在儿童时期有过中耳炎病史，而本次起病隐袭，临床上缺乏明确的急性感染史。

除以上三大学说外，还有神经性炎性机制学说、胃食管反流学说等。被动吸烟，居住环境不良，哺乳方式不当，家族中有中耳炎患者等属本病的危险因素。

二、病理

中耳分泌物来自咽鼓管、鼓室以及乳突气房黏膜。无论分泌物为浆液性或黏液性，病理性渗出、分泌和吸收等均参与了病理过程。中耳黏膜的病理组织学研究发现，中耳黏膜水肿，毛细血管增多、通透性增加。病变进一步发展，黏膜上皮增厚，上皮化生，鼓室前部低矮的假复层柱状纤毛上皮可变为增厚的分泌性上皮，鼓室后部的单层扁平上皮变为假复层柱状上皮，杯状细胞增多，纤毛细胞甚至具有分泌性特征，如胞浆内出现分泌性的暗颗粒，并可见顶浆分泌现象；上皮下层有病理性腺体样组织形成，固有层出现圆形细胞浸润。液体以浆液性为主者，以淋巴细胞浸润为主，还可见单核细胞、浆细胞等；液体以黏液性为主者，则主要为浆细胞和淋巴细胞浸润。至疾病的恢复期，腺体逐渐退化，分泌物减少，黏膜可逐渐恢复正常。如病变未得到控制，可出现积液机化，或形成包裹性积液，伴有肉芽组织生成、内陷袋形成等，可发展为粘连性中耳炎、胆固醇肉芽肿、鼓室硬化、胆脂瘤、隐性中耳乳突炎等后遗症。Paparelle 等（1990）认为，各种型别的分泌性中耳炎，其病变均可由早期向晚期或后遗阶段发展，炎症的性质处于动态变化中。

中耳积液为漏出液、渗出液和黏液的混合液体，早期主要为浆液，然后逐渐转变为浆-黏液、黏液。浆液性液体稀薄，如水样，呈深浅不同的黄色。黏液性液体黏稠，大多呈灰白色。胶耳液体如胶冻状。上述各种液体中细胞成分不多，除脱落上皮细胞外，尚有淋巴细胞、吞噬细胞、多形核白细胞，个别可见嗜酸性粒细胞。此外，尚可检出免疫球蛋白（SIgA，IgG，IgA 等）、前列腺素等炎性介质、氧化酶、水解酶以及 IL-4、IL-1、IL-6、TNF-α、INF-γ 等。

三、症状

本病冬季多发。

1. 听力下降

急性分泌性中耳炎病前大多有感冒史。以后出现耳痛，听力下降，可伴有自听增强感。少数患者主诉听力在数小时内急剧下降，往往被误诊为突发性耳聋。慢性分泌性中耳炎起病隐袭，患者往往不能明确指出具体的发病时间。患者的耳聋严重程度常有波动，例如，当头部前倾或偏向患侧时，由于鼓室内的液体离开蜗窗，听力可暂时得到改善，中耳液体很黏稠时，听力则不因头位的变动而改变。有些慢性患者自觉阴天耳聋加重，晴天耳聋减轻。小儿大多无听力下降的主诉，幼儿可表现为言语发育延迟，学龄前儿童常表现为对父母的呼唤不理睬，家长误认为其注意力不集中；学龄儿童则以学习成绩下降，看电视时要求过大的音量等为主要表现。如果小儿仅有一耳患病，另侧耳听力正常，可长期不被察觉而于常规的体检时方被发现。

2. 耳痛

急性分泌性中耳炎起病时可有耳痛，疼痛可轻可重，有患儿因耳痛而夜间去急诊。慢性者无耳痛。

3. 耳内闭塞感

耳内闭塞感或闷胀感是成年人常见的主诉，按捺耳屏后这种闭塞感可暂时得以减轻。

4. 耳鸣

耳鸣一般不重，可为间歇性，如“噼啪”声或低音调“轰轰”声，个别患者有高调耳鸣。成年人当头部运动或打呵欠、擤鼻时，耳内可出现气过水声。但若液体很黏稠，或液体已完全充满鼓室，此症状缺如。

四、检查

1. 鼓膜象

急性期鼓膜松弛部充血，紧张部周边有放射状扩张的血管纹，或全鼓膜轻度充血。紧张部或全鼓膜内陷，表现为光锥缩短、变形或消失；锤骨柄向后、上方移位；锤骨短突明显外凸。鼓室积液时，鼓膜失去正常光泽，呈淡黄、橙红或琥珀色，慢性者可呈乳白色或灰蓝色，不透明，如毛玻璃状；鼓膜紧张部有扩张的微血管。若液体为浆液性，且未充满鼓室时，透过鼓膜可见到液平面，此液面状如弧形发丝，凹面向上，患者头前俯、后仰时，此平面与地面平行的关系不变。有时尚可在鼓膜上见到气泡影，做咽鼓管吹张后，气泡可增多、移位。但这两种典型的体征出现的机会并不多，在统计的230耳中仅占3.5%（汪吉宝等，1994）。积液多时，鼓膜向外隆凸。用Siegle耳镜观察，可见鼓膜的活动度受限。

2. 音叉试验

Rinne试验阴性。Weber试验偏向患侧。

3. 纯音听阈测试

纯音听力图一般表现为轻度的传导性聋。儿童的气导平均听阈约为27.5 dB（Fria，1985），Fiellau Nikolajsen（1983）统计的平均听阈为23 dB，听敏度与年龄、病史长短无关。部分患者的听阈可无明显下降，重者听力损失可达40 dB左右。在病程中，听阈可以有一定的波动，这可能与中耳内积液量的变化有关。听力损失以低频为主，但因中耳传音结构及两窗阻抗的改变，高频气导及骨导听力也可下降。有人认为，积液越黏稠，摩擦力越大，高频听力损失越明显。由于细菌及其毒素等可能经圆窗引起耳蜗毛细胞受损，故也可发生感音神经性聋，若这种感音神经性聋和前述传导性聋同时存在，则表现为混合性聋。

4. 声导抗测试

声导抗图对本病的诊断具有重要价值。平坦型（B型）为分泌性中耳炎的典型曲线，其诊断符合率为88%，高负压型（C型）提示咽鼓管功能不良，鼓室负压>200 daPa，大多提示鼓室内有积液。声反射均消失。由于6个月以内婴儿的外、中耳结构尚处于发育阶段，其机械-声学传导机制与大龄儿童有所不同，故对6~7个月以下婴儿做声导抗测试时，以226 Hz为探测音所测得的鼓室导抗图形常不能准确反映中耳的实际情况，“正常”的鼓室导抗图往往无诊断价值，应注意判别。目前有人采用高频探测音660 Hz、678 Hz或1 kHz。

5. 颞骨CT扫描

CT扫描可见鼓室内有密度均匀一致的阴影，乳突气房中可见液气面。此项检查不属常规检查项目。

五、诊断

根据病史及对鼓膜的仔细观察，结合 Siegle 镜下鼓膜活动受限，以及声导抗测试结果，诊断一般并不困难。必要时可于无菌条件下做诊断性鼓膜穿刺术而确诊。但若鼓室内液体甚黏稠，也可抽吸不到液体，但此时请患者捏鼻鼓气时，常可见鼓膜穿刺所留针孔中出现黏液，或针孔外有少许黏液丝牵挂。

关于婴幼儿中耳炎（主要为分泌性中耳炎）的诊断，由于婴幼儿不会陈述相应症状，鼓气耳镜对鼓膜的观察常因耳道狭小、鼓膜厚且倾斜度大而比较困难，鼓气耳镜观察鼓膜活动度的结果在实践中常遭质疑，其准确性较大龄儿童或成人要低。加之上述鼓室导抗测试尚有探测音等问题有待探索，鼓膜穿刺术因其创伤性而不能作为常规诊断方法等原因，因此婴幼儿分泌性中耳炎的诊断目前尚存在一定困难，值得注意。

六、鉴别诊断

1. 鼻咽癌

对一侧分泌性中耳炎的成年患者（个别为双侧分泌性中耳炎），应毫无例外地做仔细的鼻腔及鼻咽部检查，包括纤维或电子鼻咽镜检，颈部触诊，测定血清中 EBV-VCA-IgA。鼻咽部 CT 扫描，MR 成像对位于黏膜下的鼻咽癌灶有较高的诊断价值，必要时可行之。

2. 脑脊液耳漏

颞骨骨折并脑脊液耳漏而鼓膜完整者，脑脊液聚集于鼓室内，可产生类似分泌性中耳炎的临床表现。先天性颅骨或内耳畸形（如 Mondini 型）患者，可伴发脑脊液耳漏。根据头部外伤史或先天性感音神经性聋病史，鼓室液体的实验室检查结果，以及颞骨 X 线片、颞骨 CT 扫描等可资鉴别。

3. 外淋巴瘘

不多见。多继发于镫骨手术后，或有气压损伤史。瘘管好发于蜗窗及前庭窗，耳聋为感音神经性聋，可表现为突发性聋。常并发眩晕，强声刺激可引起眩晕（Tullio 现象）。

4. 胆固醇肉芽肿

可为分泌性中耳炎的后遗症。鼓室内有棕褐色液体聚集，液体内有时可见细微、闪烁反光的鳞片状胆固醇结晶，鼓室及乳突气房内有黯红色或棕褐色肉芽，内含铁血黄素与胆固醇结晶溶解后形成的裂隙，伴有异物巨细胞反应。本病病史较长，鼓膜呈深蓝色，颞骨 CT 扫描可见鼓室及乳突内有软组织影，少数有骨质破坏。

5. 粘连性中耳炎

有时粘连性中耳炎可与慢性分泌性中耳炎并存。粘连性中耳炎的病程一般较长，听力损失较重，鼓膜可高低不平。

七、预后

（1）不少分泌性中耳炎有自限性，积液可经咽鼓管排出或自行吸收。

（2）病程较长而未做治疗的小儿患者，有可能影响言语发育、学习以及与他人交流的能力。

（3）顽固的慢性分泌性中耳炎，鼓膜紧张部可出现萎缩性瘢痕、钙化斑，鼓膜松弛，鼓室内出现硬化病灶。

（4）黏稠的分泌物容易发生机化，形成粘连。

（5）咽鼓管功能不良，或上鼓室长期处于负压状态者，可逐渐出现鼓膜松弛部内陷袋，部分发生胆脂瘤。

（6）并发胆固醇肉芽肿。

八、治疗

清除中耳积液，改善咽鼓管通气引流功能，以及病因治疗等综合治疗为本病的治疗原则。

1. 非手术治疗

（1）抗生素或其他抗菌药物治疗：急性分泌性中耳炎可用抗菌药物进行适当治疗，但疗程不宜过长。可供选用的药物有各类广谱青霉素、头孢菌素、大环内酯类抗生素等。择药时应注意该药对本病常见致病菌——流感嗜血杆菌、肺炎链球菌等的敏感性。

（2）糖皮质激素：可用地塞米松或泼尼松等口服，做短期治疗。

（3）伴有鼻塞症状时：可用盐酸羟甲唑啉等减充血剂喷（滴）鼻。

（4）咽鼓管吹张：可采用捏鼻鼓气法、波氏球法或导管法做咽鼓管吹张。成人尚可经导管向咽鼓管咽口吹入泼尼松龙，隔日 1 次，每次每侧 1 mL，共 3 ~6 次。

2. 手术治疗

由于不少分泌性中耳炎有自限性，所以对无症状、听力正常、病史不长的轻型患儿，可在专科医师的指导下密切观察，而不急于手术治疗。

（1）鼓膜穿刺术：仅用于成年人。

（2）鼓膜切开术：鼓膜切开术适用于中耳积液比较黏稠，经鼓膜穿刺术不能抽吸出积液；或反复做鼓膜穿刺，积液抽吸后迅速集聚时。

（3）置管术。

3. 病因治疗

对反复发作的分泌性中耳炎，除积极进行疾病本身的治疗外，更重要的是仔细寻找病因，并积极进行病因治疗。

（1）腺样体切除术：分泌性中耳炎具有以下情况者，应做腺样体切除术。

1）腺样体肥大，引起鼻塞、打鼾者。

2）过去曾做过置管术的复发性中耳炎，伴腺样体炎，腺样体肥大者。

（2）扁桃体切除术：儿童急性扁桃体炎反复发作；经常发生上呼吸道感染，并由此而诱发分泌性中耳炎的反复发作；或扁桃体明显肥大者，可作扁桃体切除术。

（3）鼓室探查术和单纯乳突开放术：慢性分泌性中耳炎，特别在成年人，经上述各种治疗无效，又未查出明显相关疾病时，宜做颞骨 CT 扫描，如发现鼓室或乳突内有肉芽或骨质病变时，应做鼓室探查术或单纯乳突开放术，彻底清除病变组织，根据不同情况做相应类型的鼓室成形术。

（4）其他：积极治疗鼻腔、鼻窦或鼻咽部疾病，包括手术治疗，如鼻息肉摘除术、下鼻甲部分切除术、功能性鼻内镜手术、鼻中隔黏膜下矫正术等。

第二节　急性化脓性中耳炎

急性化脓性中耳炎是中耳黏膜的急性化脓性炎症，主要致病菌为肺炎链球菌、流感嗜血杆菌、乙型溶血性链球菌及葡萄球菌、铜绿假单胞菌等，前两者在小儿多见。

一、病因及感染途径

由各种原因引起的身体抵抗力下降，全身慢性疾病以及邻近部位的病灶疾病（如慢性扁桃体炎、慢性化脓性鼻窦炎等），小儿腺样体肥大等是本病的诱因。致病菌进入中耳的途径如下。

1. 咽鼓管途径

最常见。

（1）急性上呼吸道感染时：如急性鼻炎、急性鼻咽炎、急性扁桃体炎等，炎症向咽鼓管蔓延，咽鼓管黏膜发生充血、肿胀，纤毛运动障碍，局部免疫力下降，此时致病菌乘虚侵入中耳。

（2）急性传染病期间：如猩红热、麻疹、百日咳、流行性感冒、肺炎、伤寒等，致病微生物可经咽鼓管侵入中耳；也可经咽鼓管发生其他致病菌的继发感染。

（3）在不洁的水中游泳或跳水，不适当的擤鼻、咽鼓管吹张、鼻腔冲洗以及鼻咽部填塞等，致病菌可循咽鼓管侵犯中耳。

（4）婴儿哺乳位置不当，如平卧吮奶，乳汁可经短而宽的咽鼓管流入中耳。

2. 外耳道鼓膜途径

因鼓膜外伤，不正规的鼓膜穿刺或鼓室置管时的污染，致病菌可从外耳道侵入中耳。

3. 血行感染途径

极少见。

二、病理

病变常累及包括鼓室、鼓窦及乳突气房的整个中耳黏膜、骨膜，但以鼓室为主。早期的病理变化为黏膜充血，从咽鼓管、鼓室开始，逐渐波及鼓窦及乳突气房。由于毛细血管扩张，通透性增加，纤维素、红细胞、多形核白细胞及血清渗出，黏膜及黏膜下出现水肿；上皮纤毛脱落，正常的扁平立方形上皮细胞变为分泌性柱状细胞，黏液腺分泌增加。以后出现新生的血管，淋巴细胞、浆细胞和吞噬细胞浸润，黏膜增厚。鼓室内开始有少量的浆液性渗出物聚集，以后变为黏液脓性或脓性；由于黏膜、骨膜中血管受损，红细胞大量渗出，分泌物也可呈血性。鼓膜的早期病变也为充血，上皮下结缔组织层水肿、增宽，有炎性细胞浸润。以后表皮层之鳞状上皮增生、脱屑，鼓膜中之小静脉出现血栓性静脉炎，纤维层发生坏死、断裂，加之鼓室内积脓，压力增高，鼓膜出现穿孔，脓液外泄。如鼓室内的水肿黏膜从穿孔处脱出，可堵塞穿孔。若治疗得当，炎症可逐渐吸收，黏膜恢复正常。重症者病变深达骨质，可迁延为慢性化脓性中耳炎或并发急性乳突炎。

三、症状

本病之症状在鼓膜穿孔前后迥然不同。常见症状如下。

1. 全身症状

鼓膜穿孔前，全身症状较明显，可有畏寒、发热、倦怠及食欲减退，小儿全身症状通常较成人严重，可有高热、惊厥，常伴呕吐、腹泻等消化道症状。鼓膜穿孔后，体温逐渐下降，全身症状亦明显减轻。

2. 耳痛

为本病的早期症状。患者感耳深部钝痛或搏动性跳痛，疼痛可经三叉神经放射至同侧额部、颞部、顶部、牙或整个半侧头部，吞咽、咳嗽、喷嚏时耳痛加重，耳痛剧烈者夜不成眠，烦躁不安，婴幼儿则哭闹不休。一旦鼓膜出现自发性穿孔或行鼓膜切开术后，脓液向外宣泄，疼痛顿减。

3. 耳鸣及听力减退

患耳可有搏动性耳鸣，听力逐渐下降。耳痛剧烈者，轻度的耳聋可不被患者察觉。鼓膜穿孔后听力反而提高。如病变侵入内耳，可出现眩晕和感音性聋。

4. 耳漏

鼓膜穿孔后耳内有液体流出，初为浆液血性，以后变为黏液脓性乃至脓性。如分泌物量甚多，提示分泌物不仅来自鼓室，亦源于鼓窦、乳突。

四、检查

1. 耳镜检查

早期鼓膜松弛部充血，锤骨柄及紧张部周边可见呈放射状的扩张血管。以后鼓膜迅速出现弥漫性充血，标志不易辨认，鼓膜可全部向外膨出，或部分外突而如乳头状。穿孔前，在隆起最明显的部位出现黄点，然后从此处发生穿孔。穿孔一般位于紧张部，开始时甚小，如针尖大，不易看清，彻底清除外耳道内分泌物后，方可见穿孔处有闪烁搏动的亮点，分泌物从该处涌出。有时须以 Siegle 耳镜加压后，才能窥见鼓膜上的小穿孔。

2. 触诊

因乳突部骨膜的炎性反应，乳突尖及鼓窦区可能有压痛。鼓膜穿孔后渐消失。

3. 听力检查

呈传导性听力损失，听阈可达40～50 dB。如内耳受细菌毒素损害，则可出现混合性听力损失。

4. 血液分析

白细胞总数增多，多形核白细胞增加，穿孔后血常规逐渐恢复正常。

五、诊断

根据病史和检查，不难对本病做出诊断。但应注意和外耳道疖鉴别。因外耳道无黏液腺，故当分泌物为黏液脓性时，提示病变在中耳而不在外耳道，或不仅位于外耳道。本病全身症状较重，鼓膜穿孔前可高烧不退，耳痛持续，鼓膜弥漫性充血，一旦穿孔便溢液不止，此点可与分泌性中耳炎鉴别。

六、预后

若治疗及时、适当，分泌物引流通畅，炎症消退后鼓膜穿孔多可自行愈合，听力大多能恢复正常。治疗不当或病情严重者，可遗留鼓膜穿孔、中耳粘连症、鼓室硬化或转变为慢性化脓性中耳炎，甚至引起各种并发症。

七、治疗

本病的治疗原则为抗感染，畅引流，去病因。

1. 全身治疗

（1）尽早应用足量的抗菌药物控制感染，务求彻底治愈，以防发生并发症或转为慢性。一般可将青霉素G与氨苄西林合用，在头孢菌素中可用第一代头孢菌素头孢拉啶、头孢唑啉，或第二代中的头孢呋辛纳。鼓膜穿孔后应取脓液做细菌培养及药敏试验，参照其结果选用适宜的抗菌药，直至症状完全消失，并在症状消失后仍继续治疗数日，方可停药。

（2）鼻腔减充血剂滴鼻或喷雾于鼻咽部，可减轻鼻咽黏膜肿胀，有利于恢复咽鼓管功能。

（3）注意休息，调节饮食，通便。重症者应注意支持疗法，如静脉输液、输血或血浆，应用少量糖皮质激素等。必要时请儿科医师协同观察处理。

2. 局部治疗

（1）鼓膜穿孔前。

1）2%苯酚甘油滴耳，可消炎、止痛。因该药遇脓液即释放苯酚，可腐蚀鼓膜及鼓室黏膜，当鼓膜穿孔后应立即停药。慢性化脓性中耳炎忌用此药。

2）鼓膜切开术：适时的鼓膜切开术可通畅引流，有利于炎症的迅速消散，使全身和局部症状迅速减轻。炎症消退后，穿孔可迅速封闭，平整愈合，减少瘢痕形成和粘连。鼓膜切开术的适应证为：①全身及局部症状较重，鼓膜明显膨出，虽经治疗也无明显好转者。②鼓膜虽已穿孔，但穿孔太小，引流不畅者。③有并发症可疑，但无须立即行乳突手术者。

操作步骤：①成人取坐位，小儿卧位，患耳朝上。②外耳道口及外耳道内以75%酒精消毒。③成人用1%利多卡因或普鲁卡因做外耳道阻滞麻醉，加2%丁卡因表面麻醉，亦可用4%可卡因做表面麻醉；小儿可用氯胺酮全身麻醉。④在手术显微镜或窥耳器下看清鼓膜，用鼓膜切开刀从鼓膜后下象限向前下象限做弧形切口，或在前下象限做放射状切口。注意刀尖不可刺入太深，切透鼓膜即可，以免伤及鼓室内壁结构及听小骨。⑤吸尽脓液后，用小块消毒棉球置于外耳道口。

（2）鼓膜穿孔后：在0.3%氧氟沙星（泰利必妥）滴耳液、0.25%～1%氯霉素液、复方利福平液、0.5%金霉素液等滴耳液中择一滴耳。炎症完全消退后，穿孔多可自行愈合。穿孔长期不愈者，可做鼓膜成形术。

3. 病因治疗

积极治疗鼻部及咽部慢性疾病。

八、预防

（1）锻炼身体，提高身体素质，积极预防和治疗上呼吸道感染。

（2）广泛开展各种传染病的预防接种工作。

（3）宣传正确的哺乳姿势。哺乳时应将婴儿抱起，使头部竖直；乳汁过多时应适当控制其流出速度。

（4）鼓膜穿孔及鼓室置管者禁止游泳，洗浴时防止污水流入耳内。

第三节　急性坏死型中耳炎

急性坏死型中耳炎是急性化脓性中耳炎的特殊类型，多发生于猩红热、麻疹、白喉、伤寒、百日咳和流感等急性传染病中，而以猩红热最多见。本病以中耳及其周围组织的广泛坏死、损毁为特点，可演变为慢性化脓性中耳炎。随着急性传染病发病率的下降，本病已不多见。

急性坏死型中耳炎好发于5岁以下的婴幼儿。由于致病微生物毒力甚强（如乙型溶血性链球菌），严重的全身感染而导致机体的抵抗力下降，且婴幼儿中耳免疫防御功能不成熟，以致致病菌及其毒素可迅速破坏局部组织，鼓膜发生溃烂、穿孔，鼓室、鼓窦及乳突气房的黏膜、骨膜坏死，听小骨溶解溃烂，甚至累及中耳局部及周围骨的骨髓，发生骨髓炎，个别可有死骨形成。病变尚可侵犯内耳，并发迷路炎，而于病后数月出现明显的感音性聋。如感染得到控制，炎性坏死过程终止，残存的黏膜上皮向病变区生长，鼓膜穿孔可自行修复，听力恢复正常。有些穿孔虽已愈合，但遗留硬化灶和（或）听骨链中断而引起明显的传导性聋。鼓膜肾形穿孔可长期不愈；外耳道鳞状上皮经穿孔边缘向中耳生长致鼓室黏膜上皮化生者可继发胆脂瘤；也可遗留局限性骨炎、骨髓炎、肉芽组织增生等。

急性坏死型中耳炎可发生于急性传染病的早期（出疹期）或晚期（恢复期）。其临床表现与一般急性化脓性中耳炎相同。但因鼓膜早期发生穿孔，并在数日内融合而迅速扩大，形成较大的肾形穿孔（此乃因松弛部、锤骨柄及紧张部周边血供较好，抵抗力较强，而紧张部其他部位血供相对较差之故），重症者穿孔可达鼓环。因此，耳部的首发症状多为耳内流脓，脓液腥臭。外耳道有肉芽组织增生时，可遮蔽穿孔的鼓膜和裸露的骨壁，以探针探之，可触及粗糙的骨壁或坏死的听小骨。

治疗同一般急性化脓性中耳炎，特别注意加强支持疗法及原发传染病的治疗，提高机体的抵抗力。

第四节　隐性中耳炎

隐性中耳炎又称潜伏性中耳炎、亚临床中耳炎或非典型中耳炎，是指鼓膜完整而中耳隐藏着明显的感染性炎性病变的中耳乳突炎。由于病变隐匿，临床常发生漏诊，甚至待引起颅内外并发症时或死后方才发现。近年来，本病有增多的趋势，尤以小儿多见，值得关注。

一、病因

（1）急性化脓性中耳炎或乳突炎治疗不当，如剂量不足，疗程过短或菌种耐药。

（2）婴幼儿急性中耳炎因主诉少、鼓膜厚，易误诊而未获合理治疗，致病变迁延。

（3）中耳炎后期，鼓室峡或鼓窦入口因黏膜肿胀、增厚或肉芽、息肉生成而阻塞，此时虽咽鼓管功能恢复，鼓室逐渐再充气，然乳突病变尚残存，且继续发展。

二、症状及体征

（1）本病无典型症状患者可诉耳部不适，轻微的耳痛或耳后疼痛，听力下降，或有低热、头痛等。

（2）部分患者近期（可在数月前）有过急性中耳炎、乳突炎病史。

（3）鼓膜完整，外观似正常。仔细观察时可发现松弛部充血，或鼓膜周边血管纹增多，或外耳道后上壁红肿，塌陷。

（4）乳突区皮肤无红肿，但可有轻压痛。

三、听力学检查

1. 纯音听力测试

传导性或混合性听力损失。

2. 鼓室导抗图

C 型或 B 型鼓室导抗图。

四、影像学检查

颞骨 CT 扫描对诊断有重要价值。可见乳突内有软组织影，可有房隔破坏，有时可见液、气面，鼓室内亦可有软组织影。

五、诊断

（1）婴幼儿不明原因发热时，宜仔细检查耳部，必要时做颞骨高分辨率 CT 扫描。

（2）成年人耳部不适，或轻微耳痛，或不明原因的传导性听力损失，鼓膜外观虽无特殊改变，也应警惕本病而做相关检查。

六、治疗

由于本病可引起感音神经性聋、迷路炎、脑膜炎等严重的颅内外并发症，即使在药物的控制下，病变仍可向周围发展，故一旦确诊，即应行乳突开放术，彻底根除病灶。

第五节　慢性化脓性中耳炎

慢性化脓性中耳炎是中耳黏膜、骨膜或深达骨质的化脓性炎症，重者炎症深达乳突骨质。本病很常见。临床上以耳内长期间歇或持续流脓、鼓膜穿孔及听力下降为特点。

一、病因

慢性化脓性中耳炎的主要病因可概括如下。

（1）急性化脓性中耳炎未获恰当而彻底的治疗，或治疗受到延误，以致迁延为慢性。此为较常见的原因。

（2）急性坏死型中耳炎病变深达骨膜及骨质，组织破坏严重者，可延续为慢性。

（3）全身或局部抵抗力下降，如猩红热、麻疹、肺结核等传染病，营养不良，全身慢性疾病等患者。特别是婴幼儿，中耳免疫力差，急性中耳炎易演变为慢性。

（4）鼻部和咽部的慢性病变如腺样体肥大、慢性扁桃体炎、慢性鼻窦炎等，也为引起中耳炎长期不愈的原因之一。

（5）鼓室置管是否可并发本病尚无定论。据统计，经鼓室置管的小儿中有 15%～74% 并发慢性化脓性中耳炎，并认为造成继发感染的原因可能是中耳内原有的病原体繁殖，或由通气管污染所致。鼓膜置管后遗留鼓膜穿孔长期不愈，也可经外耳道反复感染而引起本病。

（6）乳突气化不良与本病可能有一定关系，因为在慢性化脓性中耳炎患儿中，乳突气化不良者居多。不过其确切关系尚不清楚。

二、病理

本病的病理变化轻重不一。轻者，病变主要位于中鼓室的黏膜层，称单纯型，曾有咽鼓管鼓室型之称。此型于炎症急性发作时，鼓室黏膜充血、水肿，有炎性细胞浸润，并有以中性粒细胞为主的渗出物。如果感染得到控制，炎症吸收，病变可进入静止期，此时鼓室黏膜干燥，鼓膜穿孔仍存，少数小的穿孔也可自行愈合。病变重者，除了中、上鼓室，下鼓室黏膜充血、水肿，有炎性细胞浸润外，黏膜尚可出现增生、肥厚，若黏膜、骨膜破坏，病变深达骨质，听小骨、鼓窦周围、乳突甚至岩尖骨质都可以发生骨疡，形成慢性骨炎，则局部可生长肉芽或息肉，病变迁延不愈，曾称骨疡型。中耳黏膜破坏后，病变长期不愈合者，有些局部可发生鳞状上皮化生或同时有纤维组织增生，形成粘连或产生硬化病变等。

三、症状

1. 耳溢液

耳内流脓可为间歇性或持续性，脓量多少不等。上呼吸道感染或经外耳道再感染时，流脓发作或脓液增多，可伴有耳痛，病变由静止期或相对稳定期进入急性发作期。脓液或为黏液性、黏液脓性或为纯脓。如脓液长期不予清洗，可有臭味。炎症急性发作期或肉芽、息肉受到外伤时分泌物内可带血，甚至貌似全血。

2. 听力下降

患耳可有不同程度的传导性或混合性听力损失。听力下降的程度与鼓膜穿孔的大小、位置、听骨链是否受损，以及迷路正常与否等有关。就鼓膜穿孔而言，紧张部前下方的小穿孔一般不致引起明显的听力下降；后上方的大穿孔则可导致较重的听力损失。有些患者在耳内滴药后或耳内有少许分泌物时，听力反可暂时提高，此乃因少量的液体遮盖了蜗窗膜，使相位相同的声波不致同时到达两窗，前庭阶内外淋巴液的振动不会受到干扰之故。

3. 耳鸣

部分患者有耳鸣，多与内耳受损有关。由鼓膜穿孔引起的耳鸣，在将穿孔贴补后耳鸣可消失。

四、检查

1. 鼓膜穿孔

鼓膜穿孔可分为中央性和边缘性两种。若穿孔的四周均有残余鼓膜环绕，不论穿孔位于鼓膜的中央或周边，皆称为中央性穿孔。所谓边缘性穿孔，是穿孔的边缘有部分或全部已达鼓沟，该处无残余鼓膜。慢性化脓性中耳炎的鼓膜穿孔一般均位于紧张部，个别大的穿孔也可延及松弛部。穿孔可大可小，呈圆形或肾形，大多为中央性。穿孔较大时，部分锤骨柄，甚至部分砧骨长突或砧镫关节可暴露于外。通过穿孔可见鼓室内壁或充血、水肿，而黏膜光滑；或黏膜增厚、高低不平；有时可见硬化病灶；病变严重时，紧张部鼓膜可以完全毁损，鼓室内壁出现鳞状上皮化生。鼓室内或穿孔附近可见肉芽或息肉，具有长蒂的息肉可越过穿孔坠落于外耳道内，掩盖穿孔，妨碍引流；肉芽周围可有脓液。有些肉芽或息肉的根部可能位于前庭窗附近，盲目的撕拉可致镫骨足板脱位而并发迷路炎。

2. 听力学检查

呈轻到中度的传导性听力损失，或听力损失为混合性，或感音神经性。

3. 颞骨 CT 扫描

病变主要限于中鼓室者听小骨完整，乳突表现正常；乳突多为气化型，充气良好。中耳出现骨疡者，中、上鼓室及乳突内有软组织影，房室隔不清晰，小听骨可有破坏或正常。但鼓窦入口若因炎性瘢痕而闭锁以致鼓窦及乳突气房充气不良，或乳突内黏膜增厚等，乳突腔内亦可呈现均匀一致的密度增高影，应善加鉴别。

五、诊断

诊断应根据病史、鼓膜穿孔及鼓室情况，结合颞骨 CT 图像综合分析，判断病变性质及范围，而不可仅凭鼓膜穿孔的位置是中央性或边缘性、穿孔的大小以及流脓是间断性或持续性等匆忙做出结论。更何况中耳的病变也是发展的，可转化的。

六、鉴别诊断

（1）伴胆脂瘤的慢性化脓性中耳炎。

（2）慢性鼓膜炎。耳内流脓，鼓膜上有颗粒状肉芽，但无穿孔，颞骨 CT 示鼓室及乳突正常。

（3）中耳癌。好发于中年以上的成年人。大多有患耳长期流脓史，近期有耳内出血，伴耳痛，可有张口困难。鼓室内新生物可向外耳道浸润，接触后易出血。病变早期即出现面瘫，晚期有Ⅵ、Ⅸ、Ⅹ、Ⅺ对脑神经受损。颞骨 CT 示骨质破坏。新生物活检可确诊。

（4）结核性中耳炎。起病隐匿，耳内脓液稀薄，听力损失明显，早期发生面瘫。鼓膜大穿孔，肉芽苍白。颞骨 CT 示鼓室及乳突有骨质破坏区及死骨。肺部或其他部位可有结核病灶。肉芽病检可确诊。

七、治疗

治疗原则为控制感染，通畅引流，清除病灶，恢复听力，消除病因。

1. 病因治疗

积极治疗上呼吸道的病灶性疾病，如慢性鼻窦炎、慢性扁桃体炎等。

2. 局部治疗

包括药物治疗和手术治疗。

（1）药物治疗：①引流通畅者，应首先进行局部用药；炎症急性发作时，要全身应用抗生素。②有条件者，用药前先取脓液做细菌培养及药敏试验，以指导用药。

1）局部用药种类：①抗生素溶液或抗生素与糖皮质激素混合液，如 0.3% 氧氟沙星（泰利必妥）滴耳液，利福平滴耳液（注意：利福平滴耳液瓶口开启 3 天后药液即失效），2% 氯霉素甘油滴耳液等。用于鼓室黏膜充血、水肿，分泌物较多时。②酒精或甘油制剂，如 3% ~ 4% 硼酸甘油，3% ~ 4% 硼酸酒精等。适用于脓液少，鼓室潮湿时。③粉剂，如硼酸粉、磺胺噻唑与氯霉素粉（等量混合）等，仅用于穿孔大，分泌物很少，或乳突术后换药。

2）局部用药注意事项：①用药前，应彻底清洗外耳道及鼓室内的脓液。可用 3% 过氧化氢溶液或硼酸水清洗，然后用棉签拭净或以吸引器吸尽脓液，方可滴药。②含氨基糖苷类抗生素的滴耳剂或各种溶液（如复方新霉素滴耳剂、庆大霉素等）用于中耳局部可引起内耳中毒，忌用。③水溶液易经小穿孔进入中耳为其优点，但亦易流出；甘油制剂比较黏稠，接触时间较长，却不易通过小穿孔。④粉剂宜少用，用粉剂时应择颗粒细、易溶解者，一次用量不宜过多，鼓室内撒入薄薄一层即可。穿孔小、脓液多者忌用粉剂，因可堵塞穿孔，妨碍引流，甚至引起危及生命的并发症。⑤避免用有色药液，以免妨碍对局部的观察。⑥需用抗生素滴耳剂时，宜参照中耳脓液的细菌培养及药物敏感试验结果，选择适当的、无耳毒性的药物。⑦忌用腐蚀剂（如酚甘油）。

滴耳法：患者取坐位或卧位，患耳朝上。将耳郭向后上方轻轻牵拉，向外耳道内滴入药液 3 ~ 5 滴。然后用手指轻轻按捺耳屏数次，促使药液通过鼓膜穿孔处流入中耳。5 ~ 10 分钟后方可变换体位。注意：滴耳药应尽可能与体温接近，以免引起眩晕。

（2）手术治疗。

1）中耳有肉芽或息肉，或电耳镜下虽未见明显肉芽或息肉，而经正规药物治疗无效，CT 示乳突、上鼓室等有病变者，应做乳突径路鼓室成形术或改良乳突根治术、乳突根治术。

2）中耳炎症已完全吸收，遗留鼓膜紧张部中央性穿孔者，可行单纯鼓室成形术。

第六节　鼓膜外伤

一、概述

鼓膜外伤常指外伤性鼓膜穿孔，可因直接或间接的外力作用所致，分为器械伤（如用火柴杆、毛线针等挖耳刺伤鼓膜，或矿渣火花等戳伤或烧伤）及气压伤（如用力擤鼻和屏气、掌击耳部、爆破、炮震、燃放鞭炮、高台跳水等）。颞骨骨折累及鼓膜、耳内异物等也可引起鼓膜外伤。

二、诊断及鉴别诊断

1. 诊断

根据症状及体征，诊断不难。若疑有颞骨骨折、脑脊液耳漏时，应做颞骨 X 线片或 CT 检查以明确之。

（1）症状：①鼓膜破裂时，突然出现不同程度的耳痛、听力减退、耳鸣、少量出血和耳闭塞感。②患者擤鼻时可感觉耳内有气体溢出。③各种外伤（如导致内耳受损伤）可导致眩晕、恶心或混合性聋。

（2）体征：听力减退、少量出血。耳镜检查可见鼓膜呈裂隙状穿孔。若有清水样液体流出，示有脑脊液耳漏。耳聋属传音性，如伴有迷路损伤，则为混合性，程度轻重不一。

（3）专科检查：耳镜检查可见鼓膜呈裂隙状穿孔，穿孔边缘有少量血迹，外耳道有时可见血迹或血痂。直接外伤一般引起鼓膜后下方穿孔，间接外伤引起者多位于鼓膜前下方。若有清水样液体流出，提示有脑脊液耳漏。耳聋属传音性，如伴有迷路损伤，则为混合性，程度轻重不一。

2. 鉴别诊断

根据上述病因、症状及体征，多可与症状相同疾病相鉴别。

三、治疗

1. 外伤性鼓膜穿孔的早期处理原则

干耳疗法，防治感染。清理外耳道后，用 75% 乙醇液消毒外耳道皮肤，外耳门塞消毒棉球，保持耳内干燥，禁做外耳道冲洗或耳内滴药，嘱伤者勿用力擤鼻，并避免感冒。全身应用抗生素预防感染，酌情使用破伤风抗毒素。小的穿孔多于 2 ~ 3 周内自行愈合。

2. 贴补棉片

如外伤后 2 ~ 3 周鼓膜穿孔仍未愈合，可贴补棉片促进愈合，方法为以小镰刀搔刮穿孔边缘形成新鲜创面，以复方尿素棉片贴补于鼓膜表面，每周 1 次，至愈合为止。

3. 鼓膜修补术

经贴补穿孔仍未愈合或穿孔较大者，可行鼓膜修补术。

第七节　听骨链损伤

一、概述

导致鼓膜损伤的机械性原因也可致听骨链损伤，且多合并于颞骨骨折或颅脑损伤，偶见于中耳手术。以砧骨最易受累，最常见为砧镫关节脱位，偶见镫骨脚弓骨折，锤骨外伤最少见。

二、病因

1. 头颅外伤

多数的外伤性听骨链脱位、中断常见于颅外伤病例。颅外伤可伴颞骨骨折，其中 70% ~ 80% 为纵向骨折。它对耳蜗和前庭的危害较少，但对中耳的传音结构可引起严重的破坏。在这种病例中，除鼓膜和外耳道裂伤外，听骨链及其韧带或肌腱往往亦同时受损，其中以砧骨及其韧带的损伤最为多见。砧镫关节分离者占 92. 3% ，严重脱位者占 57. 1% 。

2. 手术损伤

单纯或改良乳突手术中，探查或处理鼓窦入口病变时偶可导致砧骨脱位。也可因鼓膜切开手术操作不当而引起砧骨损伤，甚至镫骨足弓骨折。镫骨骨折在镫骨撼动术中较为多见。在穿孔较大、砧镫关节暴露的病例中进行鼓膜修补术，或因手术损伤而使砧镫关节脱位或术后砧骨豆状突、长脚萎缩、变性，均可引起听骨链中断。耳硬化症行镫骨切除术不当也可能是医源性听骨链中断的原因。

3. 气体爆炸

气体爆炸有时可引起较为严重的听骨链损伤，且常为多发性，例如砧骨脱位伴锤骨柄骨折，镫骨上部结构骨折及足板粉碎性骨折等。内耳损伤也较一般的外伤多见。

4. 其他

因挖耳损伤鼓膜导致听骨链损伤或镫骨脱位者也偶有发生，镫骨脱位常立即发生眩晕和听力明显减退。

三、诊断及鉴别诊断

1. 诊断

严重的听骨链外伤均有颅脑外伤或遭受气体爆震的病史，鼓膜检查多正常或遗有瘢痕，听力检测为传音性聋，鼓室压图呈 AD 型，结合中耳 CT 扫描，不难做出诊断。

（1）病史：由于听骨链损伤多并发于颅脑外伤，早期常被严重脑外伤症状掩盖，待病情稳定后感患耳听力减退。

（2）症状：外伤性鼓膜穿孔愈合后，听力仍未恢复。

（3）体征：传导性听力下降，可伴有颅脑外伤。

（4）专科检查。

1）听力检查：呈传导性聋，纯音气导听阈损失在 50～60 dB。

2）声导抗测试：表现为声顺值增高，鼓室压图呈 AD 型，有粘连或固定时则呈 AO 型。

（5）实验室检查：颞骨 CT 扫描有助于观察听骨链情况。

2. 鉴别诊断

本病须与鼓膜外伤相鉴别。鼓膜外伤有外伤史，症见耳痛、听力减退、耳鸣、少量出血和耳闭塞感，耳镜检查可见鼓膜呈裂隙状穿孔，穿孔边缘有少量血迹，外耳道有时可见血迹或血痂。耳聋属传音性，如伴有迷路损伤，则为混合性，程度轻重不一。

四、治疗

为恢复或提高听力可行鼓室探查，酌情行听骨链重建术。因创伤原因各异，致伤暴力的性质及撞击头颅的部位不一致，所以听骨链的损伤亦各不相同。在手术疗法中，必须根据具体情况采用不同的措施。至于手术的时间，宜在患者全身情况许可下，特别是面神经需要减压的病例，宜及早进行。

1. 砧镫关节脱位

是最常见的外伤性听骨链中断病变。砧骨往往移位，也可仅为关节松懈，复位后即可使其重新连接。即使砧骨严重脱位，听骨链全部脱节，砧骨一般均可予以复位。术中去除少量外耳道后上壁骨质，适当暴露上鼓室以便于操作。砧骨复位后用吸收性明胶海绵支持。但因受解剖部位的限制，这种复位不能在所有的病例中获得成功（如脱位后的砧骨已和锤骨在不良的方位上愈合固定）。如豆状突和镫骨头之间存在少量距离，则可在缺口处移植小块外耳道骨质连接，也可使用结缔组织连接。如豆状突消失，脱节的距离较大，可用聚乙烯管来连接。

砧骨长脚骨折或上鼓室有鼓室硬化或骨质增生者，可将取下的残留砧骨磨成适当大小和形状后，移置于镫骨头和锤骨之间来重建听骨链。移置时必须注意避免砧骨接触面神经骨管和鼓岬，以免术后粘连影响听力。若无自体砧骨，可用同种异体听骨。

2. 镫骨足弓骨折

外伤时砧骨的扭转可使整个镫骨自前庭窗脱位，比较常见的是镫骨足弓在薄弱的部位骨折。针对这种情况的手术方法有如下几种。

（1）部分镫骨切除术：伴耳硬化症或鼓室硬化者适用此法。

（2）砧骨移植术：如镫骨足板完整和活动，可将剪去短脚的砧骨连接镫骨和锤骨，其长脚接触足板，其体部的关节面接触锤骨柄中部，周围用吸收性明胶海绵支持以防术后移位。如砧骨长脚已折断，则用其短脚接触镫骨足板，置其体部于锤骨柄之下，这种方法的效果较差，术后砧骨移位的机会较多。

（3）同种异体砧骨或锤骨的应用：方法同上。若用异体锤骨，置其柄端立于镫骨足板上，置其头部和短突于原有的锤骨柄之下。异体听骨必须经浸泡在70%乙醇或-50 ℃低温冷冻处理后才能应用。

（4）赝复物的应用：镫骨底和砧骨间的缺损，可用人工赝复物来填补。同种异体骨有许多优点，如生物相容性好，声音传导好，但可能传染疾病，如艾滋病等，故需术前按要求准备和保存，且不宜倡导。目前已有越来越多的人工合成的骨赝复物被广泛应用，采用最多的为高分子材料制品赝复物和生物陶瓷赝复物。

1）高分子材料制品：为生物相容材料，无生物活性，是通过组织长入材料孔中而固定于中耳。此类材料如高密度的多孔聚乙烯，因其多孔，组织易于长入，至今应用广泛。高分子材料制品中耳赝复物应用于儿童效果不佳，因儿童中耳急性感染机会多，可致手术失败。

2）生物陶瓷：①生物惰性陶瓷，该材料移植入人体后不致引起周围组织与全身的明显生物与化学反应，如氧化铝陶瓷，植入后几周内便被中耳黏膜覆盖，并无异物反应，与周围无骨性固定，与残留听骨呈关节样连接。②生物降解陶瓷，该材料植入人体后在不引起任何组织反应的情况下溶解，逐渐被新生骨组织所取代，如羟基磷酸钙陶瓷，该陶瓷质脆多孔，骨的矿化组织和纤维组织可进入并填充间隙，将其固定。③生物活性陶瓷，为在体内引起周围组织化学反应的一类材料，如羟基磷灰石陶瓷。其优点为在体内能与周围组织发生化学反应，产生骨连接。由于其费用低，储存应用时间长，生物相容性好，尤其是可直接与鼓膜接触而排出率低，是目前应用最好的植入材料。

3）复合赝复物：由于不同赝复物材料各有优缺点，许多学者将不同材料结合起来，取其所长制成复合赝复物。有报道，用致密羟基磷灰石做成椭圆状的头部，可直接与鼓膜相贴，柄部则用高密度多孔聚乙烯材料制成。应用后听力效果满意，并不引起周围组织反应，排异率也不比其他复合赝复物高。还有报道，用羟基磷灰石作头部医用硅橡胶或特氟隆作柄的复合赝复物听骨材料其生物相容性好，排出率低，临床应用广泛。

3. 锤骨骨折

若锤骨头和颈部骨折移位，锤骨柄仍附着在鼓膜的原处，对于这种病例自体锤骨柄可用作连接前庭窗和鼓膜的基础，也可采用异体砧骨连接。

第八节　颞骨骨折

一、概述

颞骨骨折是头颅外伤的一部分，多由于坠落、车祸、战伤或颞枕部击伤等意外所致，并可伴有不同程度的颅内或胸、腹部等组织和器官损伤。颞骨以岩部骨折最多见。由于岩部与鳞部连接处骨板较薄弱，以致骨折累及中耳的机会较多。

二、诊断及鉴别诊断

1. 诊断

（1）主要诊断依据：①外耳道出血，多见于纵行骨折，亦可通过咽鼓管自口腔及鼻腔流出。横行骨折除非同时存在外耳道裂伤，一般无外耳道出血。检查外耳道可见皮肤裂伤，外耳道骨壁塌陷。②听力减退，纵行骨折或混合性骨折的骨折线经过中耳者，发生鼓膜撕裂，听骨链骨折或移位，砧镫关节分离或砧骨脱位，常呈传音性聋。横位骨折可损伤迷路，故有感音神经性聋。③眩晕，横行骨折可伤及骨迷路或前庭神经，常发生严重的眩晕。纵行骨折较少损害前庭，一般无持续性眩晕。④面瘫，横行骨折发生面瘫者约占50%，系血肿、水肿、感染、骨折片压迫面神经或面神经断裂所致。纵行骨折面瘫发生率较低。颞骨 X 线片及 CT 扫描可确定诊断。

（2）颞骨骨折类型：通常根据骨折线与岩部长轴的关系，将颞骨骨折分为 3 种类型。

1）纵行骨折：最多见，占 70%～80%。骨折线常起自颞骨鳞部，通过外耳道后上壁穿过鼓室顶，并沿颈动脉至颅中窝的棘孔破裂孔附近。因骨折线多于骨迷路前方或外侧穿过，故极少伤及内耳。外耳道皮肤及鼓膜常被撕裂，中耳结构受损，常有中耳出血或积血。听力呈传导性聋或混合性聋。约 20% 发生面瘫，多可逐渐恢复，或可累及颞颌关节。约有 20% 的纵行骨折可于两侧发生。

2）横行骨折：较为少见，约占 20%。多由头颅挤压性损伤引起。骨折线常起自颅后窝，经枕骨大孔、颈静脉孔、横向岩锥、内耳道至颅中窝的破裂孔和棘孔附近。因其骨折线经过内耳迷路，故常有耳蜗、前庭和面神经损伤，引起眩晕、自发性眼震、感音神经性聋、面瘫和血鼓室等。面瘫的发生率约占 50%。且不易恢复。

3）混合性骨折：多见于头颅多发性骨折，同时有颞骨横行和纵行的骨折线，使外耳、鼓室和迷路同时受损，故兼有上述两型骨折的症状和体征。

上述各型颞骨骨折可同时伴有脑膜损伤，发生脑脊液耳漏，从外耳道流出含糖的清水样液体，初期还可混有血液。

（3）实验室检查：颞骨 X 线片及 CT 扫描，颅底影像学检查。

2. 鉴别诊断

本病鉴别的重点是对不同骨折方式进行鉴别诊断。纵行骨折与横行骨折的鉴别诊断见表 5-1。

表 5-1 纵行骨折与横行骨折的鉴别

症状体征	纵行骨折	横行骨折
耳出血	极常见	少见
外耳道损伤	间有发生	无
鼓膜破裂	极常见	少见，鼓室积血较常见
脑脊液漏	间有发生	间有发生
面瘫	发生于 25% 患者，常为暂时性	发生于 50% 患者，常为永久性
听力减退	混合性，有望部分恢复	重度感音神经性，无望恢复
眩晕	间有发生，轻而多为暂时性	常发生，较重，持续较久
眼球震颤	轻或无	向健侧眼震，持续 2～6 周
前庭功能	正常或有轻度减退	消失

三、治疗

1. 急性期

以急诊抢救及神经外科处理为主，如保持呼吸道通畅，注意循环系统功能，控制出血，纠正休克，监测颅内压变化等。

2. 全身治疗

应用抗生素，预防颅内及耳部感染。

3. 手术治疗

在严格无菌操作下消除外耳道积血或污物。若出血严重，可用碘仿纱条填塞止血。全身情况稳定或好转后，行全面耳科检查。对传音性耳聋者可行鼓室探查及听力重建手术；面瘫经 2～6 周保守治疗无恢复迹象者，可行面神经探查减压或修复术。

第六章

感音神经性聋

第一节　先天性非遗传性聋

先天性非遗传性聋是指患儿在胚胎发育期、围生期或分娩时受到母体的感染、中毒或外伤等病理因素的影响，而引起的耳聋。这种耳聋或耳部病变在出生时或出生后短期内（如核黄疸）即已存在。按发病时间可将其分为产前期和产后期两大类。

一、产前期

1. 感染

妊娠期母亲患某些感染性疾病，病原体可通过胎盘传给胎儿，或在产程中经产道传给新生儿，如风疹、巨细胞病毒感染和梅毒等。对产前曾感染了风疹、麻疹、巨细胞病毒的颞骨尸检发现，其病变往往局限于蜗管、球囊、椭圆囊等膜迷路内，估计这种感染是通过血行播散，经血管纹侵入内耳而发生的迷路炎。

（1）风疹：风疹是引起小儿先天性感音神经性聋最常见的原因。过去认为，母亲在妊娠头 3 个月内受到风疹病毒的感染，方影响胎儿听觉系统的发育。晚近发现，母亲妊娠期间的任何时期发生风疹病毒感染均可致聋，但头 3 个月内发生感染者，耳聋的发病率较高。患儿除耳聋外，尚可并发小头畸形、智力低下、眼部畸形（如先天性白内障、视网膜炎）以及心血管畸形等。耳部畸形包括镫骨固定、耳蜗畸形等。耳聋通常很重，两耳受累，但不对称；听力曲线多为平坦型，各频率听力均受损，而以中频损失最重。某些耳聋可能为中枢性。对胎儿的先天性病毒感染很难做出早期诊断，但随着诊断技术的进步，包括胚胎超声、脐带血的检测、聚合酶链反应（PCR）技术等，这种胎儿的早期诊断也有了新的希望。目前，仅能根据临床表现而疑及本病；出生后 6 个月以内病毒特异性抗体阳性具有诊断价值。母亲及妇女的疫苗接种可预防本病。国内尚未见本病的公开报道。

（2）巨细胞病毒：近期认为，过去对先天性巨细胞病毒感染所致之耳聋的重要性认识不足，并指出，它是引起先天性非遗传性感音神经性聋最常见的原因之一。胎儿在宫内遭受巨细胞病毒感染的来源有二：其一，母亲对病毒未获得免疫者，可通过母体妊娠时期发生的原发性感染而染病。其二，母亲已获得免疫者，则可由潜伏于母亲体内的病毒活化而感染胎儿。巨细胞病毒的宫内感染约占新生儿的 1%（死婴不计在内）。此外，在少数情况下，新生儿尚可在分娩时经产道感染，或在产后通过母乳而感染。在先天性巨细胞病毒感染的婴儿中，10%～15% 出现症状，如中枢神经系统、网状内皮系统受损，肝脾肿大、瘀斑、黄疸等，此外尚可有小头、智力和感觉障碍，包括重度的感音神经性聋、脉络膜视网膜炎、眼球萎缩等。在无症状的婴儿中，有少数可出现两侧中度至重度的感音神经性聋，而于 1 岁时加重。本病的确诊主要依据病毒分离。围生期感染病毒的婴儿于出生后 3～12 周内开始排泄病毒，可在此时期内进行病毒分离。

（3）梅毒：先天性梅毒一般于 25～35 岁开始发病，但亦可开始于儿童期。患者锤骨增厚，锤骨头与砧骨融合，并出现颞骨骨炎、闭塞性动脉内膜炎以及膜迷路水肿，耳蜗及前庭终器退行性变等。临床表现为耳聋、耳鸣和眩晕。

其他如弓形体病、单纯疱疹病毒感染等，也可能引起先天性感音神经性聋。

2. 中毒

母亲在妊娠期应用耳毒性药物，如氨基糖苷类抗生素、奎宁、水杨酸盐等，均可引起胎儿耳中毒。反应停是一种有毒的安定药，如母亲在妊娠期服用该药，可致胎儿中毒，产生各种畸形，如内脏和肢体畸形、脑神经麻痹、面部血管瘤等，其中半数以上并发耳部畸形，包括外耳、中耳和内耳畸形。

3. 其他

母亲妊娠期患糖尿病，或遭受放射线损伤时，是否会引起胎儿听觉系统损伤？目前尚有争论。实验研究发现，12.5 kHz 的超声波可损伤豚鼠耳蜗毛细胞，而目前产科临床所用3.5 GHz 或5.0 GHz 的超声波对胎儿耳蜗无明显影响。

二、产后期

1. 新生儿核黄疸

新生儿核黄疸又称新生儿胆红素脑病。多发生于未成熟儿、Rh 因子或 ABO 血型不合、感染、出血、窒息、缺氧、酸中毒和某些遗传性或先天性疾病等新生儿。由于血清中胆红素（主要是未结合胆红素）过高（血清胆红素≥307.8 ~342 μmol/L 以上），导致胆红素浸润至中枢神经系统，引起神经细胞中毒。临床上出现患儿黄疸突然明显加深，以及发热、嗜睡、痉挛、呼吸衰竭等急性中枢神经系统症状。若疾病得以恢复，可出现锥体外系神经系统后遗症，约 50% 病例遗留耳聋。这种耳聋以双侧高频听力受损为主。该病的内耳形态学、听功能和实验室研究发现，耳蜗大多正常，病变位于脑干听觉系统，也有报道称耳蜗也存在病损。

2. 分娩

分娩期间或分娩前后短时期内，胎儿或新生儿如发生窒息、头颅外伤，或早产、体重过轻者，容易导致感音神经性聋。早产儿体重过轻者，由于缺氧、酸中毒、代谢功能发育不成熟等，发生耳聋者居多。

第二节　中毒性聋

无论临床观察或实验研究均证明，许多药物或化学试剂具有耳毒性，可引起耳蜗和（或）前庭中毒性病损，造成耳聋和（或）前庭功能障碍。具有耳毒性的物质至少有 90 余种，其中比较常见的有以下几种。

（1）氨基糖苷类抗生素。

（2）某些抗肿瘤药，如顺铂、卡铂、氮芥、博来霉素等。

（3）袢利尿剂。

（4）水杨酸制剂。

（5）奎宁。

（6）局部麻醉药，如丁卡因、利多卡因、可卡因、普鲁卡因等。

（7）重金属，如铅、镉、汞、砷等。

（8）吸入性有害化学气体，如一氧化碳、硫化氢、苯胺（靛青）、氨基苯、硝基苯、三氯乙烷、四氯化碳、甲醇等。

（9）其他，如某些心血管药、降糖药、镇定药等。非氨基糖苷类抗生素如万古霉素、多黏菌素 B 也有耳毒性。

（10）中成药，用于治疗小儿发热、惊风效果良好的某些中成药，如牛黄清心丸、琥珀抱龙丸、七珍丹等，其中含有雄黄（砷剂），是否会影响听力，值得注意。

一、氨基糖苷类抗生素

氨基糖苷类抗生素是一类化学结构中均含有氨基糖分子的抗生素，主要用于治疗由革兰阴性细菌引起的感染性疾病，它们具有以下共同特点。

（1）化学结构中均具有多个氨基或胍基性基团，在体内有类似的代谢过程，如：这些药物都不被或很少被胃肠道吸收；在体内主要分布于细胞外液内；不易通过血脑屏障；主要由肾脏排出体外等。

（2）具有相同的抗菌原理——影响细菌的蛋白质合成。

（3）具有类似的抗菌谱，主要抑制需氧性革兰阴性细菌的生长，对部分革兰阳性球菌亦有较好的抑菌效果。

（4）具有相同的不良反应，如耳毒性、肾毒性等。

（一）分类

氨基糖苷类抗生素可分3类。

（1）链霉素、卡那霉素、妥布霉素、新霉素。

（2）庆大霉素、西索米星、小诺米星。

（3）阿卡米星、奈替米星、巴龙霉素。

氨基糖苷类抗生素的耳毒性作用最早是从由链霉素引起的耳聋患者中发现的。数年以后，无论是临床观察或动物实验均证实，链霉素可引起耳聋和眩晕，并对内耳中毒的病理组织学改变有了认识。目前，氨基糖苷类抗生素的耳毒性作用已广为人知，由其引起的严重耳聋的临床报道屡见不鲜，并已构成我国聋症的重要病因之一。据中华耳鼻咽喉科学会常委会1981年公布的资料，在聋哑学校中，20世纪50年代因药物中毒致聋者不足3%，70年代这一比数增至28%~35%。据门诊分析，50年代中毒性聋占全部感音神经性聋的5%左右，60年代约占15%。福建庄金梅等（1989）调查240例聋哑学生，其中102例（42.5%）的致聋原因与应用氨基糖苷类抗生素有关。延边医学院（1979）与内蒙古医学院（1981）统计分析，由链霉素中毒引起的耳聋分别占后天性聋的29%、53.9%。随着各种新型抗生素的开发和应用，临床医师对抗生素的选择范围已明显拓宽，加之对氨基糖苷类抗生素耳毒性作用的认识有了提高，滥用诸如庆大霉素、卡那霉素、链霉素的情况虽然已日渐减少，但是，在广大农村，特别是偏远山区，对这种药物中毒性聋的危害性仍不能低估，防治工作不可有丝毫的松懈。

氨基糖苷类抗生素的耳毒性作用机制至今不明，有关学说甚多，主要的有变态反应说；受体学说；抑制毛细胞蛋白质合成说；前列腺素介导说；自由基损伤说（氨基糖苷类抗生素和铁离子螯合后，形成一种具有氧化活性的复合物，能催化自由基的产生，导致毛细胞损伤），干扰毛细胞的糖代谢说；药物与毛细胞胞膜上的二磷酸磷脂酰肌醇结合，形成药物磷脂复合物，破坏了细胞膜结构的完整性及其功能；以及氨基糖苷类抗生素中间代谢产物 NH_2 基团引致中毒等。

药物代谢动力学的研究表明，这类药物进入血液后，可通过血迷路屏障进入内、外淋巴液，并在其中停留，损伤内耳结构。肌内注射后，药物在血清中的浓度一般于30~90分钟到达峰值。其半衰期比较短，约为1.5~3小时。在小儿，半衰期延长，可达6小时；而早产儿可长达18小时。因此，早产儿和婴幼儿容易发生中毒而致聋。药物在皮下注射后2~5小时，外淋巴液中药物的浓度达到峰值；给药后5小时，内、外淋巴液中的药物浓度几乎相等。但药物从外淋巴液中排出的速度却非常缓慢，其在外淋巴液中的半衰期为3.5~30小时，其中卡那霉素和新霉素的半衰期比庆大霉素长，而且在肾功能不良时，半衰期还会延长。因此，药物在内耳中的浓度高，蓄积时间长。与血清中相比，内耳内的药物浓度可高达数倍，时间也延长数小时（图6-1）。

特别值得注意的是，由母系遗传的线粒体DNA（mtDNA）12S rRNA基因中A1555C突变与氨基糖苷类抗生素易感性有关，这类患者即使应用少量或微量药物也可引起耳中毒。mtDNA 12S rRNA的A点是该类药物的主要作用位点之一，我国中西部、西北地区217例药物中毒性聋中，该基因突变率为21.66%，Fishel-Ghodsian等（1997）报道为17%。说明该基因突变并非药物中毒性聋唯一的分子基础，有关研究尚有待于深入。

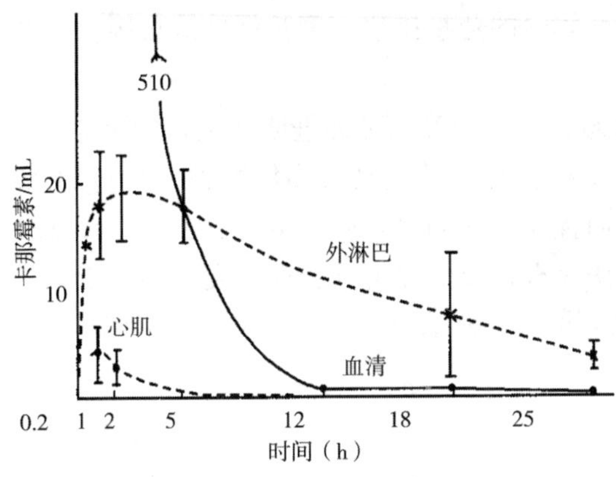

图 6-1 卡那霉素（250 mg/kg）一次性注射后，在外淋巴、血清和心肌中的浓度

（二）病理

氨基糖苷类抗生素对内耳的主要损害部位可以在耳蜗（如卡那霉素、新霉素、双氢链霉素、阿米卡星），或在前庭（如庆大霉素、硫酸链霉素）。耳蜗病损最早出现于外毛细胞，从底周开始，逐渐向顶周发展。在三排外毛细胞中，第 1 排受损最重，第 2 排、第 3 排依次较轻。随着药物剂量的增加，内毛细胞也出现病变，但多从顶周开始，逐渐向底周扩展。病变严重者，耳蜗的其他结构，如支持细胞、血管纹、传出神经纤维、螺旋神经节细胞等亦受损。多数研究资料表明，听觉的中枢传导通路一般不受累。毛细胞的病理变化包括静纤毛倒伏、散乱，纤毛融合，表皮板软化、变形、塌陷，核上区腺粒体肿胀、空泡变性，粗面内质网扩张、囊性变，次级溶酶体增多，胞浆水肿，核固缩、下沉，细胞膜破裂，乃至细胞崩溃等。

与形态学相呼应，动物作静脉注射或向内、外淋巴隙灌流氨基糖苷类抗生素后，CM、CAP 急剧下降，首先是高频区，以后波及低频区；EP 亦受抑制，但较 CM 及 CAP 轻。前庭的主要病损位于壶腹嵴和椭圆囊斑；球囊病损一般较轻。前庭感觉毛细胞出现纤毛融合、脱落，细胞水肿。其中 Ⅰ 型毛细胞的损害比 Ⅱ 型毛细胞重。

（三）发生中毒的有关因素

（1）用药剂量：氨基糖苷类抗生素的耳毒性作用一般与用药剂量有密切关系，其中包括用药总量和日剂量。日剂量越大，用药时间越长，中毒的机会越多。值得注意的是，全日剂量一次性投入较分次投入更容易发生中毒。

（2）给药途径、局部用药部位是否健康，对药物的毒性作用亦有影响。肌内注射时，血液中药物浓度较低，中毒的危险性相对较小；静脉注射可使血液中的药物浓度迅速升高，引起中毒的机会增多，特别是耳毒性作用很强的卡那霉素等。正常情况下，氨基糖苷类抗生素不易被胃肠道吸收，而当肠道黏膜发生炎性病变时，药物的吸收量却会增加。向大面积烧伤创面、腹腔、胸腔、支气管等局部投药并不安全，药物可从局部组织吸收而发生中毒。椎管内注射更能增加药物的耳毒性作用，可能与脑脊液和外淋巴液之间的密切关系有关。

（3）鼓室给药：无论是用含这类抗生素的滴耳液滴耳，或以溶液或粉剂行乳突换药，药物均可透过蜗窗膜及经中耳血管进入内耳，发生中毒性耳聋或（和）前庭功能障碍。而且，中耳存在炎症时更能增加药物的耳毒性。置入或滴入鼓室内药物的浓度与中毒的严重程度相关，浓度越高，中毒越重。其他抗生素如氯霉素、红霉素、多黏菌素 B 等鼓室内给药时，也可引起内耳的毒性损害，但一般不重。此外，动物实验中发现，某些抗真菌药，如克霉唑、癣退、甲基-3-甲苯基硫代甲氨酸-2-萘脂等滴入鼓室后，也有某些耳毒性。

（4）肾功能状况：氨基糖苷类抗生素均经肾小球滤过后排出体外，而且药物对肾脏亦有明显的不良反应。如患者原患肾功能不良，或在用药过程中肾功能受到损害，药物排泄发生障碍，血清及内耳淋巴液中药物浓度增高，蓄积时间延长，可增加药物的耳毒性作用。

（5）氨基糖苷类抗生素可经胎盘进入胎儿血液循环，虽然胎儿血清中的药物浓度仅为母体血清中浓度的15%~50%，但因为胎儿体内的药物排泄速度甚慢，故可损伤胎儿听器，特别在妊娠的前2个月更为明显。

（6）噪声、振动、饥饿状态、糖尿病等：可促进或加重耳中毒。

（7）某些个体或家族对氨基糖苷类抗生素具有高敏感性，少量的药物即可引起耳中毒。这种高敏感性具有随母系遗传的特点，而且在不同的氨基糖苷类抗生素之间存在交叉易感性，如家系成员中有链霉素耳中毒史，其他成员改用庆大霉素或卡那霉素，亦易发生耳中毒。

（8）年龄因素：婴幼儿和老年人对氨基糖苷类抗生素具有易感性。

（四）临床表现

1. 耳聋

耳聋可发生于连续用药期间，亦可于停药后方发现，而且在停药后1年或1年以后仍可继续恶化。由于听力损失开始于高频区，故患者往往不易早期察觉耳聋的存在。待病情已逐渐加重，并波及语频区而就医时，经常已发展为中度或中重度耳聋了。耳聋大多为双侧性，两耳对称，少数病例也可不对称。临床听力学检查一般显示耳蜗性聋。因有重振和听觉疲劳现象，患者常有“低声听不到，大声受不了”的现象。言语接受阈和识别率较差。个别病例也可能以听力骤降的形式出现，因此要与特发性突聋相鉴别，而这种病例多为肾功能不良的患者。

2. 耳鸣

耳聋出现前，患者经常先有双侧耳鸣，耳内压迫感。耳鸣多属高音调，早期为间歇性，仅于安静环境中出现，以后逐渐发展为持续性，耳鸣声嘈杂，经久不息。约半数患者伴有头鸣。

3. 眩晕、平衡失调

常见于硫酸链霉素和庆大霉素耳中毒。

4. 其他

中毒早期可出现食欲减退、口渴、面部及手足麻木感等。

5. 听力学检查

纯音听力图中早期为高频下降型听力曲线，气、骨导听阈一致提高，两侧大多对称；以后可逐渐发展为中、重度感音神经性听力损失，曲线呈平坦型或缓降型。声导抗图A型，重振（+），病理性衰减（-）；DPOAE常引不出；ABR波Ⅰ潜伏期延长。

氨基糖苷类抗生素种类不同，临床表现也有差异。

（1）链霉素：链霉素中毒颇为常见，由其引起的耳聋及眩晕早有报道。硫酸链霉素中毒主要表现为眩晕、平衡失调。双氢链霉素中毒症状以耳鸣、耳聋为主。在严重中毒者，两种链霉素均可引起前庭及耳蜗中毒症状。中毒症状出现后立即停药，听力或可有某些改善，但一般均难以恢复正常；约有60%的耳鸣为不可逆性；眩晕可因代偿而逐渐消失。

（2）卡那霉素：卡那霉素主要损害耳蜗系，其毒性作用比链霉素强。在较长的疗程中，约有55%出现耳聋。动物实验显示，除耳蜗受损外，卡那霉素同时还影响传入神经末梢，长期使用者，可阻滞对侧耳蜗橄榄束的兴奋性，故临床听力学测试不仅表现为耳蜗性聋，也可为蜗后性聋。

（3）庆大霉素：据统计，庆大霉素耳中毒的发生率为2%~2.5%，其中，前庭中毒症状约为耳蜗中毒症状的2倍；但庆大霉素引起的全聋并不罕见。耳聋一般均不可逆。庆大霉素耳中毒的出现与其在血清中的浓度有密切关系，用药时，血清中的浓度不应超过10~16 μg/mL。成人剂量为每12小时1.2 mg/kg，小儿为0.4~0.8 mg/kg。

（4）新霉素：新霉素具有剧烈的耳毒性，无论肌内注射、口服或局部应用均可引起中毒。新霉素对内耳的毒性损害部位主要在耳蜗，对前庭的损害较轻，或无明显损伤。据报道，新霉素引起耳中毒的总剂量最少为8 g，最多为45 g，个别病例总量不足2 g，即可引起两耳全聋。一旦出现中毒，则耳聋发展迅速，可致全聋。目前该药仅做局部用药。然而新霉素滴耳液用于治疗中耳炎时也可引起严重的耳中毒，应当忌用。

（五）预防

（1）严格掌握氨基糖苷类抗生素的用药适应证，非绝对必要时，不应轻率使用这类抗生素，更不宜作为预防性用药。

（2）由于抗感染需要而必须应用氨基糖苷类抗生素时，宜采用最小的有效治疗剂量，并将日剂量分数次投入，而不应一次大剂量用药。一旦达到用药目的，应及时停药。

（3）不与其他耳毒性药物合并应用。

（4）已有肾功能不良、糖尿病、感音神经性聋、噪声性声损伤者，宜慎用本药。

（5）家系中有氨基糖苷类抗生素耳中毒者，或 mtDNA 12S rRNA A1555G 突变者，应用本药时，宜慎之又慎，或禁止使用。

（6）用药前须对患者说明本药的耳毒性作用及中毒症状，以便当出现早期中毒症状时能及时报告医师。疑有肾功能不良者，用药前须检查肾功能。用药期间医师应密切观察，注意询问有无早期中毒症状发生，如耳鸣、耳内压迫感、食欲减退、恶心、口渴和手足麻木感等；并尽可能作听力学及前庭功能监测。一旦出现中毒症状或可疑的中毒症状时，应立即停药。

（7）有条件者，用药时可反复测量血清中的药物水平，以控制用药剂量，延长用药的间隔时间，减少中毒的危险。

（8）一种氨基糖苷类抗生素出现耳中毒时，不可用另一种耳毒性抗生素予以替换，也不应轮流交替使用两种以上耳毒性抗生素。

（9）耳局部用药时，特别是当鼓膜穿孔时，忌用氨基糖苷类抗生素制剂，如新霉素滴耳药、庆大霉素等。

（10）动物实验中发现，吲哚美辛、催产素、甲状腺素等可拮抗氨基糖苷类抗生素的耳毒性作用。自由基清除剂理论上可预防中毒，但在临床实践中尚无可靠的报道。此外，有报道认为，水杨酸盐是一种铁螯合剂，可阻止或减少铁-庆大霉素复合物的产生，可预防庆大霉素的耳毒性作用，但尚待临床实践证明。

（六）诊断

根据用药史，双侧感音神经性听力损失、重振试验（+）、DPOAE 引不出，可资诊断。但应注意排除其他原因引起的耳蜗性听力损失，如遗传性聋、自身免疫性内耳病等，以及耳后性聋的听神经病。如条件可能，建议做 mtDNA 12S rRNA 检查，有利于预防本病。

（七）治疗

对氨基糖苷类抗生素引起的中毒性耳聋目前尚无有效的治疗方法。在应用这类抗生素期间，如能及早发现中毒病例，除立即停药外，给予以下治疗，或可使病情停止发展，防止继续恶化。

（1）维生素 B_1：100 mg，1 次/天，30 天为 1 疗程。

（2）内耳血管扩张剂：如尼莫地平，30～60 mg，3 次/天；或西比林 5 mg，1 次/天；倍他啶 8 mg，3 次/天；复方丹参 3 片，3 次/天；也可用针剂 12～15 mL 加入 5% 葡萄糖注射液中，静脉滴注，1 次/天；或川芎嗪 40～80 mg/d，加入 5% 葡萄糖注射液或生理盐水中静脉滴注。

（3）能量制剂：如 ATP 20 mg，3 次/天或 10 mg，肌内注射，1 次/天；辅酶 A 50～100 U 加入 5% 葡萄糖注射液中，静脉滴注，1 次/天。

（4）其他：如增加对神经细胞供氧、保护神经细胞的药物，如都可喜、银杏叶提取物等。

二、抗肿瘤药物

（一）顺铂

顺铂（顺氯氨铂，DDP，PDD）是一种抗癌的化学药物。用于治疗头颈部鳞状细胞癌和卵巢癌、睾丸癌等恶性肿瘤。该药除了具有与剂量有关的肾毒性外，亦可发生耳中毒，引起两侧不可逆的对称性、进行性感音神经性聋。和氨基糖苷类抗生素相似，顺铂亦可在内耳淋巴中维持高浓度，首先损伤外毛细胞，在3排外毛细胞中，第1排受损最重，而且病变从底周开始，向蜗尖逐渐发展；剂量增大时，内毛细胞、血管纹、耳蜗神经节细胞及蜗神经均可出现损害。在临床上，听力损害从高频开始，逐渐波及中、低频区；一般均伴有耳鸣，亦可出现眩晕和平衡失调。顺铂耳中毒的严重程度与药物进入体内的速度有关，与药物在体内的浓度和累积量也有关，一次大剂量给药1~2次后，100%受试患者的高频听力（9 kHz或9 kHz以上）全部消失。顺铂与庆大霉素联合用药时可增加其耳毒性。有研究发现，用药时合并应用磷霉素可减轻中毒。

（二）卡铂

卡铂是第2代抗肿瘤的铂类化合物。它可选择性破坏灰鼠的内毛细胞和相关的传入神经元，并对其前庭Ⅰ型毛细胞有毒性作用，但对大鼠、小鼠和沙土鼠却无毒性作用。在常规剂量下，对豚鼠的内耳也无明显的毒性作用，仅在超大剂量时，豚鼠的外毛细胞方出现类似顺铂的破坏模式。其作用机制尚在研究中。目前，卡铂被用来研究听神经病的病理变化，因为卡铂中毒所致之听力学变化的特点与听神经病相似。

（三）氮芥

氮芥是一种烷化剂，用于治疗恶性淋巴瘤，头颈部等肿瘤。大剂量氮芥（0.6~1.5 mg/kg）可引起耳蜗中毒。在猫的动物实验中发现，氮芥可致耳蜗螺旋器中内、外毛细胞缺失。氮芥耳中毒的临床表现为：双耳出现中度至重度感音神经性聋，这种耳聋为永久性。

三、袢利尿剂

袢利尿剂是作用于肾脏髓袢升支中髓质和皮质的利尿药物，如呋塞米、依他尼酸（利尿酸）、布美他尼等。袢利尿剂的耳毒性可能与耳蜗血管纹中Na^+-K^+-ATP酶、腺苷酸环化酶等的活性受到抑制有关。动物实验中发现，局部或腹腔注射依他尼酸钠时，耳蜗血管纹出现水肿、增厚、囊性变，外毛细胞的超微结构也可发生改变，如线粒体肿胀、内质网扩张等。静脉注射依他尼酸钠时，内、外淋巴间的钠、钾、氯离子浓度的正常梯度消失，CM、EP受到抑制。这些变化一般可于6~8小时后消失。重者，螺旋器底周外毛细胞膜发生破裂，细胞缺失；而蜗尖的外毛细胞和内毛细胞在早期均未受到波及。一旦毛细胞的形态发生改变时，病变即成为不可逆性。依他尼酸静脉给药时，其毒性作用仅限于耳蜗，前庭一般不受累。而局部用药对两者均有损害。其他袢利尿剂所引起的内耳中毒性改变与依他尼酸者类似。

临床上，袢利尿剂可引起两耳对称性暂时性或永久性感音神经性聋，常伴有耳鸣，在给药30分钟至24小时内，耳聋一般可以恢复。如患者肾功能不良，或给药速度过快，或长期用药、体内蓄积量过多或同时合并应用耳毒性抗生素时，耳聋则可变为永久性。因此，通过减缓静脉给药速度（<15 mg/min）可预防中毒的发生（Matz，1990）；对肾功能不良者，须减少药物用量；并避免合并应用氨基糖苷类抗生素等耳毒性药物。一旦发现早期中毒症状时，应该立即停药。

四、水杨酸制剂

水杨酸制剂的耳毒性作用已早为人知。水杨酸类药物中最常用的是以乙酰水杨酸的形式出现的药物，即阿司匹林。它广泛应用于治疗风湿性、类风湿关节炎，并预防冠状动脉及脑血栓形成。动物实验中，水杨酸制剂急性耳中毒可引起一过性听力下降，但内耳的组织学和超微结构（包括毛细胞、耳蜗神经元、血管纹等）并未发生明显变化，内、外淋巴液中的电离子浓度及总蛋白含量也无改变。但内耳液体中的葡萄糖含量下降，生物电位受到抑制。慢性耳中毒者，耳蜗血管纹、外毛细胞及耳蜗神经元中酶的活性降低。

临床上，大剂量的水杨酸制剂（2~6 g/d）可引起耳鸣、听力下降，纯音听力曲线呈平坦型，为感音神经性聋，可出现眩晕、眼球震颤、平衡失调，以致需要和梅尼埃病鉴别。水杨酸制剂引起的耳中毒症状于停药后一般可迅速消失，耳鸣往往较重，持续时间较长，不易消失。在个别病例，耳聋可变为永久性，这种患者常并发无尿，而且儿童比较敏感，应予注意。

五、奎宁/氯喹

奎宁曾广泛用于治疗疟疾，并对子宫有轻度的兴奋作用。

奎宁可引起新生儿耳聋由 Taylor 于 1934 年首先报道。动物实验表明，大剂量的奎宁可致螺旋器、耳蜗神经元、血管纹出现退变。在大多数动物，耳蜗的损伤以底周最重，轻者仅为外毛细胞损伤，重者全部螺旋器损毁。相应节段的耳蜗神经元缺失，血管纹萎缩。临床上，奎宁所引起的耳聋、耳鸣多为一过性，及时停药后听力一般可恢复，耳鸣消失。但在易感者则可造成永久性耳聋。此外，奎宁尚可通过胎盘引起胎儿耳中毒。

氯喹的分子结构与奎宁者有些类似，用于治疗疟疾和类风湿关节炎、红斑性狼疮、肾病综合征等自身免疫性疾病。氯喹也可引起耳中毒，并出现视力障碍。长期服用氯喹的孕妇在自身尚未发生中毒症状时，其胎儿却可能发生中毒。

六、局部麻醉药

中耳内应用局部麻醉药，如丁卡因、利多卡因等，有时可引起轻度的耳蜗性聋。动物实验中发现，除蜗窗膜上皮受损外，耳蜗血管纹可发生水肿，听毛细胞纤毛紊乱、脱落。静脉注射利多卡因时，内耳不出现明显病损。与氨基糖苷类抗生素耳中毒不同，局部麻醉药引起的听力下降波及各个频率，且可恢复。

七、重金属

长期接触某些重金属，可使听觉系统及前庭系统发生损害，如铅、镉、汞、砷等。

铅除可使机体其他器官发生中毒外，尚可引起听力下降和平衡障碍。铅中毒主要发生于铅矿开采和冶炼工人，以及印刷、铸字、焊接、电池、电缆、油漆等行业的工人，此外，长期吸入汽车废气，食用含铅容器贮存的食物和饮料等，也可引起意外的中毒。动物实验发现，在铅的长期作用下，耳蜗螺旋神经节，第Ⅷ对脑神经以及平衡中枢均可发生退行性变，而螺旋器却无明显损害。临床观察发现，长期接触铅的工人中，感音神经性聋和有平衡障碍者较多，耳聋多为不可逆的蜗后性聋，其病损程度与其他器官铅中毒的程度无关。

砷中毒多发生于应用含砷的药物中，如今已不多见。动物实验中发现，砷中毒时，在前庭阶和鼓阶内出现血性浆液纤维素性沉积物，毛细胞和血管纹发生退行性变，内淋巴液中钾离子浓度下降，外淋巴液中钾离子浓度升高；临床上出现高频听力损害。

镉和汞亦可引起听力下降，其病损部位可能在中枢。

八、吸入性有害化学气体

除了铅、镉、汞等气体外，某些有害的化学气体亦有可能损害内耳或中枢听觉系统，如氨基苯、硝基苯、甲醇、二硫化碳、二氧化硫、三氧化硫、四氯化碳、一氧化碳等。其中，硫化物可损害周围听器，而一氧化碳的毒性作用主要在中枢听觉传导通路。这些有毒的化学气体所引起的耳部临床症状相似，如听力减退早期可恢复，慢性中毒者耳聋为永久性。此外，通常还伴有耳鸣和平衡功能障碍。

第三节　感染性聋

许多致病微生物的感染，如病毒、细菌、真菌、螺旋体，衣原体、支原体等，可直接或间接地引起内耳病损，导致双耳或单耳程度不同的感音神经性聋和（或）前庭功能障碍，称为感染性聋。其中以病毒和细菌感染较常见。据统计，在先天性聋中，至少有 10% 是由先天性病毒感染引起的。近年来，在特发性突聋的病因学研究中，关于病毒性迷路炎的学说也受到了重视。而继发于细菌性脑膜炎的感染性聋，至今仍为感音神经性聋的重要原因之一。在我国，各种急性感染性疾病，尤其是流行性脑脊髓膜炎、流行性乙型脑炎等，曾经是引起儿童后天性耳聋的重要原因之一，也是听-语障碍的主要病因之一。根据1966年调查432例聋哑学生的资料分析，由急性感染性疾病而致聋者约占62%。随着社会的进步，经济、卫生条件的改善，特别是有组织的卫生防疫工作的普遍开展，许多急性感染性疾病已被消灭，或基本得到了控制，由此而引起的感染性聋已大为减少，而药物中毒性聋、遗传性聋等非感染性聋在耳聋中所占的比例相对增加。但是，目前感染性聋在我国仍占有相当重要的地位，我们仍需将其作为防聋治聋中的一项重要课题加以对待。

许多病毒都是先天性或后天性感染性聋的病原体。除巨细胞病毒已经从患者的内淋巴液中分离出来以外，通过血清转化技术的研究，以及对尿液和鼻咽部分泌物中病毒的分离，目前已能证实，风疹、腮腺炎、麻疹、流感、副流感、水痘、带状疱疹、脊髓灰质炎、传染性肝炎病毒，以及Epstein-Barr病毒、柯萨奇病毒、腺病毒、疱疹病毒、腮腺炎病毒等均可引起病毒性迷路炎。病毒侵入内耳的途径除循血流播散以外，还可在引起病毒性脑炎、脑膜炎或脑膜脑炎的基础上，通过内耳道，沿听神经、蜗轴到达外淋巴间隙，或经蜗水管入鼓阶，如麻疹、腮腺炎病毒等。此外，当中耳遭到病毒感染而出现中耳炎时，病原体亦可经两窗侵入迷路。动物实验还发现，内耳组织对不同的病毒具有选择性的亲和力。如在新生仓鼠，腮腺炎病毒主要损害内淋巴系统的组织结构，流感病毒主要破坏外淋巴系统的间质细胞，而单纯疱疹病毒则以感觉细胞受损为主。此外，由病毒感染引起的感音神经性聋，虽然主要是由上述病毒性迷路炎所致，但病毒性位听神经炎，乃至听觉中枢的病损，有时也是其原因之一。

由细菌、真菌感染引起的感染性聋主要是通过细菌性脑膜炎或化脓性中耳炎、颞骨骨髓炎等引起的化脓性迷路炎所致；而感染所致之听神经炎，细菌或真菌毒素引起的浆液性迷路炎，以及在疾病的治疗中可能发生的抗生素耳中毒等也是周围听觉系统或前庭系统遭到损伤的重要原因之一。

一、腮腺炎

腮腺炎是引起儿童单侧感音神经性聋的重要原因之一，极少数发生于双耳。

腮腺炎是由腮腺炎病毒通过飞沫传染而引起的传染性疾病。典型的症状为高热等全身症状和腮腺肿大，并可发生神经系统、生殖系统、胰腺等处的炎症。但腮腺炎的临床症状比较复杂，特别是存在着无明显临床症状的“亚临床型”，这型患者亦可发生耳聋，值得注意。

致聋患者的颞骨组织学检查发现，耳蜗螺旋器和血管纹严重萎缩、前庭膜塌陷、盖膜萎缩、底周和中周的盖膜与螺旋缘脱离，变为一个团块，底周的螺旋神经节细胞缺失，如并发毒性脑炎或脑膜炎，病毒可沿脑膜侵入内耳道，损伤听神经。

腮腺炎病毒侵入内耳可经血液循环、脑脊液或鼓室等3条途经。引起的耳聋常突然发生，既可与腮腺炎的其他症状同时出现，亦可发生于腮腺炎全身症状出现之前或症状减轻、腮腺肿胀消退以后1周左右的时间内。在无明显症状的“亚临床型”，仅表现为貌似健康的人突然出现感音神经性聋。本病耳聋以单侧居多，少数累及双耳，听力损失的程度多为重度、极重度，高频区听力下降明显，亦可为全聋。耳聋大多为不可逆性。前庭可受损而伴有眩晕，亦可无明显症状。本病可发生于任何年龄，但以儿童多见，是儿童后天性单耳感音神经性聋的常见原因。

如症状典型，本病的临床诊断并不困难。由“亚临床型”腮腺炎引起的耳聋仅能在急性期通过血清学检查和病毒分离进行确诊。如为小儿患者，由于耳聋多在一侧，起病时常不被察觉，而在以后的偶然机会中发现。在这种病例，仅能依靠对过去病史的仔细追询而疑及本病。

本病重在疫苗接种，预防流行性腮腺炎的发生和传播。

二、麻疹

麻疹可引起严重的感音神经性聋。虽然麻疹并发急性化脓性中耳炎较多，但中耳炎并不是引起感音神经性聋的主要原因。据国外统计，在广泛开展麻疹疫苗接种前，继发于麻疹的耳聋占小儿后天性耳聋的3%~10%，目前，其发病率已低于0.1%。国内1978年以前统计，因患麻疹致聋而成为听语障碍者，约占听语障碍患者的10%，占后天性聋哑的20%左右。

麻疹引起的迷路炎局限在膜迷路、螺旋器，耳蜗螺旋神经节和前庭也可出现炎性退行性变。螺旋器可发生如听毛细胞缺损，盖膜分离，血管纹萎缩，螺旋器仅被一层扁平细胞覆盖。耳蜗螺旋神经节细胞严重缺失。壶腹嵴和囊斑的感觉上皮亦可出现萎缩。

麻疹引起的耳聋常为双侧性，但亦可单耳受累。耳聋可在出疹期突然发生，程度轻重不等，可并发耳鸣。本病的典型听力曲线为双侧不对称性感音神经性聋，以高频听力下降为主，属永久性。少数患者伴有眩晕等前庭症状，冷热试验显示单耳或双耳前庭功能减退或完全丧失。

据报道，处于妊娠期的母亲患麻疹时，其胎儿出生后可发生先天性聋，其机制可能与免疫反应有关。

三、带状疱疹

耳带状疱疹由水痘-带状疱疹病毒引起。本病可并发同侧不同程度的耳聋，伴耳鸣，亦可出现眩晕、恶心、呕吐等前庭症状。耳聋可为神经性或为感音性，但大多为感音性和神经性并存。听力一般可恢复正常，病情严重者仅有部分恢复。零星的颞骨病理检查发现，在听神经、蜗轴和乳突尖内，神经和血管周围有明显的圆形细胞浸润。

四、水痘

水痘和带状疱疹由同一 DNA 病毒引起。水痘可合并神经系统并发症，如小脑性共济失调、无菌性脑膜炎、面神经麻痹、偏瘫、失语等。个别可并发不可逆的感音神经性聋。

五、传染性单核细胞增多症

传染性单核细胞增多症可侵犯神经系统，如多发性神经炎、脑脊膜炎等。个别病例出现耳聋、耳鸣及眩晕、不稳感等前庭症状。有报道耳聋可为突发性，听力可逐渐得到恢复，但也有永久性重度耳聋者。

六、细菌性脑膜炎

细菌性脑膜炎的致病菌多为脑膜炎双球菌、流感嗜血杆菌和肺炎链球菌。据国外统计，这三种菌占小儿细菌性脑膜炎病原菌的85%左右，其中以流感嗜血杆菌最常见。我国过去以脑膜炎双球菌引起者为多。自抗生素问世以来，细菌性脑膜炎的死亡率已明显下降，但其后遗症并未减少。脑膜炎后遗症包括感音神经性聋、前庭功能障碍、智力下降、脑积水、癫痫发作、言语障碍、视力下降及学习能力低下等。对小儿中枢神经系统的 CT 研究发现，脑膜炎伴严重后遗症者，多存在脑梗死，动脉闭塞，脑、脊髓坏死等病变。

细菌性脑膜炎可通过以下机制引起感音神经性聋：①感染和毒素沿蜗水管或内耳道向迷路蔓延，导致化脓性迷路炎，听神经束膜炎或听神经炎。②浆液性或中毒性迷路炎等迷路的无菌性反应。③脓毒性血栓性静脉炎或迷路内的小血管栓塞。④听神经或中枢听觉通路的缺氧损害。后遗感音神经性聋病例死后的颞骨病理检查发现，螺旋器及螺旋神经节变性、萎缩；重者迷路骨壁增厚，蜗管、半规管完全闭塞，失去其原有的组织学结构。听神经亦遭破坏或被瘢痕组织所包绕、压迫而失去功能。

关于本病继发感音神经性聋的发生率各家报道不一，大多为10%~20%（Cummings 等，1993）。国内报道，流行性脑膜炎后遗感音神经性聋的发病率为0.7%~2%。病原菌不同，并发耳聋的百分率也不同，据统计，肺炎链球菌为31%，脑膜炎双球菌10.5%，流感嗜血杆菌则较低，为6%。

脑膜炎引起的耳聋多在疾病的早期开始，晚发者不多。多为双耳受累，单侧者少见。耳聋程度一般较重，甚至全聋，轻度、中度的不多，可波及所有的频率。常伴耳鸣。不少病例可出现眩晕、平衡失调等前庭症状。耳聋发生后，某些患者的听力尚可出现波动，好转或恶化，在脑膜炎后1年左右，听力方能稳定。听力出现恢复者，大多原为轻中度的耳聋，可能与同时存在的中耳积液被吸收，或与浆液性迷路炎的过程有关。结核性脑膜炎引起的感音神经性聋较多，多与第Ⅷ对脑神经受到严重的炎性浸润，以及脑血管闭塞性病变有关。前庭症状可逐渐减轻、消失，而耳聋则难以恢复，且可在一段时期内继续发展。

七、伤寒

伤寒可引起感音神经性聋。女性较多见。耳聋常发生于疾病的第2周或第3周，缓起或突发，有些为可逆性。如并发前庭功能减退，则多侵及一侧。伤寒可能侵犯耳蜗，或并发神经炎、局限性脑膜炎等，而成为耳聋的可能原因。须注意本病尚有并发中耳积液者。

八、疟疾

疟疾可引起感音神经性聋，但为数不多。颞骨的病理检查发现，内耳中的毛细血管可因疟原虫堵塞而发生耳蜗和前庭的退行性变，迷路动脉及其分支亦可能有血栓形成。对本病的诊断应注意排除因使用奎宁或氯喹所引起的药物中毒性耳聋。

九、梅毒

先天性早期和晚期梅毒以及后天性第2期和第3期梅毒均可引起感音神经性聋。据国外文献报道，近来后天性和先天性梅毒的病例有迅速增加的趋势。特别是感染了艾滋病病毒的患者，并发后天性梅毒时有可能促进神经梅毒的发展，并使青霉素的疗效受到影响。

先天性早期梅毒是4个月以上的胎儿在子宫内通过胎盘而感染致病微生物——梅毒螺旋体，此类患者中有3%～38%出现耳聋。在某些病例，耳聋可以是先天性梅毒的唯一症状。先天性梅毒可于出生时或于出生后至50岁左右显现症状，故可将其分为先天性早期梅毒或先天性晚期梅毒两种类型。先天性早期梅毒可侵犯内耳及听神经，听力损害严重，出生后常有听力及语言障碍。先天性晚期梅毒所致之耳聋可发生于任何年龄，以青少年多见。耳部症状的严重程度和发病年龄的迟早有关。发病早者，常表现为两侧突发性听力下降，通常伴有眩晕等前庭症状，听力损失程度一般均很严重。较晚发病者，耳聋可突发，或呈波动性，或进行性加重，不少病例尚有发作性耳鸣和眩晕、恶心、呕吐等症状。早期听力损失主要在低频区，晚期呈平坦型听力曲线，言语识别力下降，冷热试验示前庭功能下降或丧失。此类患者应和梅尼埃病鉴别。于50岁左右方始发病者，耳聋一般较轻。先天性梅毒的颞骨病理变化包括闭塞性动脉内膜炎、单核细胞浸润、迷路骨髓炎，以及不同程度的组织坏死。早期病变主要为脑膜-迷路炎，晚期膜迷路受累，可出现膜迷路积水，螺旋器、血管纹、螺旋神经节和听神经萎缩。

后天性梅毒第2期和第3期多见于中年人。第2期梅毒可发生急性迷路炎、脑膜炎和神经梅毒，引起耳聋，一般仅侵犯一侧耳。第3期梅毒病变可侵犯耳郭、中耳、乳突和岩骨，引起传导性和感音神经性聋（混合性耳聋），程度轻重不等。

梅毒的诊断主要依靠明确的梅毒病史和家族史。典型的先天性梅毒包括耳聋、间质性角膜炎、槽口切牙、鼻中隔穿孔等。先天性晚期梅毒的瘘管试验常为阳性，Tullio征阳性。在梅毒的血清学检测方面，过去常用的有华氏补体结合试验和康氏沉淀反应。目前所用的血清学检查包括非特异性抗体反应和特异性抗体反应，后者有荧光螺旋体抗体吸附试验（FTA-ABS），梅毒螺旋体抗体微量血凝试验（MHA-TP）以及梅毒螺旋体IgM测定等。

十、支原体和衣原体感染

引起呼吸道疾病的病原体之一肺炎支原体亦可侵犯神经系统。有人通过流行病学调查认为，它可引起听力下降、耳鸣和眩晕，耳聋属感音神经性或混合性。有认为大疱性鼓膜炎并发之感音神经性聋与支原体感染有关。衣原体包括沙眼衣原体和鹦鹉热衣原体，有人认为后者亦可引起眼部感染，并发心血管疾病和感音神经性聋，平衡失调等。

第四节　特发性突聋

突然发生的听力损失称为突聋，这种耳聋大多为感音神经性。许多疾病都可以引起突聋。特发性突聋则是指突然发生的、原因不明的感音神经性听力损失，患者的听力一般在数分钟或数小时内下降至最低点，少数患者可在3天以内降至最低点；可同时或先后伴有耳鸣及眩晕；除第Ⅷ对脑神经外，无其他脑神经症状。目前，临床上多将这种特发性突聋称为“突发性聋”。由迷路（内耳）窗膜破裂引起的突聋已作为一个单独的疾病，不再包括在“突发性聋”之内。

一、病因

本病病因未明。关于病因的主要学说有如下两种。

1. 病毒感染学说

据临床观察，不少患者在发病前曾有感冒史；不少有关病毒的血清学检查报告和病毒分离结果也支持这一学说。一般认为，许多病毒都可能与本病有关，如腮腺炎病毒、巨细胞病毒、疱疹病毒、水痘-带状疱疹病毒、流感病毒、副流感病毒、鼻病毒、腺病毒Ⅲ型、EB病毒、柯萨奇病毒等。Cummis等（1990）报道对西非突聋患者血清学的调查结果，仍认为病毒感染是这种突聋的病因。从患者外淋巴液中分离出腮腺炎病毒，从脑脊液中发现疱疹病毒，以及不少患者血清中巨细胞病毒抗体滴度升高，疱疹病毒并发其他病毒的抗体滴度升高（Wilson，1986）等，都提示了病毒感染与本病的病因学关系。支持这一学说的另一资料是颞骨的病理组织学研究结果：Schuknecht等（1986）研究了12例特发性突聋患者的死后颞骨组织病理，发现其病理变化与过去所见的病毒性迷路炎相似。Yoon等（1990）观察了8例11耳死后的颞骨病理变化，发现内耳最普遍的病变为螺旋器萎缩和耳蜗神经元缺失。提示特发性突聋的病因可能为病毒所引起的急性耳蜗炎或急性耳蜗前庭迷路炎。Schknecht（1985）认为，除Ramsay-Hunt综合征外，病毒性耳蜗神经炎是很少见的。

2. 内耳供血障碍学说

内耳的血液供应来自迷路动脉。迷路动脉从椎-基底动脉的分支——小脑下后动脉或小脑下前动脉或直接从基底动脉分出。迷路动脉虽然可以通过鼓岬和骨半规管上的裂隙与颈内、颈外动脉的分支相交通，但是这些吻合支均甚纤细，所以迷路动脉基本上是供应内耳血液的唯一动脉。加之椎动脉-基底动脉-迷路动脉系统经常出现解剖变异，这就更增加了内耳供血系统的脆弱性。内耳微循环的调控机制目前尚未完全阐明，现在已知，它除受自主神经系统及局部调控机制的影响外，也受血压、血流动力学的影响。不少学者证实，来自颈神经节和胸神经节的交感神经节后纤维沿血管（颈内动脉，颈外动脉和椎-基底动脉）周围神经丛，并沿鼓丛神经、第Ⅶ、第Ⅷ、第Ⅹ对脑神经耳支的周围行走，进入耳蜗后，循螺旋蜗轴动脉及其分支伸抵放射状动脉的起始段。而螺旋韧带、血管纹、螺旋缘及基底膜处的小血管则无肾上腺素能神经支配。内耳供血障碍学说认为，特发性突聋可因血栓或栓塞形成、出血、血管痉挛等引起。

不少学者认为，中老年人，特别是并发动脉硬化、高血压者，可因迷路动脉的某一终末支出现血栓或栓塞形成而导致突聋。年轻人于头颅外伤后，亦可因脂肪栓塞而引起突聋。文献曾报道1例29岁男性病例，于头颅外伤后尿中出现脂肪滴及眼底病变，3天后发生突聋。此外尚有关于潜水工人因内耳空气栓塞而引起突聋的报道。动物实验也证明，心内注射微球后，在蜗轴、血管纹和螺旋韧带等处可见栓塞形成。Sheehy于1960年曾提出血管痉挛学说，认为由于各种原因（如受寒、受热、焦虑等）可引起自主神经功能紊乱，以致血管痉挛、组织缺氧、水肿、血管内膜肿胀，进一步导致局部血流减慢、淤滞，内耳终器终因缺血、缺氧而遭到损害。尚有报道特发性突聋患者血液中血小板的黏滞性及凝集性增高。由于内耳小动脉有迂曲盘绕行走的特点，在正常情况下，此处的血流速度比较缓慢，若血液的黏滞度增高，则在此发生血小板沉积、黏附、聚集，甚至血栓形成的可能性就会增大。动物实验发现，内耳缺血持续6秒钟，耳蜗电位即消失，而缺血达30分钟后，即使血供恢复，电位已发生不可逆的变化。

临床上不少患者用血管扩张剂或抗凝剂或溶栓剂治疗后，病情得到缓解，也可作为这一学说的旁证。再者，病毒感染也可通过影响局部的微循环而损害内耳：如病毒与红细胞接触引起血球黏集；内耳的血管内膜因感染而发生水肿，造成管腔狭窄或闭塞；病毒感染使血液处于高凝血状态，容易形成血栓等。此外，血压过低也是导致内耳供血不足的原因之一，Plath 发现，不少突聋患者的血压较低。动物实验也证明，主动脉血压和耳蜗的氧分压之间有密切关系。

二、症状

本病多见于中年人，男女两性的发病率无明显差异。病前大多无明显的全身不适感，但多数患者有过度劳累、精神抑郁、焦虑状态、情绪激动、受凉或感冒史。患者一般均能回忆发病的准确时间（某月某日某时），地点，以及当时从事的活动，约 1/3 患者在清晨起床后发病。

1. 听力下降

可为首发症状。听力一般在数分钟或数小时内下降至最低点，少数患者听力下降较为缓慢，在 3 天以内方达到最低点。听力损失为感音神经性。轻者在相邻的 3 个频率内听力下降达30 dB以上；而多数则为中度或重度耳聋。如以眩晕为首发症状，患者由于严重的眩晕和耳鸣，耳聋可被忽视，待眩晕减轻后，方发现患耳已聋。

2. 耳鸣

可为始发症状。患者突然发生一侧耳鸣，音调很高，同时或相继出现听力迅速下降。经治疗后，多数患者听力虽可提高，但耳鸣可长期不消失。

3. 眩晕

约半数患者在听力下降前或听力下降发生后出现眩晕。这种眩晕多为旋转性眩晕，少数为颠簸、不稳感，大多伴有恶心、呕吐、出冷汗、卧床不起。以眩晕为首发症状者，常于夜间睡眠之中突然发生。与梅尼埃病不同，本病无眩晕反复发作史。

4. 其他

部分患者有患耳耳内堵塞、压迫感，以及耳周麻木或沉重感。

多数患者单耳发病，极少数可同时或先后侵犯两耳。

三、检查

1. 一般检查

外耳道检查，鼓膜无明显病变。

2. 听力测试

（1）纯音听阈测试，纯音听力曲线示感音神经性聋，大多为中度或重度聋。可为以高频下降为主的下降型（陡降型或缓降型），或以低频下降为主的上升型，也可呈平坦型曲线。听力损失严重者可出现岛状曲线。

（2）重振试验阳性，自描听力曲线多为Ⅱ型或Ⅲ型。

（3）声导抗测试，鼓室导抗图正常。镫骨肌反射阈降低，无病理性衰减。

（4）耳蜗电图及听性脑干诱发电位示耳蜗损害。

3. 前庭功能试验

本检查一般在眩晕缓解后进行。前庭功能正常或明显降低。

4. 瘘管试验（Hennebert 征，Tullio 试验）

阴性。

5. 实验室检查

包括血、尿常规，血液流变学等。

6. 影像学检查

内耳道脑池造影、CT、MRI（必要时增强）示内耳道及颅脑无病变。

四、诊断及鉴别诊断

只有在排除了由其他疾病引起的突聋后，本病的诊断方可成立，如听神经瘤、梅尼埃病、窗膜破裂、耳毒性药物中毒、脑血管意外、化脓性迷路炎、大前庭水管综合征、梅毒、多发性硬化、血液或血管疾病、自身免疫性内耳病等。

听神经瘤可能由于肿瘤出血、周围组织水肿等而压迫耳蜗神经，引起神经传导阻滞；或因肿瘤压迫动脉，导致耳蜗急性缺血，故可引起突发性感音神经性聋。据文献报道，其发生率为10%～26%。应注意鉴别。

艾滋病患者发生突聋者已有报道，突聋也可为艾滋病的首发症状，两者之间的关系尚不明了。由于艾滋病可以并发中枢神经系统感染、肿瘤以及血管病变等，如这些病变发生于听觉系统、脑干等处，则可发生突聋。此外，艾滋病患者在治疗中如使用耳毒性药物，也可引起突聋。

少数分泌性中耳炎患者也可主诉突聋，鼓膜像和听力检查结果可资鉴别。反之，临床上也有将特发性突聋误诊为分泌性中耳炎者，这种错误并不罕见。

由于本病容易发生误诊，为慎重起见，建议对特发性突聋患者进行6～12个月的随诊观察，以了解听力的变化情况及病情的转归，进一步排除其他疾病。

五、治疗

本病虽有自愈倾向，但切不可因此等待观望或放弃治疗。前已述及，治疗开始的早晚和预后有一定的关系，因此，应当尽一切可能争取早期治疗。治疗一般可在初步筛查后（一般在24小时内完成）立即开始。然后在治疗过程中同时进行其他的（如影像学）检查。

1. 低分子右旋糖酐

10%低分子右旋糖酐500 mL静脉滴注，3～5天。可增加血容量，降低血液黏稠度，改善内耳的微循环。并发心功能衰竭及出血性疾病者禁用。

2. 血管扩张药

血管扩张剂种类较多，可选择以下一种，至多不超过2种。

（1）钙通道拮抗剂：如尼莫地平或尼莫通30～60 mg，2～3次/天；或西比灵（盐酸氟桂利嗪）5 mg，1次/天。钙通道拮抗剂具有扩张血管、降低血黏度、抗血小板聚集、改善内耳微循环的作用。注意仅能选其中1种应用之。

（2）组胺衍生物：如倍他啶4～8 mg，3次/天；或敏使朗6～12 mg，3次/天。

（3）活血化瘀中药：如复方丹参8～16 mL，加入10%葡萄糖注射液中静脉滴注，1次/天，或3片，3次/天；或川芎嗪200 mL，以5%葡萄糖注射液或生理盐水稀释后静脉滴注，1次/天。

也可用银杏叶制剂（舒血宁）20 mL溶于5%葡萄糖注射液250 mL中静脉滴注，1次/天。

许多实验证明，烟酸对内耳血管无扩张作用。

3. 糖皮质激素

可用地塞米松10 mg，静脉滴注，1次/天，3天，以后逐渐减量。Hughes推荐的治疗方案为：1 mg/（kg·d），5天后逐渐减量，疗程至少10天。对包括糖皮质激素在内的全身药物治疗无效，或全身应用糖皮质激素禁忌者，有报道采用经鼓室蜗窗给地塞米松治疗而在部分病例取得较好疗效。因为蜗窗投药可避开位于血管纹和螺旋韧带处的血迷路屏障，使内、外淋巴液中的药物有较高的浓度，药物的靶定位性好，而且不存在全身用药的不良反应。糖皮质激素应用于本病是由于它的免疫抑制作用，大剂量可扩张血管，改善微循环，并可抗炎、抗病毒。但在疾病早期用药效果较好。

4. 溶栓药、抗凝药

当血液流变学检查表明血液黏滞度增高时，可选用以下任一种药物。

（1）东菱迪芙（巴曲酶）5 U溶于200 mL生理盐水中，静脉滴注，隔日1次，共5～9次，首剂巴曲酶用量加倍。

（2）蝮蛇抗栓酶 0.5～1 U，静脉滴注，1 次/天。

（3）尿激酶 0.5～20 000 U，静脉滴注，1 次/天。

其他尚有链激酶。用药期间应密切观察有无出血情况，如有出血倾向，应立即停药。如有任何出血性疾病或容易引起出血的疾病，严重高血压和肝、肾功能不全，妇女经期，手术后患者等忌用。

5. 维生素

可用维生素 B_1 100 mg，肌内注射，1 次/天，或口服 20 mg，3 次/天。维生素 E 50 mg，3 次/天。维生素 B_6 10 mg，3 次/天。或施尔康 1 片，1 次/天。

6. 改善内耳代谢的药物

如都可喜 1 片，2 次/天。吡拉西坦 0.8～1.6 g，3 次/天。ATP 20 mg，3 次/天。辅酶 A 50～100 U，加入液体中静脉滴注。或腺苷辅酶 B_{12} 口服。

7. 气罩吸入 5% CO_2 及 95% O_2

每次 30 分钟，8 次/天。或高压氧治疗。

8. 星状神经节封闭

方法：患者仰卧，肩下垫枕，头后伸。首先对第 7 颈椎横突进行定位：第 7 颈椎横突的位置相当于颈前体表面中线外两横指和胸骨上切迹上方两横指之交界处。在此交界处之上方，即为进针点，从此可触及第 6 颈椎横突。注射时用左手中指和示指从同侧胸锁乳突肌前缘将胸锁乳突肌和颈动脉向外牵移，即将注射针头刺入进针点之皮肤（图 6-2），向皮内注射少许 2% 利多卡因后，再进针约 0.3 cm，回抽之，若无空气，则可继续进针，直达颈椎横突，然后略向后退少许，注入 2% 利多卡因 2 mL，观察 15～30秒，若无特殊不适，则可将剩余之 4～6 mL 利多卡因注入。如注射部位准确，则患侧迅速出现霍纳征（瞳孔缩小，上睑下垂，结膜充血）。除治疗突聋外，本方法亦有用于治疗梅尼埃病者。由于本方法可引起气胸、迷走神经或喉返神经麻痹、食管损伤、脑部空气栓塞等并发症，故应谨慎行之。以上治疗无效者，可选择佩戴助听器。

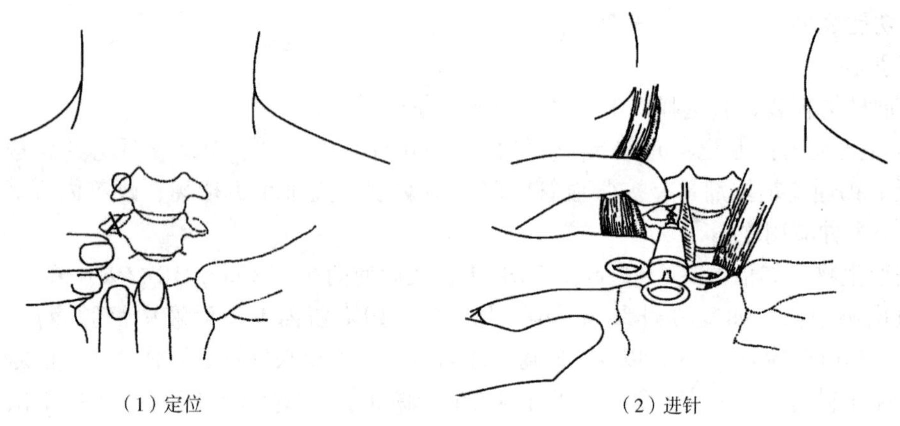

（1）定位　　（2）进针

图 6-2　星状神经节封闭

六、预后

本病有自愈的倾向。国外报道，有 50%～60% 的病例在发病的 15 天以内，其听力可自行得到程度不等的恢复。据笔者观察，虽然确有一些病例可以自愈，但其百分率远无如此之高，许多患者将成为永久性聋。伴有眩晕者，特别是初诊时出现自发性眼震者，其听力恢复的百分率较不伴眩晕者低。耳鸣的有无与听力是否恢复无明显关系。听力损失严重者，预后较差；听力曲线呈陡降型者较上升型者预后差。治疗开始的时间对预后也有一定的影响。一般在 7～10 天以内开始治疗者，效果较好。老年人的治疗效果较青年、中年人差。

据报道，有个别病例于突聋后数年出现发作性眩晕，其中有些病例在突聋发生时甚至无任何前庭症状（迟发性膜迷路积水）。目前尚不了解两者间的关系。这些病例最终大多需要做前庭神经切除术。

第五节 老年性聋

老年性聋是指因听觉系统老化而引起的耳聋；或者是指在老年人中出现而非由其他原因引起的耳聋。

人体随着年龄的老化而会出现神经细胞减少，神经递质和神经活性物质异常，神经纤维传导速度减慢，自由基代谢障碍，酶的活性下降，结缔组织变性等，临床上表现为记忆力衰退、毛发变白、牙齿脱落以及肌肉萎缩，血管硬化等衰老现象。因听觉系统衰老而引起的功能障碍即为老年性聋。但是，临床上所见老年性聋的发病机制不仅包括听觉系统衰老的生理和病理过程，还与每一个体在其过去的生命历程中所经受的各种环境和社会因素的综合影响有关。在实践中不可能将其与听觉系统的纯衰老过程决然分开，故将在老年人中出现并可排除其他致聋原因的耳聋称为老年性聋。

随着人类寿命的延长，老龄人口的增多，老年性聋的发病率也有所增加。近100余年以来，西欧65岁以上的人口增加了近6倍。我国人口亦出现了老龄化趋势，仅以北京为例，据我国第4次全国人口普查资料显示，北京市老年人口占总人口的10.40%（刘长松，1992）。2000年统计资料显示，全国60岁以上人口系数为10.46%，标志着我国的人口年龄结构已进入“老年型”。美国于1935—1936年、1954年和1959—1962年3次分别对不同年龄段的居民共约19 000人所进行的听力学调查发现，随着居民年龄的增加，其听力亦逐渐下降，其中，高频听力的下降较低频听力的下降显著，男性较女性严重（Nixon等，1962）。Hincheliffe（1959）对英国不同年龄组的农民进行的调查亦发现，随着年岁的增高，波及2~8 kHz的感音性聋亦增多。据统计，在老年人群中，听力障碍的发病率为30%~60%（周光婉，1985；Moscicki，1985；Gastes，1991）。北京市1996年抽样调查发现，北京市区老年人的耳聋患病率为41.84%左右，性别间无显著差异。

一、病因

1. 听觉系统的衰老

和机体的衰老一样，老年性聋是组织、细胞衰老的结果。细胞的衰老可能与细胞中沉积的代谢废物（如脂褐素等）影响了细胞的正常活动有关，亦可能与蛋白质合成过程中的差错积累有关。

2. 遗传因素

在听觉器官的衰老过程中具有重要作用，据估计，40%~50%的老年性聋与遗传有关。老年性聋的发病年龄及其发展速度，在很大程度上与遗传因素有关。有人认为，身体的衰老是由于存在着衰老基因的缘故，它在生命的早期并未表达，直至生命后期方开始活化。近年来的研究发现，人类mtDNA4977缺失，鼠mtDNA4834缺失与部分老年性聋有关；在鼠的研究中还发现了ahl1、ahl2、ahl3等数个核基因与老年性聋相关。

3. 外在环境因素的影响

除上述组织、细胞的自然衰老过程外，老年性聋还与个体在过去所遭受的各种外在环境因素的综合影响有关，但它们并未构成某种或某些耳聋疾病。

（1）微弱噪声引起的损伤：所谓微弱噪声引起的损伤是人体在其生命过程中，间断受到的交通噪声、打击音乐、摇滚音乐、火器发射等各种噪声损伤长期积累的结果，这种损伤对老年性聋的发生具有不同程度的影响。

（2）血管病变：动脉硬化等血管病变也是人体衰老的基本表现之一。由于全身包括听觉系统在内的血管病变，以及其伴随的氧交换减少及代谢障碍等，亦属老年性聋的致病因素之一。

（3）感染：如儿童或成年时期的急性中耳炎等感染性疾病，亦可能对老年性聋具有一定的影响。虽然有些老年人已遗忘了过去的有关病史，鼓膜上亦未遗留任何病变的痕迹。

（4）由耳毒性药物或化学试剂、酒精等引起的轻微损害。

Rosen等检测了苏丹东南部一个孤立的生活区——Mabaans居民的听力，发现该地区老龄人的高频平均听力较西方工业化国家同年龄组居民的听力好。多数人认为，这是由于 Mabaans 居民所接触的噪声少，动脉硬化的发病率较低的缘故。Drettner 对 1 000 名瑞典居民的调查结果却显示，无论是患有高血压、高脂血症的老年患者或正常老年人，其高频听力并无任何区别。

此外，某些神经递质和神经活性物质的改变，如谷氨酸盐、GABA 等，也与听觉器官的老化有关。

二、病理

（一）不同部位的病理变化

老年性聋的病理变化发生于包括外耳、中耳、内耳、蜗神经及其中枢传导通路和皮层的整个听觉系统中。

1. 外耳

耳郭和外耳道皮肤、软骨等均可出现老年性改变，如皮肤粗糙、脱屑，软骨弹性降低等，但这对听力并无明显影响。

2. 中耳

由于结缔组织的退行性变，如弹性纤维减少，透明变性，钙质沉着，以及肌肉萎缩等，可使鼓膜、鼓室内的韧带和听骨链中的关节等物理特性发生改变，镫骨周围环状韧带的弹性减退，可影响足板的活动，甚至发生固定，而出现传导性听力障碍。

3. 内耳

基底膜可出现增厚，钙化，透明变性；螺旋韧带萎缩；内、外毛细胞萎缩，伴支持细胞减少；血管纹萎缩；螺旋神经节细胞退变，耳蜗神经纤维变性，数量减少。内耳血管亦随年龄的逐渐增高而出现退化、萎缩，如耳蜗内的放射状细动脉、毛细血管等。迷路动脉的硬化，管腔狭窄亦与内耳的退变有关。

4. 听觉中枢神经系统

在老年性聋中，其听觉传导通路和皮层中的神经核团亦可发现神经节细胞萎缩凋亡、数量减少、核固缩等改变，如蜗腹侧核、上橄榄核、外侧丘系、下丘及内侧膝状体等。

综上所述，可见老年性聋的病理变化比较复杂，范围广泛，但每一位个体的主要病变部位，一般仅限于 1 ~ 2 处，且个体差异较大。

（二）分类

1. 感音性老年性聋

此型以内、外毛细胞和与其相联系的神经纤维萎缩、消失为主要特点。病变从底周末端开始，逐渐向顶周缓慢发展。外毛细胞一般首先受损，然后累及内毛细胞。纯音听力图以高频陡降型为特点，早期低频听力正常。Covel 等曾认为毛细胞的这种病变属于耳蜗螺旋神经节细胞萎缩的继发性改变，但随后 Johnsson 等通过大量的病理解剖发现，从儿童时期开始，毛细胞已出现萎缩，随着年龄的增长，它以非常缓慢的速度逐渐发展、加重。亦有人认为，支持细胞可能是最早发生退变的细胞。

2. 神经性老年性聋

耳蜗螺旋神经节和神经纤维的退行性变是本型的主要特征。表现为神经节细胞大小不一，核固缩、偏移，细胞数量减少，伴神经纤维变性，数量减少。但施旺细胞正常。病变以底周和顶周较重。Schuknecht 观察到，虽然猫的耳蜗底周螺旋神经节细胞消失多达 80%，但仍可维持正常的听阈；而在人体，如耳蜗某一部位的螺旋神经节细胞有 75% 以上发生退变，则其相应频率的听阈可出现变化。临床上表现为，在纯音听阈的所有频率均提高的基础上，高频听力通常受损较重，言语识别能力明显下降，与纯音听阈变化程度不一致。

3. 血管性老年性聋

又称代谢性老年性聋。因为在生理状态下血管纹产生能量，以调控内淋巴的电离子浓度，维持正常的蜗内电位，从而保证耳蜗的正常生理功能，故本型又有“代谢性老年性聋”之称。本型以耳蜗血管纹萎缩为病变特点。病损常波及包括从顶周到底周的全部血管纹，所以患者的听力曲线多呈平坦型，言语识别率可正常。

4. 耳蜗传导性老年性聋

或称机械性老年性聋。在本型，耳蜗及听神经均无明显病变，但基底膜因增厚、透明变性、弹性纤维减少等而变得僵硬，特别是在底周末端基底膜最狭窄处尤为明显。Schuknecht 认为，这是一种以基底膜弹性减退为特征的机械性或耳蜗传导性聋。纯音听力图表现为以高频听力下降为主的缓降型听力图。

三、症状

1. 听力下降

不明原因的双侧感音神经性聋，起病隐匿，进行性加重，但进展速度通常甚为缓慢。一般双耳同时受累，亦可两耳先后起病，或一侧较重。听力损失大多以高频听力下降为主，言语识别能力明显降低。在部分患者，言语识别率可较纯音听力下降更为严重，并且往往是引起患者及其家属注意的第 1 个症状。开始时该症状仅出现于特殊的环境中，如当许多人同时谈话，或参加大型会议时，老年人常感听话困难。以高频听力下降为主者，患者常常对如鸟鸣、电话铃声、门铃声等高频声响极不敏感。病情逐渐发展后，患者对一般的交谈亦感困难。言语识别能力的降低与纯音听力下降的程度不相称的原因可能为：①听觉通路中神经元的退变。②高频听力下降明显，而中、低频听力尚可。

2. 耳鸣

多数病例均有一定程度的耳鸣，开始为间歇性，仅于夜深人静时出现，以后逐渐加重，可持续多日。耳鸣多为高调性如蝉鸣、哨声、汽笛声等，有些为数种声音的混合；有些患者诉搏动性耳鸣，可能与并发的高血压、动脉硬化有关。

3. 眩晕

不是老年性聋的症状，但老年性聋病例可有眩晕，可能与前庭系老化或椎-基底动脉的老年性病变有关。

4. 其他

疾病晚期，由于听力下降，社交能力差，精神状态受到不同程度的影响，甚至出现孤独、压抑、反应迟钝等精神变化。

四、检查

1. 鼓膜

无特征性改变。一般老年人鼓膜浑浊者较多，有时在靠近鼓环处可见白色半环形条带，其他如钙斑、萎缩性瘢痕、鼓膜内陷等亦可见。

2. 纯音听力曲线有不同类型

如陡降型、缓降型、平坦型、盆型、马鞍型及轻度上升型等，其中以前 3 种类型最为常见。一般男性缓降型较多，女性平坦型较多。

除感音神经性聋以外，由于鼓膜、听骨链随年龄老化而发生僵硬，故老年性聋中亦可并发传导性听力下降而呈现混合性聋，但仍以感音神经性聋为主。

3. 阈上功能试验

（1）重振试验：耳蜗病变时重振试验阳性，如耳蜗病变和蜗后病变并存，阳性的机会也较多；或仅有轻度的重振或部分重振现象。

（2）短增量敏感指数试验（SISI）：正常或轻度增高。

4. 言语试验

言语识别率降低者多，与纯音听力下降的程度常不一致，有些病例的纯音听力图仅显示轻中度损害，而其言语识别率却明显下降；相反，有些言语识别率轻度降低，纯音听力却明显下降。

噪声干扰下的言语、滤波言语、竞争语句、交错扬扬格词、凑合语句等敏化言语（或称畸变言语）试验可出现识别力降低。

五、诊断

60 岁以上老年人出现的双耳渐进性感音神经性聋，在排除其他病因以后，即可诊断为老年性聋。然而，老年性聋的发病年龄并不固定，有 70 岁以上的老年人两耳听力仍相当敏锐，亦有少数人年仅 40 余岁，即出现听觉系统老化现象。诊断中可结合全身其他器官衰老情况综合分析，并仔细排除药物中毒性聋、噪声性声损伤、梅尼埃病、耳硬化症、鼓室硬化、中耳粘连、听神经瘤、高脂血症、糖尿病以及自身免疫性感音神经性聋、遗传性进行性感音性聋等，方可做出诊断。

六、预防

预防衰老始终是人类的理想，但至今并无良方。以下方法或可延缓听觉系统的衰老过程。

（1）注意饮食卫生，减少脂类食物摄入，戒除烟酒嗜好，降血脂，防治心血管疾病。

（2）避免接触噪声。

（3）避免应用耳毒性药物。

（4）注意劳逸适度，保持心情舒畅。

（5）进行适当的体育活动。

（6）改善脑部及内耳血循环。

七、治疗

由于衰老是一种自然规律。目前，尚无方法加以逆转，故性激素，维生素（A、B、E 等）和微量元素以及血管扩张剂等对本病均无确切的治疗效果。

建议早期佩戴适当的助听器。目前认为，老年人的言语识别能力差可能与中枢听觉系统功能障碍以及患者的认知能力下降有关，故早期佩戴助听器可尽早保护患者中枢神经系统的言语识别功能。此外，应告知患者家属，与患者交谈时避免向患者大声喊叫，言语应尽量缓慢而清晰，必要时可借助于面部表情或手势，以帮助患者了解语意。

第七章

耳鸣

公元前4～5世纪，Hippocrates已对耳鸣有所记录。而关于耳鸣最早的文字记载，见于公元前16世纪埃及的沙草纸的古写本中。由于患者对耳鸣所致的烦恼常是主观的，而客观评定的方法不多，致使临床医师对其不甚了解，且定位诊断困难，治疗方法不足，而成为临床难题。

一、概述

耳鸣为无相应的外界声源或电刺激，而主观上在耳内或颅内有声音感觉。耳鸣是一类症状而非一种疾病。耳鸣的发生率平均为3%～30%。随着年龄的增长，耳鸣发病率升高，高发年龄在50～60岁。两性患病率各家统计不一。

耳鸣不应包括声音幻觉及错觉，有认为也不包括来自身体其他部位的声音，如血管搏动声、腭咽喉肌阵挛的“咔哒”声、咽鼓管异常开放的呼吸声，这些可称为体声，过去称为“客观性耳鸣”。颅内的鸣声，称为颅鸣，实为来自双耳立体声的听觉作用的表现形式。

耳鸣常为许多疾病的伴发症状，也是一些严重疾病（如听神经瘤）的首发症状，且常与听觉疾病同时存在，如耳聋及眩晕，且表现为首发症状，故临床上应加以重视。

二、分类

耳鸣是累及听觉系统的许多疾病的不同病理变化的结果，病因复杂，机制不清，故分类困难。传统的耳鸣分类法很多，如根据耳鸣的发源部位分为耳源性耳鸣和非耳源性耳鸣：根据耳鸣的病变部位分为传导性耳鸣、感音神经性耳鸣、中枢性耳鸣；根据耳鸣的病理生理特点分为生理性耳鸣、病理生理性耳鸣、病理性耳鸣、心理性耳鸣、假性耳鸣等；根据患者的感受情况分为主观性耳鸣和客观性耳鸣；根据耳鸣的发生情况分为自发性耳鸣和诱发性耳鸣；根据耳鸣的病因分为噪声性耳鸣、药物性耳鸣、中毒性耳鸣、外伤性耳鸣等；根据耳鸣声的来源分为神经源性耳鸣、血管源性耳鸣、肌源性耳鸣、呼吸性耳鸣等；根据耳鸣的音调分为低调性耳鸣、高调性耳鸣、复合音耳鸣；根据耳鸣的持续时间分为持续性耳鸣、间歇性耳鸣、发作性耳鸣；根据听力情况分为伴有听力损失的耳鸣、不伴有听力损失的耳鸣等。这些分类法都有其局限性，临床上应用时要加以选择。为了便于诊断与治疗，最为实用的分类法是根据病因及功能障碍部位的分类。

（一）按听功能障碍部位进行分类

耳鸣部位的诊断及病因诊断常常交杂在一起，通常根据功能障碍的部位而做出耳鸣的定位诊断。但是，相同部位的病变可能有着多种病因，如耳蜗的病变，可由噪声、药物、衰老等损害所致，且耳鸣的发生，往往是某一部位的病变达到某种程度所致。故从临床上，对耳鸣的了解与处理常常取决于听功能障碍的部位。但是由于对耳鸣的发病机制尚无深入的了解，因而引起耳鸣的确切解剖部位尚难确定。

1. 传导性耳鸣

多为低频、宽频带、持续性或搏动性耳鸣。能用相当于听阈的音量掩蔽。

2. 感音神经性耳鸣

常见于感音神经性听力损失耳，耳鸣为窄频带声，其频率常位于高频下降型听力损失区之外侧。

3. 中枢性耳鸣

见于脑干或中枢听觉通路的病变。可能为一种反射性表现，对掩蔽反应差。

（二）按病因进行分类

1. 生理性耳鸣

主要为出现于颅内的体声。听力正常者在极安静的环境中可听到下列声音：①血液循环的嗡嗡声或肌肉的颤音。②空气在鼓膜上或耳蜗内液体的布朗尼运动产生的声音。③剧烈运动或情绪激动时的搏动性耳鸣。④头侧放于枕头上，颞区或耳区的动脉被压而致部分阻塞时，可出现搏动性耳鸣。上述情况乃由于“塞耳效应”，即堵耳效应及环境噪声降低所致。⑤吞咽时的“咔哒”声是因咽鼓管开放时，其黏膜的表面张力被打破之故。

2. 病理生理性耳鸣

可能为耳蜗或脑干功能的微小障碍所致；也可能是未被发现的疾患，而该疾患本身的病变程度尚不足以引起耳鸣，但加上发生耳鸣的“触发因素”。常表现为短暂耳鸣。

（1）自发性耳鸣：许多人曾偶然出现过数秒钟的哨声样耳鸣。约 15% 的人曾有过 5 分钟以上的耳鸣。

（2）噪声性耳鸣：耳鸣的发生与内耳神经元自发活动紊乱有关。

（3）药物性耳鸣：可分两类。

1）不伴听力损失的药物：此类药物多达 55 种，如抗癌药（氨甲蝶呤）、抗惊厥药（卡马西平）、抗菌药及抗虫药［磺胺类药、氨苯砜、四环素、多西环素（强力霉素）、甲硝唑、利尿剂（环戊丙甲胺）］、精神病用药（莫灵顿、多塞平、阿米替林、帕吉林等）、抗组胺药（苯海拉明、异丙嗪等）、影响 β 肾上腺素能受体药（普萘洛尔）、麻醉镇痛药（丁哌卡因、利多卡因、吗啡等）、中枢神经系统兴奋药（氨茶碱、咖啡因）、血管扩张药（硝酸异山梨酯）、糖皮质激素类药（氢化泼尼松等）、非甾体类镇痛药（布洛芬）、有机溶剂（甲醇、乙醇、苯）、免疫抑制剂（青霉胺）、降糖药（降糖灵）等。此类药物引起耳鸣的发生率尚不清楚。

2）伴听力损失之药物：此类药物有抗癌药（顺铂、氮芥等）、氨基糖苷类、环肽类、复烯类、大环内脂类抗生素、4-基喹啉（氯喹等）、8-基喹啉（伯氨喹）、奎宁类药、利尿剂（利尿酸、速尿等）、解热镇痛药、水杨酸制剂类（水杨酸盐制剂）、布洛芬及氯灭酸、甲灭酸等非甾体类抗炎镇痛药、口服避孕药、抗甲状腺素药等。发生的机制与耳蜗神经纤维自发放电率出现异常有关。

（4）毒血症性耳鸣：毒血症可致短暂或持久的耳蜗损害，或作为已存在缺陷耳蜗的耳鸣触发因素。

3. 与某些疾病相关的耳鸣

（1）体声性耳鸣：听觉系统外的耳鸣。

1）肌性：最常见的为腭肌阵挛，耳鸣为与肌阵挛同步的“咔哒”声，常自发消失。此种耳鸣可被身旁之人听见。中耳肌阵挛所致之耳鸣可出现于眨眼时，或为自发，或自主性，也见于声刺激及耳郭皮肤刺激致镫骨肌收缩而出现。可用小量卡马西平治疗。咽鼓管开放或关闭也可出现“咔哒”声耳鸣，颞颌关节异常时，张、闭口也可出现“咔哒”声，另外，咬紧牙关时也可出现一种颤动型声音，适当的口腔科治疗可全部或部分缓解。

2）呼吸性：咽鼓管异常开放，耳内常出现与呼吸同步的吹风样声，且可有自声过强。本病常发生于过度消瘦者；也可见于潜水、吹奏乐器等职业者。

3）血管性：为搏动性耳鸣，难以确定是生理性还是病理性。常间歇性出现，它可以是唯一的耳鸣声或为一种附加的耳鸣声；或为一种高调感音神经性耳鸣叠加的搏动性变化。此种耳鸣有时是属于一些疾患的症状，故应注意：①确定耳鸣是否与心脏搏动同步。②测量血压。③对双耳、颈的双侧及头部进行听诊，可听见低调、搏动性声音。④压迫每侧颈静脉及乳突区，观察耳鸣是否消失或减轻。最常见的病因是同时存在高血压的动脉粥样硬化或血管扭曲引起动脉性涡流现象所致。不常见的病因为动脉性动脉瘤、动静脉瘘、颈静脉球体瘤，其中以乳突导静脉的畸形与高位颈静脉球常见。当头转向耳鸣的对侧、压迫患侧颈静脉时耳鸣减轻，可诊断为动静脉瘘。血管性耳鸣可由宽带噪声所掩蔽，但纯音不能掩蔽。

（2）传导性耳鸣：引起外耳道阻塞的疾病可致耳鸣，耵聍触及鼓膜时可引起耳鸣，鼓膜穿孔、急性或慢性中耳炎，听骨链病变，鼓室积液，鼓室肿瘤也可伴有耳鸣。当出现传导性听力损失时，由于堵耳效应以及环境噪声减低使正常掩蔽效应减小，致耳鸣被发现或加剧。

（3）感音神经性耳鸣：大部分来自蜗内疾患。感音神经性耳鸣可分为感音性、周围神经性及中枢神经性耳鸣。但较难明确分开，且常互相混合。

1）感音性耳鸣：为耳鸣中最常见者，常见的为老年性聋、耳毒性药物性听力损失、噪声性听力损失、梅尼埃病、迟发性膜迷路积水、外淋巴瘘、内耳感染、耳硬化症、Paget 病及耳蜗血管性缺陷等。耳蜗性耳鸣的特征千变万化，通常耳鸣的音调易匹配，且位于听力障碍的频率范围内或其附近。临床听力学检查有助于诊断。耳鸣的严重程度及发生率与听力损失有明显关系。感音性听力损失越重，越易产生耳鸣。耳鸣的响度也随听力损失加重而增加。但是，耳鸣亦可发生于听力正常者。约有 1/3 之中度及重度听力损失者不伴有耳鸣，这一点至今尚无法解释。

耳蜗性耳鸣发病的机制仍不甚清楚，从神经电生理和耳蜗微机制方面的学说有：神经元自发放电节律异常，耳蜗的机械功能障碍，耳蜗的微力学活动异常，耳蜗内的机械反馈作用和外毛细胞摆动失调等。

2）周围神经性耳鸣：听神经瘤的耳鸣为首发症状者约占 10%，单侧性耳鸣而听力正常者，一定要排除听神经瘤。听神经疾患致耳鸣者比耳蜗疾病者少见，且多为较大的嗡嗡声。其机制未明，可能与神经纤维的变性引起纤维间交互传递或神经纤维传递变慢有关。听神经纤维排放时静止状态的失真，神经纤维的传递变慢，可引起到达大脑的神经纤维异常点火模式，即可出现耳鸣。

3）中枢神经性耳鸣：常发生于原有或潜在的周围性听功能障碍之耳，如迷路或听神经手术后出现耳鸣，也可由紧张状态作为促发或加剧因素所致。肿瘤、血管性异常、局部炎症、多发性硬化等侵及听觉传导通路者皆可发生耳鸣。耳鸣常呈现为白噪声样。如耳鸣与脑血管疾病发作同时出现而无听力障碍时，多为中枢神经性耳鸣。另外，患者诉耳鸣是在头内部时，有可能为中枢性，但也可能是无法描述耳鸣部位的双侧耳蜗性耳鸣。

（4）反射性（非听觉疾病性）耳鸣：①颞颌关节疾患或咬合不良。②颈椎关节病、颈损伤（甩辫子损伤或插管麻醉时），椎动脉功能障碍可能为部分原因。这些疾患常有嚼肌及颞肌、枕肌、额肌以及颈肌等肌肉痉挛。可致张力性头痛而使耳鸣加剧，耳鸣又可致肌张力增加转而加重耳鸣。

（5）全身疾病性耳鸣：某些疾患可导致耳鸣，如甲状腺功能异常、糖尿病、多发性硬化、碘、锌缺乏、贫血、偏头痛、高血压、高血脂、肾病、自身免疫性疾病等。

4. 假性耳鸣

为耳鸣样声，但不遵循耳鸣的定义。

（1）自然环境声：偶然，外来声音类似于耳鸣声，或附加于耳鸣之上，如钟声，风吹电线声、变压器、家用电器的嗡嗡声，环境声仅在家中某一房间才听见，或在特定的地理位置，且可为其他人所听见。但患者的听力在正常范围内。

（2）伪病：有些人为了某种目的，夸大了耳鸣的程度及影响，部分是属于法医学范畴。

5. 关于耳鸣发生机制的新假说——中枢高敏学说

过去一直认为，大部分耳鸣是耳蜗病变的结果。但越来越多的证据表明，中枢神经系统也参与了耳鸣的产生和维持。听觉系统和非听觉系统中枢、自主神经系统、边缘系统等均与耳鸣有关。

在迷路切除和第Ⅷ对脑神经切断后耳鸣患者仍感到耳鸣持续存在。耳鸣可以在人工耳蜗植入后通过电刺激第Ⅷ对脑神经而受到抑制。一侧耳的耳鸣可以被同侧和对侧噪声所掩蔽。电刺激耳鸣患者的中间神经时，可引起耳鸣响度的变化。而正电子发射断层成像、功能性 MRI（PET、fMRI）等研究发现耳鸣患者的左侧听皮层代谢活动显著升高，给动物注射水杨酸后单纤维记录显示部分听神经纤维、下丘神经元、初级听皮层内单个神经元的自发放电活动增加。此外，心理学研究也提示，耳鸣与中枢神经系统功能（意识、注意力、情绪、学习和记忆）有关，连续耳鸣会对人造成长期心理负荷而影响身心健康，而不良情绪又可以加重耳鸣。

中枢高敏学说认为，耳鸣是一种由外周或中枢病变引起的、中枢神经系统参与的心身疾病症状。外周或中枢病变后，听觉神经系统及其相关脑区的自发电活动是耳鸣发生的神经生理学基础。不管外周或中枢病变，中枢神经系统都参与长期耳鸣的维持，中枢敏感性的异常增高是耳鸣产生与维持的主要原因。心理因素与耳鸣密切相关，耳鸣是典型的心身疾病。

三、影响或触发因素

1. 噪声

噪声的接触可致原有的耳鸣加重，但也可使耳鸣减轻或缓解（故可采用掩蔽声以治疗耳鸣），或促发出另一种耳鸣声而与原有的耳鸣声混合。急、慢性声创伤（慢性声创伤如响度很高的音乐）也可引起耳鸣。

2. 心理学等其他因素

因家庭、婚姻、职业、意外事件等方面的精神压力可触发耳鸣。而耳鸣又可使患者出现压抑、忧郁、烦躁、情绪波动、过分忧虑等心理障碍，心理障碍又加重耳鸣，从而互相影响，出现恶性循环。疲劳可使耳鸣加重，心情愉快可使耳鸣减轻；大部分患者卧位时耳鸣加重，但有少部分患者感到减轻；女性月经期可致耳鸣加重；减肥食品既可使耳鸣患者症状加重，也可使耳鸣缓解，某些食品可使体内产生变态反应而致耳鸣，奶酪类食品、巧克力、含咖啡因的饮料、酒精、烟草可加重耳鸣。

四、儿童的耳鸣

何以感音神经性听力损失的儿童耳鸣的主诉不若成人那样多。实际上，儿童与成人一样，耳鸣常发生于听力障碍者，其发病率为56%～66%。先天性耳聋很少出现耳鸣的主诉。儿童耳鸣的高发生率与缺乏主诉之间的明显不一致，可能是由于患者认为耳鸣是正常情况，缺少心理上的负担。

1. 听力正常儿童的耳鸣

Nodar 报道，在 2 000 名学生中通过听力测试的儿童中有 13.3% 有过“噪声”，未通过听力测试的儿童 58.6% 耳内曾经有过“噪声”。耳鸣最常见于 13～15 岁的孩子，93 例 5～16 岁的英国儿童中有 29% 的人曾经感受到耳鸣（Mills，1986），7～10 岁的加拿大儿童耳鸣发生率为 36%，美国为 32%，英国为 17%（Stouffer，1992）。

2. 听力异常儿童的耳鸣

Mills（1984）报道，66 例 5～15 岁的分泌性中耳炎儿童中 3% 有耳鸣，与没有听力损失儿童的耳鸣发生率相似，复发性中耳炎也不增加耳鸣的发生。

与听力正常或全聋者比较，耳鸣更容易发生在听力下降的儿童。多数情况下，耳鸣常发生于听力损失耳。但有学者报道，89% 单侧感音神经聋患者的耳鸣出现在听力较好耳；因重度感音神经聋而佩戴助听器的患者，70% 报道耳鸣常发生于戴助听器的一侧。深度聋的患儿很少有耳鸣，但研究发现，平均听阈在 70～110 dB 的患儿 35% 有耳鸣。

3. 儿童与成年人耳鸣的差异

与成年人不同的是，儿童很少单独主诉耳鸣，一般是先主诉耳聋。儿童可能认为耳鸣是与生俱来的，每个人都有耳鸣。

有听力损失的儿童常为间断性耳鸣，有听力损失的成年人常为持续性耳鸣，听力正常的儿童则常有持续性耳鸣。先天性聋哑儿童一般无持续性耳鸣，这是因为异常的传入神经活动尚不能达到听觉阈值，在成年人这种异常传入神经活动已超过其听觉阈值因而成为耳鸣。儿童间断性耳鸣的另一个解释是，间断性耳鸣比持续性耳鸣更容易分散注意力。

五、临床意义

1. 耳鸣的后果

耳鸣对患者影响程度的大小，按其顺序为失眠、听功能障碍、头昏、注意力不集中、情绪激动、焦虑、忧郁、孤独。

2. 耳鸣的严重程度

必须对耳鸣严重性的程度做出评定，以确定是否需要进行治疗，以及对治疗的结果进行评价。耳鸣严重程度的分级如下。

（1）轻度耳鸣：耳鸣为间歇性发作，或仅在夜间或很安静的环境下才感到有轻微耳鸣。

（2）中度耳鸣：耳鸣为持续性，即使在嘈杂的环境中也感到耳鸣的存在。

（3）重度耳鸣：耳鸣为持续性，严重影响患者的听力、情绪、睡眠、生活、工作和社交活动等。

（4）极重度耳鸣：耳鸣为长期持续性，且响声极大，患者难以忍受，极度痛苦，甚至无法正常生活。

3. 耳鸣的心理学问题

大量事实表明，耳鸣与心理因素密切相关。心理因素可以是耳鸣的原因，也可以是耳鸣的结果。心理因素引起的耳鸣，是典型的心身疾病。耳鸣成为第一主诉，可能是由于这部分人对耳鸣的耐受阈较低，或中枢神经系统的敏感性较高之故。在遇到这类耳鸣患者时，应仔细追问病史，并首先取得患者及其家属的信任，争取弄清心理和社会方面的原因。耳鸣也可以引起严重的心理反应，甚至心理障碍，其耳鸣严重到不能忍受、不能进行正常的工作和生活，并有自杀行为或倾向。治疗这类患者，在积极治疗原发疾病的同时，耳鸣习服疗法有较好的效果。即帮助患者树立正确的“耳鸣观”，纠正对耳鸣的错误认识，增加对耳鸣及其原发病的心理认同和心理适应，消除“耳鸣情绪”，配合全身松弛训练、转移注意力和自我心理调适等方法，争取忽略和习惯耳鸣，提高生存质量，成为新的“耳鸣感受”。因为观点不同，情绪不同，耳鸣感受也不同。

六、诊断

1. 病史采集

病史采集极为重要，是耳鸣诊断的关键。

（1）耳鸣是否并发听力损失及眩晕：三者之间出现时间先后的关系。

（2）耳鸣出现的时间：持续时间，变化的过程，诊断及治疗过程，目前现状。

（3）耳鸣的特征：包括部位及耳别，持续性或间断性，间断的时间以及有无规律性变化。

（4）耳鸣音调的性质：是高调，还是中调、低调，耳鸣声的具体描述，如蝉鸣、哨音、汽笛声、隆隆声、风吹电线声、风声、拍击声及“咔哒”声等。是搏动性还是非搏动性，搏动性是否与心跳或脉搏同步，是否与呼吸有关，音调性质有无变化。

（5）耳鸣响度：可与环境声或生活声比较。

（6）耳鸣的严重性：对情绪及生活、工作的影响，使患者感到烦恼的程度，焦虑及抑郁是原因还是后果，是否可逐渐适应。

（7）耳鸣的可能原因：耳鼻咽喉科尤其是耳科的过去病史、头外伤史、声创伤史、耳毒性药物史、心脑血管疾病史、变态反应疾病史等。女性患者应了解与月经期的关系。

（8）耳鸣的触发或加剧等影响因素。

（9）耳病及与耳病有关的全身性疾病情况：特别是神经系统疾病的病史询问，以便确定耳鸣是否与神经系统疾病有关。

（10）患者自身控制耳鸣的方法：如听音乐、散步、旅游等。

（11）家族史：特别是与耳鸣有关的疾病史。

2. 一般检查

（1）系统检查：应与内科及神经科医师合作，根据需要，进行有关病变及功能状态的检查。

（2）耳鼻咽喉科检查：尤其是耳科的详细检查。并应做颈部、颞颌关节功能检查。如为搏动性耳鸣，应做头、颈部及耳的听诊，以了解有无血管搏动声，转动颈部，了解压迫颈静脉后对耳鸣的影响。

（3）心理学评价：由于耳鸣与焦虑互为因果，故应与心理学家合作，对耳鸣患者做出心理学的评价。

（4）影像学及实验室检查（含免疫学检查）：应根据患者的病史，怀疑局部或全身疾患与耳鸣有关时才进行相关检查，结果如有异常也应小心分析。

3. 听力学测试

听力学测试对于耳鸣的诊断极为重要，尤其是病因及病变部位的确定及治疗效果评定。但应注意少数患者听力可能完全正常。对于未发现听阈损失的被检者，扩展高频纯音听阈测试，有时可有异常发现而有助于诊断。

4. 前庭功能检查

前庭功能检查应包括自发性及诱发性前庭功能检查，进行眼震图记录、姿势图检查等。

5. 耳鸣测试

由于耳鸣本身是一种主观症状，故目前尚缺乏客观测试指标以判断有无耳鸣存在及耳鸣的严重程度。下列的行为反应测试，其可靠性及精确性还存在一定问题。

（1）耳鸣音调的频率匹配：通过音调的匹配来确定其音调的频率或是最令患者心烦的主调，临床上仅需以纯音听力计来进行匹配。

（2）耳鸣的响度匹配：为了解对耳鸣完全掩蔽所需的强度，应做响度匹配。但是，在实际进行时，由于重振现象及掩蔽效应的存在而有一定的困难。

（3）最小掩蔽级：也称耳鸣掩蔽曲线测试，为测定刚可掩蔽耳鸣的测试音的最小强度级。掩蔽曲线可分五型（图 7-1）：①Ⅰ型，聚合型，听阈曲线与掩蔽曲线从低频至高频逐渐接近，多见于噪声性听力损失。②Ⅱ型，分离型，两曲线从低频至高频逐渐分开，约占 3%，病变不明。③Ⅲ型，重叠型，两曲线近乎重合，耳鸣为宽带噪声样，约占 32%，见于梅尼埃病、特发性突聋及耳硬化症。④Ⅳ型，远离型，耳鸣为宽带噪声样，见于中耳及内耳病变。⑤Ⅴ型，抗拒型，任何强度的掩蔽声皆不能将耳鸣掩蔽。

（4）为准备掩蔽治疗尚应测试掩蔽的时间衰减，后效抑制，响度不适阈等。

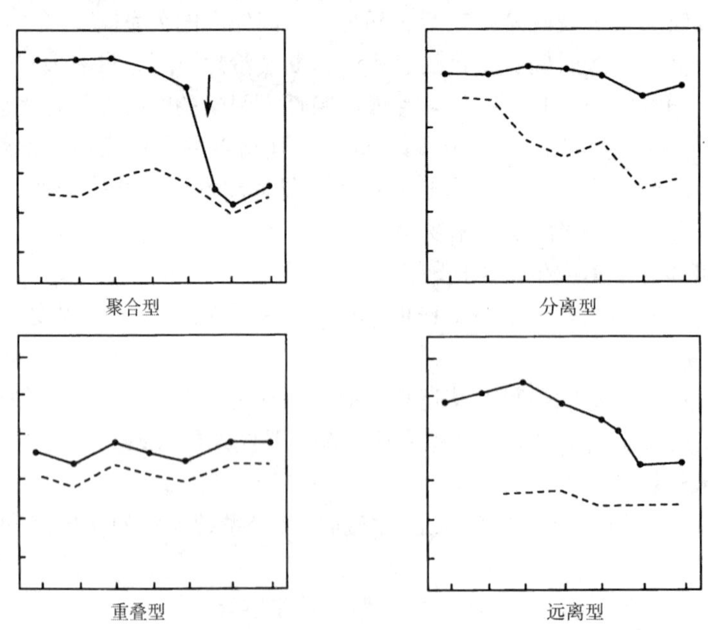

图 7-1　耳鸣掩蔽图型

七、治疗

目前耳鸣的治疗还存在着较大的困难，因为引起耳鸣的疾病与因素极多，有时难以做出正确的病因、病变部位的诊断，而即使能做出病因及病变部位的诊断，病因治疗有时也存在困难，或者，即使引起耳鸣的疾病得到治疗，而耳鸣仍然存在，故有学者认为应用治疗一词，不如代以处理一词更为恰当。因此，尽管耳鸣的治疗方法很多，但迄今尚无特殊有效的方法。但是，在临床实际中，耳科医师不能断然告诉患者耳鸣无治疗方法，以免引起患者新的心理障碍。耳鸣治疗效果的评价是：耳鸣的减轻及焦虑的解除，并非如其他疾病一样称为治愈。此外，对耳鸣的治疗并不是一位临床医师能够解决的，必须由耳鼻咽喉科医师、听力学家、神经学家、精神科医师、心理学医师等共同研究制订治疗方案。

（一）病因治疗

病因治疗是医学上首要而且是最理想的治疗方法。但如病因无法确定，或是病因虽能确定但却无法治疗，则病因治疗并不如想象中那样容易收效。病因治疗可分内科药物治疗及外科手术治疗两种。外科治疗是对引起耳鸣的部分疾病进行手术治疗，如动静脉瘘、动脉瘤等。而耳蜗神经切断术、前庭神经切断术、听神经瘤的手术治疗、鼓丛神经切断术等对于耳鸣的疗效很难确定，这些手术除非是针对疾病本身的需要，否则，不应以外科手术作为治疗耳鸣的方法。

（二）药物治疗

用于治疗耳鸣的药物基本上分为两大类，一是伴发有耳鸣的基本疾病的治疗，二是对症治疗。

1. 基本疾病的药物治疗

如对中耳炎、梅尼埃病、甲状腺功能异常等的药物治疗。此外，维生素 B（尤其是维生素 B_{12}）、锌制剂、银杏叶制剂，可能有助于对无选择性耳鸣的治疗，但疗效尚待临床证实。低血糖可为耳鸣的病因，如耳鸣在睡眠后或清晨加剧，而饮用葡萄糖水 10 ~ 20 分钟后耳鸣减轻即可证实。

2. 对症治疗

可分两类，一类为减轻耳鸣对患者的影响，另一类为耳鸣的抑制药。

（1）减轻耳鸣影响的药物：此类药物主要包括抗焦虑、抗抑郁药，但这些药物均有不同程度的不良反应，甚至有些药物可加重耳鸣，故用药时应该慎重，且不能过量。

1）抗抑郁药。不良反应较小的有：①多塞平，口服 25 mg，3 次/天，多在 1 周内见效。②马普替林，口服 25 mg，3 次/天。

2）抗焦虑药。通常应用：①艾司唑仑（舒乐安定），口服 1 mg，3 次/天。②阿普唑仑（佳静安定、佳乐定），口服 0. 4 mg，2 次/天，最大限量 4 mg/d。

（2）耳鸣的抑制药。

1）利多卡因：利多卡因对耳鸣的抑制，有认为作用于中枢，也有认为作用于末梢。已知利多卡因是一种膜稳定剂，阻滞钠通道，故可阻滞由于病变所致之中枢听径路的异常兴奋活动，从而减轻耳鸣。最近认为，利多卡因的四价氨衍生物 QX572 不能通过血脑屏障，故其抑制耳鸣作用在螺旋器，但仍无一致的结论。该药对绝大部分病例，耳鸣的减轻或抑制是肯定的。虽然有时作用时间较短（仅几小时），但是对于一些严重耳鸣患者已感到极大的满足。利多卡因治疗的常规剂量为 1 ~ 2 mg/kg，以 1% 溶液缓慢注入静脉，5 分钟注完（不能太快），每日 1 次，7 天为 1 疗程，休息 1 周后可做第 2 疗程。

2）氯硝西泮（氯硝安定）：为抗惊厥药。剂量为 0. 5 mg，每晚 1 次，共 1 周，如无效可用 0. 5 mg，2 次/天，共 1 周，然后 0. 5 mg，3 次/天，共 2 周，如无效即停药，有效则减至 0. 5 mg，1 次/天或 2 次/天。

3）氟卡尼：100 mg，2 次/天，1 周，然后 150 mg，2 次/天，2 周，维持量 100 mg，2 次/天。

4）卡马西平或酰胺咪嗪：①剂量增加法，100 mg，睡前 1 次，以后每天增加 100 mg，共 1 周，直至达到 200 mg，3 次/天。②全量法，200 mg，3 次/天。

5）扑痫酮，或称麦苏林：为抗癫痫药，当卡马西平无效时可用此药，首次 0. 15 mg，以后每周增加0.25 mg/d，直至700 mg/d。

6）麦奥那：一种肌肉松弛剂，150 mg/d，口服2周对耳鸣有明显疗效。

7）舒必利，亦称硫苯酰胺，舒宁：为抗精神病用药，对抑郁症有效，口服600～1 200 mg/d。

从以上情况说明，耳鸣抑制药治疗存在着疗效不甚肯定而不良反应较多的问题，故临床医师应全面斟酌，慎重使用。

（三）掩蔽疗法

掩蔽疗法为目前耳鸣治疗中较为有效的方法。实际上，许多耳鸣患者早已发现在嘈杂环境中耳鸣有减轻或消失的现象。掩蔽疗法的机制是基于耳鸣的外毛细胞补偿学说，即耳蜗某部位的外毛细胞受损时，其邻近的正常毛细胞将加强其电机械作用于试图补偿，如补偿活动的能量超过了正常阈值就会产生耳鸣。故产生了临床上用掩蔽声置于患耳而使外毛细胞的“补偿”活动受到抑制，来减轻耳鸣的方法。从心理学角度看，耳鸣患者对掩蔽声听起来比自身的耳鸣声愉快，掩蔽器发出的掩蔽声可由患者自己调节音量并选择是否使用，可取得较好的效果。

掩蔽疗法可有以下4种作用。

（1）连续性完全掩蔽：掩蔽器的掩蔽噪声连续出现，从而掩盖了耳鸣。应用持续性完全掩蔽取决于几个因素，最重要的是，掩蔽噪声的最小掩蔽级不能过分大于耳鸣响度，即最小掩蔽级的值减去耳鸣的响度匹配值，不能>10 dB，最大不超过15 dB。其次，所应用的噪声应比耳鸣有更易于接受的性质。再者是掩蔽效应不随时间而衰减。

（2）连续性部分掩蔽：如果对耳鸣起到完全掩蔽的声音过大而不能接受时，此种患者在安静环境中多出现耳鸣加剧。对于此类患者可采取部分掩蔽，即掩蔽器仅提供与耳鸣响度相等的低强度掩蔽声。另外，掩蔽试验如出现10 dB以上的掩蔽衰减，则也应采用部分掩蔽。

（3）抑制性掩蔽：耳鸣的全部或部分抑制，可作为连续掩蔽的一种替代方法或附加作用，如后效抑制试验结果为全抑制，则治疗性掩蔽的后效抑制的效果更好，如无后效抑制，或后效抑制试验时响度加强，则应做较长时间的掩蔽，可出现一定程度的后效抑制。故掩蔽器的使用应给予高强度级的声音，且掩蔽时间应在1小时以上，以便确定是否出现后效抑制。

采用特异性频率的掩蔽声其抑制掩蔽的作用有可能更大，为了选择更理想的后效抑制效应，应做各种宽频谱的一定范围的掩蔽声进行掩蔽。使用程序化掩蔽是否能产生更有效的抑制掩蔽，仍有待于进一步研究。有些研究指出，产生最大后效抑制的频率，常比耳鸣频率低，少数可低1～2倍频。

另外，也可采用间歇掩蔽声，可更有效地出现更大的后效抑制效应，但起止时间应为10分钟。也需进一步研究。

（4）掩蔽的脱敏化作用：许多耳鸣患者的不适响度级降低，常需佩戴耳塞或避开噪声环境，但耳塞常导致耳鸣加剧。耳鸣掩蔽器可减少此一难题，即规则地短时间佩戴掩蔽器，掩蔽时间每天累积达6小时，掩蔽强度应调节为清楚听见但无不适感（不需要全掩蔽）。此法可进行数天至6个月，许多患者可重新获得对强声的耐受。

作为掩蔽疗法的掩蔽器种类很多，如：①环境声，有些患者晚上入睡困难时，可用钟声、流水声等掩蔽耳鸣或分散对耳鸣的注意力，而促使患者入睡。②一种具有调频装置的小收音机或单放机，可先将适合于患者的窄带掩蔽噪声录成磁带，放入单放机中播放，做耳鸣掩蔽用，且可播放音乐声、雨声或流水声等。③用助听器减轻耳鸣，主要应用于低调耳鸣的患者。助听器多引入频率为4 kHz以下的环境噪声，同时，此类噪声得到了放大，从而使耳鸣受到部分或完全掩蔽，偶尔还可出现后效抑制效应。④专用的耳鸣掩蔽器，其外形极似助听器，有耳后型、耳内型和程序式3种。⑤合并型掩蔽器。耳鸣掩蔽器连接或藏于助听器内，其助听器与掩蔽器音量控制各自独立，使用时，先调节助听器音量，然后再调节掩蔽器音量，则掩蔽效果更佳。

（四）心理学治疗

耳鸣的心理学治疗是指通过语言和非语言的交流方式等方法，来影响及改变被治疗者的心理状态及心理障碍，从而达到打断恶性循环、治疗耳鸣的目的。

（1）认知疗法：向患者介绍耳鸣的可能病因或病因，耳鸣的特点。使患者认识到耳鸣并非一种严重、致命的进行性疾病，以消除顾虑。说明耳鸣是可以治疗的，但需要较长的时间，必须有信心。介绍有关耳鸣的治疗方法，并且说明耳鸣的治疗效果与情绪有关。通过这些认识，使患者了解耳鸣对生活及工作的影响并不是那样大，从而认识到过分强调耳鸣对身心的影响是不必要的。

（2）生物反馈疗法：采用电子仪器，将人体内的生理功能信息加以采集，然后在监视器上显示，而反馈给人体，使患者根据这种反馈信号来训练自己，以对体内不随意的功能活动（如肌肉放松，改变心率，镇静情绪等）进行调节，以期控制某种病理过程，促进功能恢复，从而达到治病的目的。

目前认为：本疗法对耳鸣所起的作用在于患者紧张状态的减轻或消失，而使耳鸣易于耐受。而客观的耳鸣响度匹配与音调匹配并无改变。

（五）电刺激疗法

电刺激疗法是指利用电流直接刺激听觉系统达到抑制耳鸣的目的。根据电刺激电极部位分为外刺激（颅或外耳）及内刺激（中耳及内耳）两类。治疗对象主要为耳蜗性耳鸣患者，这种方法目前极少应用于临床。

（六）耳鸣习服疗法

耳鸣习服疗法又称再训练法。目的是使患者尽快达到对耳鸣的适应和习惯，主要方法则是由专科医师定期给予习服训练的详细指导，包括耳鸣不全掩蔽、松弛训练、转移注意力和心理咨询等。患者应长期坚持训练，并且必须使用如耳鸣掩蔽器、音乐光盘、磁带等以协助达到对耳鸣适应和习惯的目的。

（七）耳鸣的联合治疗

耳鸣的治疗方法虽然很多，但很难确定何种治疗方法更为有效，基于此，除进行病因治疗外，联合治疗——包括药物、生物反馈、声掩蔽、电刺激，以缩短治疗时间，减少具有不良反应药物用量，增加协同疗效，可取得更为有效的结果。

八、搏动性耳鸣

搏动性耳鸣是一种有节律的耳鸣。是由患者头颈部的血管或肌肉产生，并通过骨骼、血管和血流传导至耳蜗而感知。搏动性耳鸣可分为血管性和非血管性两大类：血管性搏动性耳鸣较多见，其耳鸣节律与患者自身的心跳节律一致，主要由血管的解剖变异或血管的其他病变引起的管径狭窄、血流加速和血流紊乱所致。非血管性搏动性耳鸣与头颈部的肌阵挛有关，如腭肌阵挛、镫骨肌或鼓膜张肌阵挛，这种耳鸣的节律与心跳节律不一致，而与肌阵挛发作时的阵挛节律相关。搏动性耳鸣大多为主观性，有些为他觉性。大多单侧发病，双侧较少见。女性较男性多发。

（一）病因

1. 颈静脉球或颅底血管病变

（1）颈静脉球体瘤或鼓室球瘤：一侧搏动性耳鸣，节律与心律一致；指压同侧颈内静脉时耳鸣消失，压迫停止，耳鸣复现。Sigele 耳镜检查时鼓膜呈蓝色，可见搏动点。如未见搏动点，通过耳镜加压后可见搏动点，进一步加压，鼓膜蓝色消退，搏动停止。可并发第Ⅶ～第Ⅺ对脑神经症状。

（2）颈静脉球高位：当颈静脉球位置高达外耳道平面，且外耳道底骨板缺裂时，可并发蓝鼓膜，但在因其他疾病所进行的颞骨 CT 检查中发现有颈静脉球高位者，大多并无搏动性耳鸣。

（3）颅底和颞骨血管瘤。

2. 颅内外血管畸形

（1）先天性血管畸形：如胚胎期颈内动脉发育不良，其邻近颅底的垂直段和水平段交叉处移位，血管狭窄，可因该处血流紊乱，或咽升动脉血流量增加，引起搏动性耳鸣。

（2）后天性血管畸形：后天性血管畸形大多由外伤、手术、感染、肿瘤、妊娠等引起的脑膜或静脉窦血栓性静脉炎所致，常见于横窦、乙状窦、海绵窦、颅前底和小脑幕等部位。

3. 硬脑膜动静脉瘘

硬脑膜的动静脉瘘可能继发于硬脑膜静脉窦的血栓形成或窦腔闭合，瘘管由窦壁上丰富的小动脉网与静脉窦或小静脉之间的许多微小交通支形成。由于病变的静脉窦直接接受动脉的血流，容易形成逆行血流，而引起搏动性耳鸣。不仅位于硬脑膜的动静脉瘘可引起搏动性耳鸣，颞骨内的动静脉瘘也是搏动性耳鸣的原因之一，例如侵犯颅骨的 Paget 病，可能因颞骨内有新生血管和动静脉瘘，而出现搏动性耳鸣，并伴有听力下降和眩晕。

动静脉瘘和颅内、外血管畸形除搏动性耳鸣外，还可因病变位置和范围不同而出现头痛、面部疼痛、视力下降、复视，重者伴有恶心、呕吐等，并可发生严重的颅内并发症（如颅内出血、血肿、静脉梗死、颅内高压等）。头部外伤或经鼻径路垂体肿瘤切除术后继发的颈内动脉-海绵窦-动静脉瘘，可于术后数日或数周出现眼球突出，球结膜水肿，第Ⅲ、第Ⅳ、第Ⅵ对脑神经麻痹等。

4. 动脉粥样硬化

动脉粥样硬化引起的搏动性耳鸣，是因动脉狭窄引起血流紊乱所产生的响声经岩骨传导至耳蜗所致。这种患者患有高血压、高脂血症、糖尿病，可有脑血管意外或短暂的脑局部缺血史。

5. 良性颅内高压综合征

良性颅内高压综合征以颅内压升高，而无局灶性神经症状为特征；有时可出现眼外展麻痹。而搏动性耳鸣和其他的耳部症状（如听力下降、耳内胀感、眩晕等）可能是本病的主要或唯一症状，其中 1/3 患者的 ABR 出现异常，包括波Ⅰ—Ⅲ间期或（和）Ⅲ—Ⅴ间期延长，或波Ⅴ潜伏期延长。

6. 自发性颈动脉内膜剥脱

不常见。是引起中年、青年人脑缺血的原因之一。有人认为，颈动脉纤维肌性发育不良、高血压、动脉硬化、外伤是本病的诱因。除突发性搏动性耳鸣外，本病还伴有患侧偏头痛、颈面部疼痛、晕厥、Horner 征及脑神经症状。

7. 肌阵挛

如鼓膜张肌阵挛、镫骨肌阵挛、腭肌阵挛等。这种搏动性耳鸣常为阵发性，可因声刺激或眨眼、耳郭皮肤受刺激而发作，亦可为自发性。耳鸣发作与肌阵挛发作同步，节律一致。此种耳鸣常为他觉性。

（二）检查

1. 耳镜检查

Siegle 耳镜检查时如发现鼓膜后方有搏动性包块，或鼓膜呈蓝色，应疑及颈静脉球病变或异位颈动脉。鼓膜有与脉搏不一致的节律运动为鼓膜张肌阵挛的表现。

2. 耳周及颈部触诊

指压同侧颈内静脉时，嘱患者注意其耳鸣，如耳鸣减轻或消失，提示为静脉源性耳鸣。动脉源性耳鸣不会因指压而改变。将患者头部转向患侧，耳鸣变弱或消失，也提示为静脉源性。触诊耳周部位，发现震颤时，应疑及颈部动、静脉畸形。

3. 听诊

在患者耳边倾听，了解耳鸣是否为他觉性，并注意其节律是否与患者的脉搏一致，如不一致，可能为非血管性搏动性耳鸣，并寻找肌阵挛的部位。腭肌阵挛者，可见软腭有阵挛性收缩，但若患者张口过大，可致阵挛消失而不可见。

4. 听力学检查

纯音听阈测试应作为常规检查。听力损失超过 20 dB 时，指压同侧颈静脉重新测试听力，若此时听力改善或恢复正常，提示耳鸣为静脉源性或良性颅内高压综合征，若为后者，宜再做 ABR。

5. 颈动脉超声检查

有助于诊断颈动脉粥样硬化。

6. 放射学检查

鼓膜正常者，做颅脑 MRI，结合高清晰度磁共振血管造影，如出现扩张的皮质静脉，提示为硬脑膜动静脉畸形。良性颅内高压综合征者常可发现小室或空鞍。蓝鼓膜或耳后有包块者，应做颞骨 CT 以排除颈静脉球体瘤。

（三）治疗

（1）颈静脉球体瘤、颅底和颞骨血管瘤引起的搏动性耳鸣，在查明病因后，采用相应的治疗。

（2）头颈部血管畸形、动静脉瘘等可根据情况做血管改道、结扎、成形等，或选择性动脉栓塞，血管内支架等。

（3）不明原因的特发性静脉源性耳鸣，在排除了其他原因后，可考虑做颈内静脉结扎术。

（4）与肌阵挛相关的搏动性耳鸣，可给卡马西平 0.1 g，3 次/天，在药物治疗无效时，可切断相关肌肉予以治疗。

第八章

耳部肿瘤

第一节　外耳良性肿瘤

一、外耳道乳头状瘤

（一）临床表现

外耳道乳头状瘤好发于男性，是反复挖耳造成的乳头状瘤病毒感染。早期症状为挖耳时易出血，当肿瘤充满外耳道时有阻塞感或听力减退。耳道有多发或单发、带蒂或无蒂、大小不等棕褐色桑葚样肿物，触之较硬。血供差时可部分自行脱落。

（二）治疗

1. 手术治疗

切除的范围应包括肿瘤边缘正常皮肤 1 mm 以上，切除肿瘤所在部位的骨膜，可以防止肿瘤的复发，切除肿瘤后耳道内缺损皮肤过多可以植皮。

2. 其他治疗

冷冻治疗或激光治疗，有助于减少复发。

二、耳郭和外耳道血管瘤

（一）临床表现

主要位于耳郭，少见于耳道，位于耳道可引起阻塞感、耳鸣、听力减退，甚至耳痛。常见有三种，以毛细血管瘤和海绵状血管瘤多见。①毛细血管瘤：系毛细血管网组成，扁平，色如红葡萄酒，或似蜘蛛痣状，皮温高。②海绵状血管瘤：是含血内皮腔隆起肿物，毛细血管排列紊乱。又名草莓瘤，表面呈结节状，微红或紫红色，有搏动。③蔓状血管瘤：使耳郭变形增大，局部温度高，有搏动，可延及头皮。

（二）治疗

1. 非手术治疗

冷冻、放射、激光、局部注射（硬化剂，如 5% 鱼肝油酸钠、无水酒精或平阳霉素等）。

2. 手术治疗

对于局限性的血管瘤，局部切除并植皮。对有动-静脉瘘的血管瘤，先将瘤体外围做环形缝扎，阻断血供，同时分段环形缝扎，分区切除。

三、耵聍腺瘤

（一）临床表现

耵聍腺瘤好发于外耳道软骨部后下部的耵聍腺分布区，常见的为腺瘤和混合瘤。耵聍腺瘤发病缓慢，肿瘤较大时阻塞外耳道，可引起听力障碍。耳部检查见外耳道后下方局限性的隆起，约为黄豆大小，表面皮肤正常，无压痛，质韧。X 线检查外耳道骨质无破坏。

（二）治疗

易恶变，应做手术彻底摘除。切除范围包括肿瘤周边至少 0.5 cm，切除肿瘤区的骨膜，并予植皮。

四、外耳道骨瘤

（一）临床表现

外耳道骨瘤早期无症状，但肿瘤体积增大时可出现耳闷、听力下降等。耳镜检查可见外耳道骨性段有球形的隆起，正常皮肤，触之质硬。影像学检查可见外耳道骨性段有骨样密度的半球状隆起，乳突正常。

（二）治疗

无明显症状者可暂时不予处理，嘱患者忌挖耳。对于有症状者，应行手术治疗。

第二节　外耳恶性肿瘤

外耳恶性肿瘤以低度恶性的腺样囊性癌常见，腺癌和恶性耵聍腺瘤均少见。

一、耵聍腺恶性肿瘤

（一）临床表现

反复挖耳等刺激情况下，耵聍腺瘤容易恶变。耵聍腺癌的主要临床表现是无痛性外耳道少量出血或者挖耳易出血。有时耳部有疼痛。外耳道肿块呈肉芽型，红色，由于肿块突破皮肤，表面粗糙不平。耵聍腺癌突破外耳道软骨部侵犯到腮腺，引起耳垂周围腮腺区肿块；有时向前侵犯到颞颌关节，出现张口困难。影像学检查：CT 可显示外耳道或者乳突部的骨性损害，MRI 可显示肿块向腮腺侵犯。

该病特点是发病缓慢，经常在发病数年后才有症状。无论是手术还是放射治疗，均容易复发，其复发率达到 40% ~ 70%，有报道同一患者复发多达 12 次。

（二）治疗

手术切除为主，辅以放疗。肿瘤侵犯腮腺较大者，应做腮腺浅叶或者全腮腺切除，术中应保护面神经。术后放疗可以减少肿瘤的复发率。

二、色素痣和恶性黑色素瘤

（一）临床表现

色素痣，又称痣。常常出现在外耳道，为半圆形隆起的黑褐色新生物，表面为丘疹状，质软，早期无症状。在机械性刺激如长期挖耳的作用下，容易出现破溃或疼痛，肿块可迅速增大，局部溃烂渗血，变成恶性黑色素瘤。

（二）治疗

对于色素痣或恶性黑色素瘤，应手术彻底切除。术前不宜活检，防止加速肿瘤的生长和转移。如果肿瘤范围较大，应行外耳道切除、乳突切除，必要时做腮腺切除或者颞骨次全切除、颈淋巴结廓清术。

三、腺样囊性癌

（一）临床表现

腺样囊性癌（AAC）是一种低度恶性肿瘤，原发于外耳道者很罕见，该肿瘤既有圆柱瘤特性又有侵犯神经和沿神经分布的特点，生长缓慢，症状不典型且持续多年，易复发。主要症状为耳痛和耳道肿块，其他伴随症状如听力下降，耳鸣，耳流脓水及耳痒等。表现为耳道皮下隆起，与周围组织界限不清，质地较硬，触痛明显，也可表现为息肉、溃疡及肉芽。

（二）治疗

手术彻底切除为主，可以辅以放疗等综合治疗，应采用扩大根治性手术，如扩大根治性颞骨全切除或次全切除或部分切除术以及下颌关节、髁状突及腮腺部分切除术等。

第三节　中耳恶性肿瘤

中耳癌占全身癌的0.06%，占耳部肿瘤的1.5%。中耳癌以鳞状上皮癌最多见，40～60 岁为好发年龄。性别与发病率无显著差别。

一、病因

约80%的中耳癌患者有慢性化脓性中耳炎病史，中耳炎的病程一般在10 年以上，故认为其发生可能与炎症有关。另外与电离辐射等理化刺激因素也有关，中耳乳头状瘤亦可发生癌变。外耳道癌可以侵犯至中耳乳突腔，临床上常常无法分辨原发部位。

二、临床表现

1. 耳道无痛性出血

外耳道自发性出血或挖耳后耳道出血；慢性化脓性中耳炎有血性分泌物时，应考虑中耳癌的可能性。

2. 耳部疼痛

早期无明显疼痛。病情重者可出现明显耳痛，以夜间疼痛为主，表现为耳部的刺痛或者跳痛，可向耳后及咽部放射。

3. 同侧周围性面瘫

肿瘤侵犯面神经可出现周围性面瘫。

4. 听力障碍

多数患者表现为传导性耳聋。

5. 张口困难

晚期中耳癌侵犯到颞颌关节或翼肌，造成张口困难。

6. 眩晕

内耳受到侵犯时可出现眩晕。

7. 外耳道或者中耳腔新生物

多数患者有鼓膜穿孔，通过穿孔可见中耳腔红色肉芽，触之易出血。当肿瘤破坏骨性外耳道，在耳道内也可以看到肉芽组织，红色，质软脆，易出血。

三、诊断

1. 影像学检查

（1）CT：表现为中耳腔或者乳突有不规则的软组织病灶，中耳乳突有不规则的大面积的骨质破坏，边缘不整，无良性病变常见的“多灶性”表现，尤其当中耳炎伴外耳道骨壁的破坏，骨质破坏区边缘模糊、不规则，无边缘“骨质硬化带”表现，形成外耳道软组织肿块，要高度怀疑中耳癌（图8-1）。肿瘤可累及颅中窝、颅后窝、乙状窦、颈静脉球窝、颈动脉管、内耳迷路及颞颌关节。CT 表现应与胆脂瘤型中耳乳突炎、单纯型及肉芽肿型中耳炎鉴别，中耳炎一般无团块状软组织影，多数为黏膜增厚，呈索条状、网状、片状弥散分布。

（2）MRI：中耳癌的组织含水量与脑组织相仿，其信号与脑组织近似。增强后病灶有强化表现。MRI 可显示肿瘤向颅内或者腮腺侵犯。

2. 病理学检查

中耳腔肉芽或者外耳道肉芽摘除后做病理检查可以明确诊断。大多为鳞癌，腺癌和肉瘤较少见。取材时尽量不要牵拉中耳腔肉芽，防止误伤面神经。

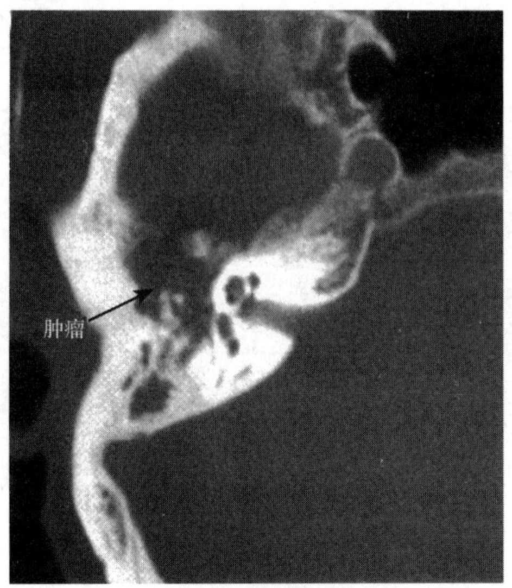

图 8-1 中耳癌水平位 CT

四、中耳癌临床分期

UICC 对于中耳癌并无明确的分期标准。目前临床采用的是 Stell（1985）制订的初步方案：

T_1：肿瘤局限于中耳乳突腔，无面神经麻痹及骨质破坏。

T_2：肿瘤局限于中耳乳突腔，有面神经麻痹和骨质破坏。

T_3：肿瘤超出颞骨范围，侵犯周围结构，如硬脑膜、腮腺、颞颌关节等。

T_x：无法进行分期。

五、治疗原则

早期患者多采用先手术后放疗，对晚期患者则采用先放疗缩小病灶，再进行手术切除等综合治疗。

1. 手术治疗

（1）乳突切除术：适用于病灶局限在中耳腔，或者乳突腔，无面神经管、内耳、颞骨外侵犯。

（2）颞骨次全切除术：切除范围包括外耳道、乳突、部分颞颌关节、颞骨鳞部及岩骨外 1/2～1/3，仅保留部分内耳道、部分颈内动脉管和颈内动脉管之内的岩尖部分。

（3）颞骨全切除术：切除范围包括颞骨鳞部，乳突及全部岩骨。

2. 放射治疗

由于中耳肿瘤被颞骨包裹，放疗难以根治，因此手术加放疗可以明显提高疗效。对肿瘤侵犯到颈动脉管，无法清除时，可考虑先行放疗，缩小肿瘤范围，再行手术治疗。

第四节 鼓室体瘤

一、病因病理

鼓室体瘤是局限于鼓室内的起源于鼓室的舌咽神经鼓室支及迷走神经耳支的化学感受器瘤，起源于副神经节，也称为鼓室副神经节瘤，早期主要在鼓室内生长。

二、临床表现及诊断

（1）波动性耳鸣。

（2）耳闷感，有轻度传导性耳聋。

（3）局部检查，透过鼓膜可见鼓岬表面红色肿块。

（4）影像学检查中耳冠状位和水平位 CT 显示鼓岬处有边缘光滑的软组织占位改变，乳突无破坏（图 8-2）。

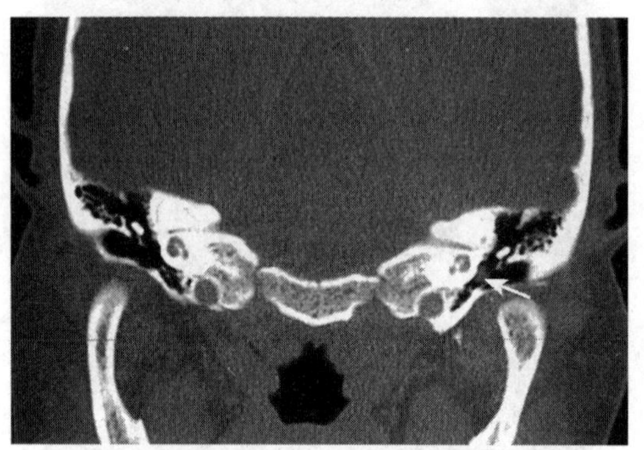

图 8-2　冠状位 CT 显示鼓室孤立的鼓室体瘤

三、治疗

手术治疗。

1. 耳道进路

局限于鼓室内的肿瘤可做鼓耳道皮瓣，向前掀起鼓膜进入鼓室。

2. 后鼓室进路

如果耳道小，鼓室不能充分暴露，可在保留外耳道后壁的情况下，进入后鼓室。

3. 开放式乳突切除进路

肿瘤大时则行去除外耳道后壁的乳突切开术。显示肿瘤后，可在控制性降压的情况下切除肿瘤，彻底止血。

第九章

鼻畸形

第一节　外鼻畸形

一、概述

外鼻畸形有先天和后天之分，先天者多在胚胎发育生长过程中因某种因素（如染色体畸变、部分组织发育不良或停止发育）的影响，导致鼻面部发育障碍而出现畸形。后天者多由于外伤或破坏性病变等导致鼻部畸形。

二、临床表现及诊断

1. 先天性外鼻畸形

（1）先天性外鼻缺损：又称缺鼻，即鼻额突和嗅囊不发育或仅发育一侧形成全缺鼻畸形或半缺鼻畸形。

（2）鼻裂：又称二裂鼻，本症较少见，常与唇和（或）腭正中裂同时存在。畸形轻者常局限于鼻尖部，鼻尖平宽。

（3）额外鼻孔及双鼻畸形：额外鼻孔指在两侧鼻前孔的上方即鼻尖外出现一额外鼻孔，形成“品”字形。双鼻畸形为 2 个外鼻，4 个鼻孔，呈上、下排列或左右排列。

（4）纽形鼻：因外鼻呈纽扣状发育不全得名，无前鼻孔发生，在相当于前鼻孔处仅有小凹。

（5）管形鼻：此鼻管内并不完全中空而呈圆柱状，突出或悬垂于面中部，常并发独眼，具有此畸形的胎儿一般不能存活。

（6）驼鼻：为一种常见的外鼻畸形，鼻部外伤也可导致此畸形。其特征为外鼻的骨锥与软骨锥交接区鼻梁呈驼峰状或矩状隆起，常可伴发鼻尖下垂畸形。

（7）先天性鼻赘：出生时外鼻即已出现某种形状的赘生物，为先天性鼻赘。鼻赘或“鼻赘疣”一般指由后天形成的外鼻赘生物，即发生于酒渣鼻第 3 期。

（8）先天性鼻尖畸形：多为鼻面部其他先天性畸形的伴发症或后遗症，如唇腭裂或唇裂所致的鼻尖部塌陷畸形、鼻尖先天性缺损、鼻尖部先天性赘生物、先天性鼻裂等。

（9）鼻翼萎陷症：指患者吸气时鼻翼向内侧移动，使鼻前孔不同程度闭合而出现呼吸困难。先天性鼻翼萎陷症主要为大翼软骨发育异常所致；后天性鼻翼萎陷症常见于鼻翼肌麻痹时鼻翼松弛。

（10）鞍鼻：指鼻梁塌陷或凹陷呈马鞍状，为一常见的鼻部畸形。外伤、感染或先天性畸形均可导致畸形。先天性鞍鼻多见于遗传、发育异常或先天性梅毒等。后天性原因较多，如外伤所致鼻骨凹陷性骨折而未及时予以复位，发生陈旧性病变；行鼻中隔黏膜下切除术时，误将鼻中隔隔背软骨鼻背板部分损伤或切除，术后发生鼻梁塌陷；鼻中隔脓肿致其软骨支架受损或鼻中隔穿孔者可后遗鞍鼻；鼻部特异性感染梅毒不仅可以破坏鼻中隔的骨及软骨支架，也可破坏鼻部软组织，形成广泛的瘢痕，使皮肤向内陷缩导致严重的鞍鼻。

2. 面裂囊肿

面裂囊肿即面部裂隙囊肿，指发生于鼻及鼻周软组织、骨组织或骨孔内的各种先天性囊肿。

（1）鼻腭囊肿：主要包括发生在鼻腔底部腭骨内的囊肿，发生于腭骨内中间位的中间位鼻腭囊肿，发生于切牙管（鼻腭管）骨管内的切牙孔囊肿，发生在切牙管口腭孔乳突部的腭乳头囊肿。

（2）球上颌或唇腭裂囊肿：发生于上颌突和内侧鼻突的球突融合处，女性患者居多。该处上皮残余所形成的囊肿常在上颌骨侧切牙与尖牙之间向下生长，早期可使上述二牙的牙根间隙增大，使其分离移位。囊肿常因增大而突入鼻腔底部、上颌窦底，以及上唇的唇龈沟和颊部等处的口前庭内，使上述部位发生局限性膨隆。

（3）鼻前庭囊肿：是位于鼻前庭皮肤下，上颌骨牙槽突浅面软组织内的囊肿。

（4）鼻背中线皮样囊肿及瘘管：该病较少见，属先天性疾病，可发生于鼻梁中线上的任何部位，但多见于鼻骨部，其膨大的部分称为窦，有窦口与外界相通者谓鼻背中线瘘管，其瘘口多位于鼻梁中线中段或眉间，有时尚可有第二开口位于内眦处；无窦口与外界相通称为囊肿。其内若仅含上皮及其脱屑者为上皮样囊肿，尚含真皮层的汗腺、皮脂腺、毛囊等皮肤附件者，称为鼻背中线皮样囊肿。诊断包括以下几个方面：①一般检查，可见患者鼻梁中线某处有局限性半圆形隆起或鼻梁增宽，位于鼻梁上段过大的囊肿可使眶间距变大或眉间隆起。隆起皮肤触之表面光滑有特殊移动感，压之有弹性，若为瘘管，挤压瘘口时可有皮脂样分泌物甚至细小毛发溢出；有感染者可有溢脓，瘘口周围红肿或有肉芽生长。②鼻腔检查，收缩鼻黏膜后仔细检查可发现少数患者有鼻中隔后上部增宽。③特殊检查，X 线平片有时可见鼻中隔增宽、分叉或有梭形阴影，侧位片偶可见鼻部有纺锤状或哑铃状阴影，若畸形病变有向颅内侵犯者，需行 CT 扫描。穿刺检查有助于确诊。

3. 鼻小柱过宽畸形

鼻小柱过宽主要因为大翼软骨发育异常，其内侧脚后端肥厚或过度张开形成畸形。患者主诉多为持续性双侧鼻塞。检查见鼻小柱明显增宽，前鼻孔窄如裂隙，吸气时鼻翼扇动，挟持鼻小柱使其暂时变窄时，鼻塞明显改善。

4. 鼻孔先天性畸形

（1）前鼻孔闭锁及狭窄：多由外伤或后天破坏性病变所致，先天性者少见。新生儿若为先天性双侧前鼻孔闭锁，则病情危重，原因如下：①新生儿多不会用口呼吸，可发生窒息。②哺乳困难导致营养严重障碍。③极易误吸，可致吸入性肺炎。

（2）后鼻孔闭锁：为一少见畸形，主要症状是鼻塞和嗅觉障碍，病情的轻重缓急与闭锁程度及性质有关，先天性者尚与年龄有关。

新生儿先天性双侧完全性后鼻孔闭锁者出生后即有严重呼吸困难、发绀甚至窒息，有些患儿症状虽不如上述严重，但吮奶或闭口时呼吸困难加重，明显发绀，拒绝吸吮，张口啼哭时症状显著改善或消失，故常呈周期性发作。因吮奶不便而至营养障碍，加之不能经鼻呼吸易患肺炎，严重者导致夭折。幸存患儿需经历约 4 周时间才能逐渐适应经口呼吸，但仍有吮奶时憋气，随着患儿年龄增长症状可日趋减轻。先天性单侧后鼻孔闭锁者，平时无明显症状，但吮奶时可出现气急，已习惯用健侧鼻孔呼吸的先天性单侧后鼻孔闭锁患儿，若健侧偶然发生堵塞，可能会突发窒息。

后天性后鼻孔闭锁者，症状与导致闭锁的原发疾病、闭锁部位、疾病范围、病程时间及有无并发症等密切相关。

5. 脑膜-脑膨出

脑膜、脑组织经鼻部附近发育畸形的颅骨缝或颅骨缺损处膨出至鼻部，即为脑膜-脑膨出。按膨出内容物可分为脑膜膨出和脑膜-脑膨出：脑膜膨出仅有脑膜膨出，部分可含有脑脊液；脑膜膨出带有脑组织者为脑膜-脑膨出，严重者脑室前角也膨出颅外，为脑室-脑膨出。根据发生部位可分为额筛型和颅底型：额筛型在临床上表现为鼻外型，分为鼻额型、鼻筛型、鼻眶型；颅底型在临床上表现为鼻内型、鼻咽型、鼻腭型等，因此又可分为鼻腔型、蝶咽型、蝶眶型、蝶上颌型。鼻内型应与鼻息肉鉴别，鼻咽型应与腺样体增大鉴别，其他型应与神经胶质瘤、皮样囊肿、畸胎瘤、血管瘤等鉴别。

三、治疗

（一）外鼻先天性畸形

（1）先天性外鼻缺损的治疗以手术整形修复为主，对全缺鼻畸形患者进行手术治疗时应先行上颌骨穿通达咽部，并植皮成腔，第二步行皮瓣造鼻术。

（2）鼻裂需手术治疗，局限在鼻尖者可自鼻内切入，将距离较宽的两侧鼻翼大软骨内侧脚缝扎在一起；畸形重者可从外面切入，将鼻副软骨和鼻翼大软骨向中线拉紧接合。

（3）额外鼻孔及双鼻畸形这类畸形极少见，虽不影响鼻部呼吸及其他功能，但面容不佳，应予手术整复。

（4）驼鼻可行手术整复。

（5）鼻翼萎陷症可通过手术整形修复，切除增生软骨，对软骨萎缩而鼻翼软弱无力者可移植软骨或其他填充材料支撑鼻翼部，恢复呼吸通畅。

（6）鞍鼻根本性治疗方法为手术整复。

手术相对禁忌证包括：①18 岁以下者因面部发育尚未定型，不宜行手术治疗。②鼻部原发疾病（如特异性或非特异性感染）尚未治愈者，不宜手术。

（二）面裂囊肿

（1）鼻腭囊肿的主要治疗方式为手术治疗，治疗时须选择适宜的手术进路予以切除，介于鼻腔和口腔之间的囊肿多经口腔剥除，但应注意保留鼻腔底部的黏膜，防止发生鼻-口瘘。

（2）球上颌或唇腭裂囊肿可经口前庭予以手术切除。

（3）鼻前庭囊肿可经手术摘除。

（4）鼻背中线皮样囊肿及瘘管以手术为主，应根据瘘管或囊肿所在部位及病变范围不同，灵活选择切口；术中应尽量祛除其囊壁，以免复发；囊肿或瘘管摘除后，如鼻梁部缺损较大，为预防术后继发鞍鼻，可植入自体或同种异体骨或其他骨片。

（三）鼻小柱过宽畸形

可行鼻小柱整形术，即在鼻小柱两侧距前鼻孔缘约 2 mm 处，各做一垂直切口互不相通，沿切口分离皮下组织，小拉钩将鼻小柱向一侧牵开，可清晰见到其左右内侧脚，小剪刀剪除左右内侧脚之间多余结缔组织。两侧鼻前庭用凡士林纱条填塞，术后第 3 天更换凡士林纱条，术后 1 周拆线，须同时应用抗生素预防感染。

（四）鼻孔先天性畸形

1. 前鼻孔闭锁及狭窄的治疗

（1）对新生儿先天性双侧前鼻孔膜性闭锁者，先以粗针头刺破闭锁膜，再置一短塑料管并妥善固定，以做扩张之用。

（2）对后天性者可行前鼻孔整形手术，方法如下：患者取头后仰位，在相当于鼻缘处，右侧做类似“Z”形切口，左侧反之，彻底切除鼻前庭内瘢痕组织，充分扩大前鼻孔并形成移植床，暂以纱条填塞止血；取大腿内侧厚断层皮片裹衬于备好的管径适宜的胶管上，皮片边缘对缝数针，使成为创面向外的皮片管，两端缝于胶管上做固定；将皮片管经新前鼻孔置于移植床上，皮片管下缘与前鼻孔创缘间断缝合，均留长线端，以便捆扎环绕鼻缘的碘仿纱条，使其保护创缘，妥善缝固扩张胶管以防滑脱，胶管内填塞碘仿或凡士林纱条；术后注意抗感染治疗，24～48 小时后更换纱条，5～7 天拆线，为防止前鼻孔发生瘢痕收缩，胶管必须持续放置，时间不应少于半年。

2. 后鼻孔闭锁的治疗

（1）紧急救治：当婴儿出现窒息时，须立即以手指或压舌板将舌压下，使其离开软腭，开通呼吸道，然后，将小号口-咽通气管或其顶端已剪开扩大的橡皮奶头置于婴儿口内妥善固定。对先天性双侧闭锁重症患儿治疗原则是：立即建立经口呼吸通道，加强营养供给，防治继发感染，为手术矫治创造条件。

（2）手术治疗：行后鼻孔闭锁成形术是其根本有效的治疗方法，对新生儿先天性双侧闭锁者多数赞成宜及早进行手术。就手术径路而言，有鼻腔径路、硬腭径路、鼻中隔径路及上颌窦径路4种，因后2种有可能影响患儿的鼻中隔和上颌发育，极少应用。

1）鼻腔径路：宜行气管内插管全身麻醉，麻醉成功后取头后仰位，先以钝头探针探明闭锁隔性质、各部分位置及其与前鼻孔的距离，必要时可从口内置入鼻咽镜以了解闭锁隔厚度，便于术中观察闭锁隔咽面情况。若有中隔嵴突须先行矫正，并向上或向外折移下鼻甲以扩大术野。以左鼻为例，沿新鼻后孔缘做一“C”形黏膜切口（右侧反之），剥离黏膜，暴露闭锁隔骨面后将隔骨祛除，术中须注意操作器械的方向宜向下向内，并控制深度，以免伤及颅底或颈椎。其新造后鼻孔以略大于前鼻孔为度，隔后咽面黏膜应予以保护，最好将咽面黏膜做一与鼻面黏膜相反的切口，形成黏膜瓣以覆盖创面。最后自前鼻孔置一粗细相宜的硅胶扩张管伸达鼻咽部，起固定黏膜瓣及防止瘢痕缩窄之用。膜性闭锁者，置留2周，骨性则需1～3个月，且应经常换洗消毒。

对于新生儿双侧后鼻孔闭锁者，可用小号刮匙沿鼻底进入，紧压骨隔，并以旋转的方法穿透闭锁并行扩大，完全祛除骨隔，再放置支撑管。手术中应注意后鼻孔的顶壁及侧壁勿受过多损伤，刮匙深度勿超过4.4 cm，避免损伤腭降动脉、颅底或后壁（颈椎），以防引起严重出血、脑脊液鼻漏或颅内感染等并发症。

随着鼻窦内窥镜的广泛应用，鼻窦内窥镜下经鼻行后鼻孔成形术获得良好效果。此法适合于各年龄组，对以往曾行传统经鼻手术失败者仍然适用。其手术步骤与传统经鼻手术基本相同。

术后护理非常重要，对新生儿或婴儿应有专人护理，为预防和控制感染，带管期间应给予抗生素，并注意鼻腔分泌物的吸引和清洁。拔除支撑管后可行鼻腔冲洗，每日清理鼻腔内分泌物和痂皮，并定期行鼻内窥镜检查，及时清理创面增生的肉芽，直至创面完全上皮化。

2）硬腭径路：因硬腭后2/3均被切除将影响婴幼儿上颌窦发育，故该手术仅适用于较大儿童或成人。

手术方法：全身麻醉成功后取头后仰位。做半圆形 Owens 切口，切开黏膜、骨膜，双侧向后延伸达上颌粗隆，分离骨膜瓣至硬腭边缘，包括双侧腭大动脉。自后缘开始向前逆行剥离鼻底侧黏膜、骨膜，咬骨钳或骨凿祛除腭骨后缘部分骨质，分离闭锁部鼻咽侧黏膜、骨膜直达鼻咽顶，暴露骨隔，凿除骨隔，咬除犁骨后份。必要时可磨去部分鼻腔侧壁骨质，使后鼻孔尽量扩大，将闭锁部的鼻腔黏膜、骨膜瓣和鼻咽黏膜、骨膜瓣分别覆盖于新后鼻孔的创面上，再放置直径1.0～1.5 cm的扩张管（成人）并固定，4周后拔除扩张管。

（五）脑膜-脑膨出

治疗宜早期手术切除，但小儿耐受力差，过早手术危险性大，除脑组织暴露或有破裂倾向者应紧急手术外，一般2～3岁手术为宜。一旦确诊，多转往神经外科行手术治疗。手术原则是将膨出脑组织回纳颅内；难以回纳者，先将肿块于蒂部切断，再封闭颅骨裂孔。手术方法有颅外法及颅内法两种，术前必须使用抗生素，术中严格消毒手术野。

第二节　鼻腔鼻窦畸形

一、下鼻甲及下鼻甲骨异常肥大

（一）概述

一般由各种鼻腔慢性炎症性疾病引起，鼻腔黏膜上皮纤毛脱落，变为复层立方上皮，黏膜下层由水肿继而发生纤维组织增生而使黏膜肥厚，久之可呈桑葚状或息肉样变，骨膜及骨组织增生，鼻甲骨骨质也可呈增生膨大改变，部分患者鼻甲骨呈泡样膨大。

（二）临床表现及诊断

鼻塞较重，多为持续性，常张口呼吸，嗅觉多减退；鼻涕稠厚，多呈黏液性或黏脓性。

（三）治疗

1. 治疗原则

现代医学观念，鼻甲最好不行手术，它是鼻腔的调温器，损伤过大对空气的冷暖感觉会丧失，最好的方法是在保障鼻黏膜无损伤的情况下行鼻甲减容手术。

2. 治疗方法

（1）轻型病例可应用血管收缩剂滴鼻液。

（2）下鼻甲黏膜下硬化剂注射，其作用机制为硬化剂注射后，可使局部发生化学性炎性反应，产生瘢痕组织，缩小鼻甲体积，改善通气。

（3）下鼻甲黏膜下电凝固肥厚的黏膜组织，使产生瘢痕收缩。

（4）冷冻疗法：是将特制的冷冻头置于下鼻甲表面做冷冻，每次 1 ~2 分钟，使病变黏膜坏死脱落而再生黏膜。

（5）手术疗法：一般治疗无效，或黏膜显著肥厚，或肥厚部分位于下鼻甲后端或下缘，可行下鼻甲部分切除术。下鼻甲切除不宜过多，原则上不超过下鼻甲的 1/3，以免影响鼻黏膜功能或继发萎缩性鼻炎。骨性肥大者，宜行下鼻甲骨黏膜、骨膜下部分切除术，既可改善鼻腔的通气引流，又无损于鼻黏膜的生理功能。

（6）对全身慢性疾病或邻近病灶如鼻中隔偏曲或鼻窦炎等，亦给予适当治疗。

（7）中医中药治疗：如复方消渊灵胶囊、渊鼽康胶囊、复方通窍止流散等。

二、中鼻甲畸形

（一）反向弯曲中鼻甲

1. 概述

反向弯曲中鼻甲的形成多为鼻中隔偏曲压迫所致，形成弧形凹面向内、凸面向外的形状，使中鼻道变窄，完全充填中鼻甲和鼻腔外侧壁之间的间隙，形成黏膜潜在的接触区，阻塞鼻窦开口，导致鼻窦通气引流障碍，有可能诱发鼻窦感染。

2. 治疗

（1）一般手术方法：先行鼻中隔偏曲矫正术后再用直开筛钳夹住弯曲部，使弯曲部向内侧骨折，再用剥离子将中鼻甲根部推压骨折，使弯曲部向内侧移位，矫正为正常位置、形态后固定，但有时效果不理想。

（2）反向弯曲中鼻甲黏膜下部分切除术：小圆刀片于中鼻甲前段和下缘黏膜做“L”形切口，剥离内、外侧黏膜，暴露中鼻甲骨质，钳除中鼻甲前份弯曲骨质，再贴合内外侧黏膜。然后处理中鼻甲缘的垂直长度，保证中鼻甲内侧与鼻中隔之间距离 2 ~4 mm，不影响嗅裂引流，下缘与钩突之间距离 >5 mm，止血海绵填塞中鼻道，使中鼻甲固定于正常位置。

（二）中鼻甲气化

1. 概述

中鼻甲气化又称泡状中鼻甲，即中鼻甲垂直部前端存在气化腔，个体之间因气化程度不同而有很大差异。当肥大的中鼻甲压迫鼻中隔时，可引起三叉神经眼支所分出的筛前神经受压或炎症，出现不定期发作性额部疼痛，并向鼻梁和眼眶放射，称为筛前神经痛，又称筛前神经综合征。

2. 治疗

做中鼻甲前缘纵行黏膜、骨膜切口。若与鼻中隔相触，不妨碍术后中鼻道、窦口引流，可钝性剥离咬除中鼻甲气化骨泡内壁，折断外壁后，固定于鼻中隔与鼻腔外侧壁之间的中间位；若与鼻中隔不相触及，妨碍开放术腔，可咬去中鼻甲气化骨泡外壁，折断内壁后固定；一般情况下钳破中鼻甲气化骨泡后固定。

（三）中鼻甲息肉样变

1. 概述

由鼻部黏膜长期水肿所致，是多种因素共同作用的结果。变态反应和慢性炎症为其主要原因，开始为局部黏膜水肿、半透明隆起、无蒂，此时称息肉样变性。病变继续发展，因水肿组织的重力作用，逐渐下垂而形成有蒂的息肉。可分为水肿型（黏液型）、血管型（出血型）、纤维型、囊肿型等，一般为水肿型，或者混合出现。

2. 治疗

主要为手术治疗，并给予病因治疗。

（1）手术方法：沿病变中鼻甲外侧、下缘进行切除，使中鼻道宽敞。若伴中鼻甲骨质增生，可用剪刀沿水平向后下方剪除下缘1/3，修整创缘至平整，修整以中鼻甲下缘距离钩突 >0.4 cm，中鼻道引流通畅为宜。

（2）对症支持治疗：①积极防治伤风感冒，根据季节变化及时增减衣物。②及时治疗鼻、咽部及周围器官疾病，以免感染蔓延和反复发作。③戒烟酒，防止有毒气体及污染、粉尘对鼻、咽部长期刺激。④加强体育锻炼，提高身体抵抗力，提倡冷水洗脸，冷水浴，日光浴。⑤避免长期应用血管收缩剂，如萘甲唑啉（鼻眼净）等，以免引起药物性鼻炎。⑥杜绝抠鼻等不良习惯，鼻塞严重时不可强行擤鼻涕，以免导致鼻窦炎、中耳炎等发生。

三、钩突畸形

钩突畸形主要包括：①钩突内倾或并发肥大，钩突角度 <135°。②钩突外偏，钩突角度 >145°。③钩突上端附着点变异（图9-1）。

钩突畸形的主要治疗方法为手术治疗。当钩突畸形时，其主要可导致钩突外偏时更加靠近纸样板、颅底骨质等，切除时增加了损伤纸样板、泪道及颅底骨质的危险。

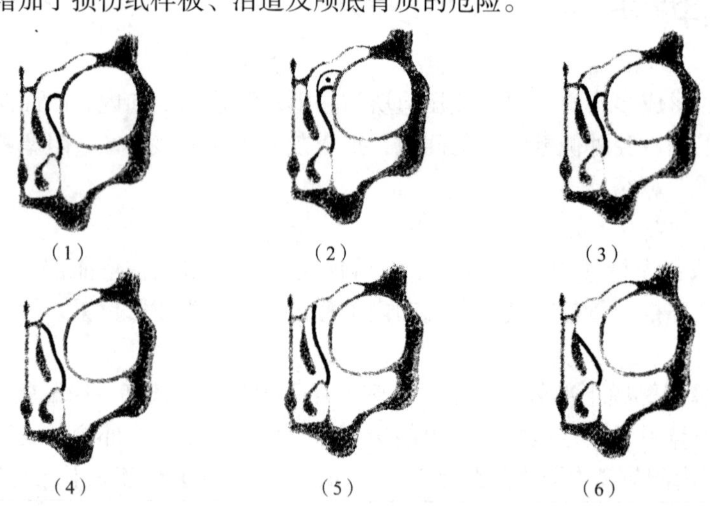

图9-1　钩突上端附着点变异

（1）上端附着于纸样板内；（2）上端附着于后内侧壁的鼻丘组织；（3）上端同时附着于纸样板及中鼻甲与筛板汇合处；（4）上端附着于中鼻甲与筛板汇合处；（5）上端附着于颅底骨壁；（6）上端附着于中鼻甲

四、上颌窦、筛窦、额窦、蝶窦畸形

上颌窦、筛窦、额窦、蝶窦畸形包括上颌窦发育不全或缺失、上颌窦过度发育、上颌窦异常间隔、筛窦气房数目多或少、筛房过度发育、额窦发育不全或缺失、额窦两侧窦腔容积不等、额窦过度发育扩伸、额窦中隔偏斜或出现异常分隔而致多窦腔、蝶窦窦腔过度发育、蝶窦中隔偏斜或多间隔、蝶窦发育不全或缺失等。一般无须特殊治疗。

第十章

鼻外伤

第一节　外鼻软组织损伤

一、概述

鼻软组织损伤包括外鼻挫伤和裂伤两种。外鼻挫伤是指由打击或撞击所引起的皮下软组织损伤，多见于重物的碰撞、外力钝器的打击；裂伤又分为切割伤、撕裂伤、刺伤等。由锐利的刀刃、玻璃片等所引起损伤往往伤缘整齐，多呈直线，常称切割伤。由重物或钝器撞击或打击所致的软组织裂开一般伤缘不整齐，伤口很不规则，邻近组织损伤也较重，常称撕裂伤。刺伤多由尖细的木竹器、刀尖等刺入软组织所致，伤口细小，但可能较深。鼻部刺伤较少，伤口多与鼻腔、鼻窦等相通而形成贯通伤。还有一种由高速度异物如弹片、金属碎屑进入组织所致的伤口，有进口而无出口，异物常存留于组织中，称为非贯通伤，但由于外鼻软组织体积较小，因而极少见。

二、临床表现及诊断

外鼻挫伤表现为鼻部软组织肿胀、皮下瘀血等，可伴有鼻骨及面骨骨折，诊断容易，通过病史询问及常规查体即可明确。

对于鼻部裂伤的诊断，则需对受伤过程和伤口情况做较为详尽的收集，包括视诊、触诊、窥镜检查、X 线拍片及 CT 检查等，查明鼻外伤属于哪一种，伤口污染情况如何，有无组织内异物存留，有无周围骨质骨折等，尤其需要了解邻近器官及全身损伤情况，以便分清轻重缓急，适当处理。

三、治疗

1. 单纯挫伤

早期可用冷敷或湿敷，以控制血肿与水肿的形成与发展；受伤 24 小时以后者可改用热敷，或局部理疗以促使肿胀和瘀血消退。这种损伤如不伴有其他部位的开放性伤口，可进行止痛等对症处理，一般不需要使用抗生素。

2. 切割伤

应早期予以缝合处理，预后往往良好。

3. 撕裂伤、贯通伤等开放性伤

因鼻部血管丰富，常以局部出血为主要症状，严重者可致休克，故应早期通过局部压迫、钳夹，缝扎、鼻腔填塞等方法进行止血，如条件允许，伤口止血可与清创、缝合过程一并进行。同时，破伤风抗毒素应列为常规使用。

第二节　鼻骨骨折

一、概述

外鼻突出于面部中央，容易遭受撞击而发生鼻骨骨折。鼻骨上部厚而窄，较坚固。下端宽而薄，又缺乏支撑，故骨折多累及鼻骨下部。严重者常伴有鼻中隔骨折、软骨脱位、面部明显畸形、眶壁骨折等，如鼻根内眦部受伤使鼻骨、筛骨、眶壁骨折，则出现所谓“鼻额筛眶复合体骨折”。

二、临床表现及诊断

1. 病史、症状及体征

（1）鼻骨骨折多为闭合性骨折，伤者有明显的面部遭受打击或撞击病史。

（2）局部疼痛及触痛，伴有鼻阻塞、鼻腔出血，出血可多可少，但量往往不多。

（3）可见鼻根部软组织肿胀和皮下瘀血，以及鼻梁偏斜，骨折侧鼻背塌陷，有时可感知骨擦音，如肿胀明显可掩盖外鼻畸形。擤鼻后可出现伤侧下眼睑、颜面部皮下气肿。鼻腔可见黏膜肿胀，如有鼻中隔受累见中隔偏离中线，前缘突向一侧鼻腔。若有中隔血肿，中隔黏膜向一侧或两侧膨隆。若鼻中隔血肿继发感染，则引起鼻中隔脓肿，导致软骨坏死，鞍鼻畸形。

2. 检查

鼻骨侧位 X 线检查，大部分可发现鼻骨下端骨折线。如高度怀疑骨折而 X 线未能发现鼻骨骨折线者，应行鼻骨 CT 扫描并三维重建，加以甄别。

三、治疗

1. 一般治疗

鼻外有伤口者与一般外科处理相同。视情况考虑注射破伤风抗毒素和抗生素，伴有鼻出血者，宜先行止血处理。

2. 专科治疗

（1）外观无畸形的无错位性鼻骨骨折无须复位，需复位者应尽量在伤后 3 小时内行骨折复位，赶在组织肿胀发生之前不仅可使复位准确，而且有利于早期愈合。若肿胀明显，可暂缓进行复位，待 5～7 天肿胀消退后再复位，但不宜超过 10 天，以免发生错位愈合，增加处理困难。方法：先以鼻腔收敛剂如 1% 麻黄碱收缩鼻腔黏膜，1% 丁卡因鼻黏膜表面麻醉 2～3 次。用复位器伸入鼻骨下塌处，置于鼻骨之下将其抬起，此时常可听到鼻骨复位时的“咔嚓”声。复位器伸入鼻腔勿超过两侧内眦连线，以免损伤筛板。有鼻中隔软骨脱位也应同步复位：将复位器的两叶伸入两侧鼻腔，置于中隔偏曲处的下方，挟住鼻中隔垂直向上移动，即可使脱位的中隔复位。复位后鼻腔须行填塞，以便起到支撑和止血的作用。填塞物如为一般凡士林纱条，在鼻腔滞留时间一般不超过 48 小时。

（2）疑有鼻中隔血肿可穿刺抽吸确诊，鼻中隔血肿内的血块很难自行吸收，须早期手术切开清除，以免发生脓肿及软骨坏死。沿鼻中隔前缘做“L”形切口，切口要足够大，并放置橡皮引流片，以利彻底引流，必要时反复术腔冲洗或负压吸引。术后鼻腔填塞，以防复发。并使用足量抗生素。

（3）开放性鼻骨骨折，应争取一期完成清创缝合与鼻骨骨折的复位等。鼻中隔损伤出现偏曲、脱位等情况时，如鼻腔内复位不成功亦应做开放复位。对鼻骨粉碎性骨折，应视具体情况做切开固定（如局部缝合固定、金属板固定等），同时行鼻腔内填塞，时间应适当延长。鼻额筛眶复合体骨折多并发严重的颅脑损伤，以开放复位为宜。使用多个金属板分别对鼻骨及其周围断离的骨进行固定并用上鼻腔填压固定。

（4）鼻骨骨折复位后，尤其是开放复位或行鼻中隔切口后，应足量使用抗生素。

第三节 鼻窦骨折

鼻窦围绕在鼻腔周围，上邻颅脑，旁及眼眶，当颜面软组织发生挫伤或裂伤时，须考虑鼻窦发生骨折的可能，严重的鼻窦骨折可伴有脑部、眼部症状及严重的鼻出血。

鼻窦骨折以发生在上颌窦或额窦者多见，筛窦次之，蝶窦最少。前组鼻窦外伤多与颌面部创伤同时发生，后组鼻窦骨折多与颅底外伤同时存在，严重外伤所致的鼻窦骨折，常伴有颅面骨骨折。对这类骨折如能早期进行复位，效果较好。因鼻窦骨折所引起的移位皆由外力所致，并无肌拉力的作用，只需在复位后加以保护，即可在正常位置上愈合。

一、上颌窦骨折

（一）概述

上颌窦骨折多由外界暴力直接撞击引起，可发生在额突、眶下孔、内壁及上牙槽突等处，以前壁塌陷性骨折最常见。

（二）临床表现及诊断

此型骨折外伤早期由于软组织瘀血肿胀，面部畸形可不甚明显，肿胀消退可见明显面部塌陷。如上颌窦骨折和鼻骨、颧骨、上颌骨以及眶骨骨折联合出现可表现复视、呼吸道阻塞、咬合错位、颜面畸形等症状。

（三）治疗

（1）线性骨折或骨折间骨质无明显错位，仅上颌窦有积血，预计不会出现面部畸形者，无须外科治疗，予以抗感染、止血、鼻收敛剂滴鼻等。

（2）上颌窦骨折：①导致面部畸形者，应尽可能早期整复，一般要求在伤后 24 小时内进行，因超过此时限常有软组织肿胀，增加了操作难度。如错过早期整复时机，可待软组织肿胀基本消退后再予复位。②上颌窦前壁骨折内陷，可在下鼻道开窗或采用上颌窦根治术进路，用剥离子等金属器伸入窦内将骨折部分抬起复位，窦内填塞碘仿纱条以做固定。③上壁（眶底）骨折采用上颌窦根治术进路，用器械抬起骨折部分，窦内亦填塞碘仿纱条以做固定与支撑，约 1 周后经下鼻道窗口取出纱条。④下壁骨折即上牙槽突骨折，建议请口腔颌面外科医生进行复位固定处理，尽可能达到解剖复位。

二、额窦骨折

（一）概述

额窦骨折按骨折部位分为前壁骨折、后壁骨折、底部骨折和复合骨折，骨折以额窦前壁常见，骨折又可分为线型骨折、凹陷型骨折、粉碎型骨折 3 种。

（二）临床表现及诊断

其临床表现较为复杂，单纯额窦骨折主要引起鼻出血、额部肿胀或凹陷、眶上缘后移、眼球下移等，因额窦前壁有骨髓，前壁骨折时有继发骨髓炎的可能；鼻额筛眶复合体骨折，常并发鼻额管骨折、泪器损伤和视力障碍；额骨前后壁复合骨折时，常有脑膜损伤，可出现颅前窝积气、血肿或脑脊液鼻漏，有引起颅内严重感染的可能。

（三）治疗

根据伤情、临床表现并借助 X 线、CT 等影像学资料，尽早明确骨折类型，进行个性化处理，防止并发症的发生。

1. 单纯性线性骨折

无须外科治疗，仅以鼻收敛剂滴鼻保持鼻额管通畅，给予抗生素即可。前壁骨折额部塌陷，可沿眉弓切开，以剥离子进入额窦，挑起塌陷的骨片，使其复位。此法不成，可将窦底凿开，用鼻中隔分离器伸入窦内复位。缝合伤口，应用抗生素以预防骨髓炎。术后消毒鼻前孔，禁止擤鼻。

2. 复杂性骨折

应行常规外科清创，清除窦腔内异物、血块或游离的碎骨片，尽可能保留窦腔黏膜，为预防因鼻额管阻塞引起额窦黏液囊肿，应重建鼻额管通道，恢复额窦引流。临床上可根据实际情况，从额窦底放置一个硅胶扩张管至鼻腔，至完全愈合后取出。后壁凹陷性或粉碎型骨折者，应检查有无脑膜撕裂、脑脊液鼻漏，以便及时用筋膜或肌肉修补。须注意给予足量抗生素控制感染。

如同时伴有眶内或颅内损伤，应请相关科室会诊，根据病情轻重缓急，及时协同处理。

三、筛窦骨折

（一）概述

单独筛窦骨折少见，因筛骨水平板及筛顶均为颅前窝底的一部分，且骨质菲薄，与硬脑膜连接紧密，故筛窦骨折易伴发脑脊液漏；后组筛窦与视神经管毗邻，故外伤有可能损伤视神经；如果筛窦损伤累及筛前动脉，则会导致剧烈鼻出血。筛窦、额窦和眼眶在解剖上关系密切，外伤时常常同时受累，因此 Stran 称此处骨折为额筛眶复合体骨折。

（二）临床表现及诊断

其伤情复杂，常包括：①颅脑损伤，如颅底骨折、脑震荡、脑脊液鼻漏等。②鼻部损伤，可发生鼻额管损伤、鼻根部塌陷且扁平宽大（内眦间距在 40 mm 以上，国人正常值为 34 ~ 37 mm），额窦和筛窦骨折。③眼部损伤、泪器损伤、视神经管骨折，出现视力障碍，Marcus Gunn 瞳孔（即伤侧无直接对光反射，但间接对光反射存在）。

（三）治疗

单独发生筛窦骨折不影响功能者，一般不需手术处理。鼻额筛眶复合体骨折无视力障碍者可早期行骨折复位。如有眼球外伤、视力减退者应先行眼科急诊手术，然后择期骨折复位。因视神经管骨折所致的视力下降，应做视神经管减压术。出现严重鼻出血，鼻腔填塞无效者，应考虑筛前动脉破裂出血，需结扎筛前动脉。眶内血肿形成张力较高时，应及时开放筛窦或行眶内减压术，手术可经由鼻内窥镜下鼻腔进路或鼻外进路。如有脑脊液鼻漏发生，经保守治疗无效时，应行脑脊液鼻漏修补术。

四、蝶窦骨折

蝶窦骨折因其位于颅底中央的蝶骨体内，单独发生者罕见，多并发颅底骨折、后组筛窦骨折。蝶窦外侧壁因有颈内动脉管和视神经管，蝶窦骨折时可并发视神经管骨折导致的视神经损伤和颈内动脉破裂，导致视力下降和极其剧烈的大出血。若蝶窦顶壁骨折可累及蝶鞍内的脑垂体，发生创伤性尿崩症，并可出现脑脊液鼻漏或耳漏。因此，蝶窦骨折严重时常病情危重，应根据伤情轻重，依“先救命，后功能”的原则和神经外科、眼科等共同处理。

第四节　眶尖及视神经管骨折

一、概述

眶尖及视神经管骨折是在严重的闭合性颅脑外伤，尤在额部、眉弓部钝挫伤时，导致颅底、后组鼻窦骨折合并眶尖、视神经管骨折，造成视神经损伤。1890 年 Battle 首先提出此种视力丧失为视神经管骨折所致的视神经损伤。在颅脑外伤发病中 6% ~ 8% 的病例伴有视神经管骨折。本病若处理不及时，可使许多患者失去难得的治疗机会，甚至终身失明。

二、临床表现及诊断

患者有头面部外伤史，并出现相应的外伤症状，视力减退多在受伤时立即发生，少数视力可在伤后几小时减退或丧失。检查伤侧瞳孔无直接对光反射，但间接对光反射存在。眼底正常，但视神经盘在伤后不久即因萎缩而苍白，视野可有改变。常有伤侧鼻出血或脑脊液鼻漏。高分辨率 CT 薄层扫描可能观察到眶尖及视神经管骨折征，但未发现视神经管骨折征并不能排除视神经管骨折。

三、治疗

按急症及早行视神经管减压术。其适应证是：头面部外伤后视力下降，CT 检查发现视神经管骨折，应即时进行减压手术。如果未发现明显视神经管骨折，经大量糖皮质激素治疗 12 小时以上，视力无改善者亦应行视神经管减压术。

1. 视神经管减压术

（1）鼻内窥镜经筛窦、蝶窦探查视神经管减压术：一般在全身麻醉下进行，打开筛泡、中鼻甲基板、后组筛窦和蝶窦前壁，暴露纸板后部及蝶窦外侧壁，使其尽量在一个平面，此时多可见到后筛骨折、瘀血，纸板及蝶窦外侧壁骨折，上述过程一般出血甚少，解剖标志清楚，较易完成。寻找视神经管隆突和颈内动脉隆起，电钻磨薄视神经管内侧壁，并间断用生理盐水冲洗术腔，以防止电灼热损伤视神经，用骨翘小心祛除纸板后部和视神经管内侧壁全长 1/3 ~ 1/2 周径，祛除骨质时不应将视神经作为骨翘的支撑物，注意清理术腔及视神经周围的骨折碎片和血肿，切开视神经鞘膜时，应避开视神经下方的眼动脉，同时切开总腱环。在开放的管段视神经内侧松松放置庆大霉素和地塞米松吸收性明胶海绵，术腔填塞凡士林纱条。

（2）鼻外筛蝶窦进路（眶内进路）视神经管减压术：先完成鼻外筛窦开放术，剥离眶内侧壁，暴露筛前动脉和筛后动脉，沿其连线向后分离，距内眦 4.5 ~ 5.0 cm 处即可见视神经孔内侧缘的隆起部，在手术显微镜下祛除骨折碎片，尽量祛除视神经管内侧壁全长 1/3 ~ 1/2 周径。切开视神经鞘膜，并切开总腱环，放置庆大霉素和地塞米松吸收性明胶海绵填塞术腔，充分止血后分层缝合。

（3）两种手术进路优缺点：经鼻外筛蝶窦进路视神经管减压术是临床上常用的手术进路，视野较大，进路直接，解剖标志清楚，筛前筛后神经血管管束和视神经眶口几乎位于一直线上，分离眶骨膜后很容易找到视神经眶口，定位视神经眶口较准确。但是，该进路相对需切除的组织多，如纸样板、泪骨、上颌骨额突、鼻骨等，术中出血多，术后面部遗留瘢痕，手术时间长。鼻内窥镜下的视神经管减压术，术中很少损伤筛前筛后动脉，术中出血明显减少，术中较小范围切除纸样板和筛蝶窦，手术时间短，进路直接，面部不留瘢痕，但要求术者熟练掌握鼻内窥镜操作，要求患者术前 CT 显示蝶窦、后组筛窦发育要好，无骨质增生。客观来说，上述两种手术进路为不同的患者和术者提供了更为适合个性化的选择，但最终的治疗效果，还是取决于视神经损伤的类型、患者视力丧失程度、手术时间及视神经管减压术的正确应用。

目前认为，两种手术进路的手术效果还未表现出明显的差别，但经鼻内窥镜鼻内筛蝶窦进路视神经管减压术因其损伤小、出血少、手术时间短，可在具有熟练内窥镜技术的基础上更多选择性地应用。

（4）手术效果的相关影响因素：视力损害出现的早晚对于判定视神经损伤的程度、手术适应证的选择及预后相当重要。一般说来，外伤后立即失明，通常表示视神经严重撕裂伤、挫伤，甚至部分或全部断裂，手术减压多无效，而对于外伤后有视力（即使有短暂的视力）或外伤后视力逐渐下降，一般表示视神经未完全损伤，可能为视神经的震荡伤、视神经周围及鞘内血肿、视神经管变形或骨折碎片对视神经的压迫、视神经水肿、视神经血液循环障碍等病理改变，这时有必要立即进行视神经管减压术，以解除视神经管或鞘膜对水肿视神经的压迫，同时可解除骨折碎片、视神经周围血肿对视神经的压迫，这种病例通常可获得较好的治疗效果。但在临床实际工作中，因患者受伤后常常出现昏迷、面部肿胀瘀血等症状，此时全力抢救患者生命，往往需待患者清醒、面部眼睑消肿后才发现视力丧失，给判定视力损害出现的早晚带来了困难。

现有研究认为，外伤后立即失明，损伤时间较长和闪光视觉诱发电位（FVEP）检查无波形出现的患者无手术指征。

2. 其他治疗

手术前后均应使用糖皮质激素、抗生素、神经营养剂，并可在手术后酌情使用促进微循环药物，以及辅以高压氧治疗。

第五节　脑脊液鼻漏

一、概述

脑脊液鼻漏可分为外伤性脑脊液鼻漏和非外伤性脑脊液鼻漏，外伤性脑脊液鼻漏可分为急性和迟发性两类，迟发性脑脊液鼻漏可发生在伤后或手术后6天至数年，非外伤性脑脊液鼻漏较为少见，常因肿瘤或脑积水等因素所致。脑脊液鼻漏若长期不能治愈，必将并发化脓性脑膜炎而危及生命，因此，脑脊液鼻漏应早期诊断并给予积极治疗。

二、临床表现及诊断

1. 临床特征

脑脊液鼻漏以外伤性最常见，占2/3以上。据统计，颅脑外伤病例中2%伴有脑脊液鼻漏，颅底骨折的病例中5%伴有脑脊液鼻漏。发生频率最高的是颅前窝骨折所致的脑脊液鼻漏。鼻窦或颅底手术也为常见原因。

2. 诊断要点

（1）有明确的外伤或鼻-颅底手术史。

（2）清水样或者淡红色鼻漏液，鼻漏液滴在纸上即化开，无黏性。

（3）有时可见颅前窝骨折的相关体征如“熊猫眼”。

（4）鼻漏液葡萄糖定量检查，其含量超过1.7 mmol/L即可确诊。

但瘘孔定位诊断较为困难。一般可采用以下方法：鼻内镜检查法，粉剂冲刷法，棉片法，椎管内注药法，CT鼻-颅底薄层扫描和MRI水成像。

三、治疗

1. 脑脊液鼻漏的治疗原则

（1）外伤后早期出现的脑脊液鼻漏以非手术治疗为主，若保守治疗3~4周无效可手术治疗。

（2）病情重或者有明显颅内感染及脑水肿时，需待病情缓解、急性炎症控制或消失后再行手术。

（3）在治疗原发病如脑瘤、脑膜-脑膨出或因开放性颅脑损伤或颅内血肿并发脑脊液鼻漏者，可在治疗原发病之后或同时修补鼻漏。

（4）迟发性或者复发性脑脊液鼻漏应尽早手术。

2. 保守治疗

外伤性脑脊液鼻漏大部分可经保守治疗而愈，其常用的方法有：①静卧，保持半坐位，避免用力咳嗽、擤鼻，防止便秘。②使用降低颅内压的药物，常用20%甘露醇125~250 mL快速静脉滴注，每8小时一次。③漏孔在筛骨筛板、流量较少的脑脊液鼻漏，可在表面麻醉下，用鼻内镜确定漏孔部位后，用卷棉子蘸少许20%硝酸银在鼻内镜下涂于漏孔边缘的黏膜上，刺激形成新的创面，促进愈合。④全身使用能透过血脑屏障的抗生素，如青霉素、氯霉素、磺胺等，如哌拉西林他唑巴坦钠4.5 g，每日2次。⑤必要时做腰椎穿刺留置脑脊液引流管降低颅内压。

3. 手术治疗

脑脊液鼻漏的手术治疗主要是手术修补，分为颅内法和颅外法。颅内法由神经外科医师开颅进行修补，创伤较大，现多用于颅脑外伤清创止血当时修复，或用于颅底肿瘤手术后修复重建。颅外法又分为鼻内法和鼻外法，传统的颅外法难以修补部位深在的复杂型脑脊液鼻漏，且创伤较大，脸上留有瘢痕，现多用于额窦脑脊液鼻漏的修补。目前多使用鼻内镜手术修补脑脊液鼻漏，国内文献报道经鼻内镜手术修补脑脊液鼻漏的病例已有逾千例，一次手术修补成功率在90%以上。应用鼻内镜手术修补脑脊液鼻漏，具有创伤小、成功率高、并发症少等优点，已得到国内外医学界同行的广泛认同。

（1）经鼻内镜修补脑脊液鼻漏的手术适应证：①筛顶、筛板、蝶窦及部分额窦底后壁的脑脊液鼻漏。②外伤性脑脊液鼻漏经非手术治疗无效。③自发性脑脊液鼻漏及部分外伤后迟发性脑脊液鼻漏。④医源性脑脊液鼻漏在术中发现或术后发现经非手术治疗无效。⑤排除严重颅内创伤、出血、感染，全身情况稳定能接受全身麻醉手术。

（2）手术径路选择：术前仔细阅读CT（鼻-颅底薄层扫描）或者MRI水成像，同时结合鼻内镜检查确定颅底大致缺损位置，根据缺损部位的特点选择不同的手术径路。Messerkinger手术径路适用于来源于嗅裂和中鼻道的脑脊液鼻漏或者术前明确筛顶筛板有骨质破坏的患者。Wigand手术径路适用于蝶窦鞍区的脑脊液鼻漏，即直接经鼻开放蝶窦的方法。

（3）鼻内镜下漏口定位和漏口处理：首先根据影像学资料开放筛窦或者蝶窦，在开放筛窦、蝶窦的同时寻找漏口，最后明确漏口位置。判断漏口的方法是：①漏口位置的鼻窦黏膜多呈高度水肿，呈灰白色，可帮助探查。②如果术中发现微量可疑漏出液，可用细管吸引器边吸引边仔细观察，若见线状液体流动，可确定脑脊液鼻漏存在，再根据流出部位寻找漏口。处理漏口时要充分开放漏口周围气房，探查漏口情况，刮出漏口中的肉芽及碎骨片，创造新的创面。在必要时用电凝止血。对位于蝶窦侧壁的脑脊液鼻漏，处理漏口时要特别注意避免损伤重要解剖结构。

（4）修补材料的选择：对于较小的漏口（直径小于5 mm）可选择高分子材料或自体脂肪、肌筋膜及鼻黏膜修补，再用生物胶和吸收性明胶海绵，然后用膨胀海绵填塞鼻窦鼻腔；对于较大的漏口（直径大于10 mm）宜用大块的阔筋膜并同时用生物蛋白胶。

（5）术后处理：①全身大剂量使用能透过血脑屏障的抗生素（如哌拉西林他唑巴坦钠4.5 g，每日2次）至少10～14天，至鼻腔内纱条抽完为宜，以控制或预防颅内感染。必要时腰椎穿刺置管引流降低颅内压。②术后最初数天患者取半坐卧位，防止咳嗽、便秘。③应用脱水剂，如静脉输入20%甘露醇250 mL，每日2次，慎用糖皮质激素。④鼻腔填塞物可于10～14天后取出。

第十一章

外鼻及鼻前庭疾病

第一节　鼻前庭炎

鼻前庭炎是鼻前庭皮肤的弥漫性炎症，可分为急性和慢性两种。

一、病因

最常见的鼻分泌物增多，如急慢性鼻炎、鼻窦炎、变应性鼻炎、鼻腔及鼻窦特异性感染、鼻腔异物感染等，反复刺激鼻前庭皮肤引起炎症。肿瘤坏死可以并发鼻前庭炎。长期有害粉尘刺激，挖鼻或摩擦鼻前庭等不良习惯也是常见病因。

二、临床表现

急性期，鼻前庭处疼痛明显，检查见鼻前庭内及其与上唇交界处皮肤弥漫性红肿，或有皲裂及浅表糜烂，鼻毛上附有黏脓痂块。前鼻镜检查时患者感鼻前庭处疼痛而畏惧检查。慢性期，感鼻前庭发热、干痒等不适，检查见鼻前庭鼻毛稀少，局部皮肤增厚，可有痂皮形成。

三、诊断及鉴别诊断

根据临床表现，诊断不困难。临床上常需与鼻前庭湿疹鉴别，后者多为全身湿疹的局部表现，瘙痒较剧烈，常见于易感或过敏体质儿童。

四、治疗

（1）去除病因。治疗鼻腔及鼻窦疾病，避免有害粉尘的刺激，改正不良挖鼻习惯。

（2）急性者可用抗生素软膏外涂，可以考虑局部湿热敷和局部理疗，酌情全身应用抗生素。

（3）慢性者可先用生理盐水清洗，除去结痂，局部涂抗生素软膏。皮肤糜烂和皲裂处先用10%～20%硝酸银烧灼，再涂以抗生素软膏。

第二节　鼻疖

鼻疖是鼻前庭、鼻尖和鼻翼的毛囊、皮脂腺或汗腺的局限性急性化脓性炎症，以鼻前庭最为常见。

一、病因

拔鼻毛或外伤、挖鼻致鼻前庭或外鼻皮肤附属器损伤，继发细菌感染，最常见的致病菌是金黄色葡萄球菌。全身抵抗力下降者（糖尿病、放化疗患者），鼻疖常常继发于慢性鼻前庭炎。

二、临床表现

表现为鼻前庭、鼻尖或鼻翼处红、肿、热、痛等化脓性炎症，一般局限在一侧，可伴有低热和全身不适。随着病情发展，出现自发性疼痛，日益加重。检查时见一侧鼻前庭内有隆起，周围浸润明显，伴有红、肿、热、痛的红色硬结。疖肿成熟后，顶部出现黄色脓点，溃破则流出脓液（偶可见多个脓头）。炎症可逐渐消退结痂而愈。病重者可引起鼻翼或鼻尖部软骨炎，上唇及颊部蜂窝织炎。由于面部静脉无瓣膜，血液可双向流动。鼻疖如被挤压，感染可由小静脉、面静脉，眼上、眼下静脉逆行向上直达海绵窦，形成海绵窦血栓性静脉炎，其临床表现为寒战、高热、头痛剧烈、患侧眼睑及结膜水肿、眼球突出固定、视盘水肿甚至失明，严重者危及生命。另外，还可并发眼眶蜂窝织炎、颅内感染。

三、诊断及鉴别诊断

可以根据临床表现诊断。临床上须与鼻部丹毒鉴别。丹毒造成的皮肤红肿斑片，扩延迅速，与邻近正常皮肤之间的界限十分清楚，是其特征性的表现。致病菌为乙型溶血性链球菌。当外鼻面颊部受挤时，则呈典型的蝴蝶状外观。鼻部丹毒患者一般常无鼻内症状，临床上不难鉴别。

四、治疗

1. 治疗原则

严禁挤压，控制感染，预防并发症。

2. 局部治疗

（1）疖未成熟者：以消炎止痛为主，局部热敷、超短波、红外线照射，患处涂以抗生素软膏或10%鱼石脂软膏。

（2）疖已成熟者：可待自然穿破或促其破溃排脓，可用碘酊消毒后以锋利尖刀将脓头表面轻轻挑破，可吸出脓液，脓液送细菌培养与药敏试验。切开时不可切及周围浸润部分，严禁挤压。

（3）疖破溃者：局部消毒清洁，促进引流，使用抗生素软膏保护伤口不使其结痂。

3. 全身治疗

适当注意休息，多饮水，通大便。包括酌情使用抗生素，适当使用镇痛剂。慢性病例和屡发者应排除糖尿病，并加强营养和锻炼。放化疗导致白细胞减少者，可以应用升高白细胞药物。中医中药治疗以消炎、解毒、消肿为主，可用五味消毒饮等清热解毒剂。

4. 并发海绵窦血栓性静脉炎

必须住院，给予足量、有效抗生素治疗。

第三节　鼻前庭湿疹

鼻前庭湿疹是发生在鼻前庭的一种皮肤损害，可蔓延至鼻翼、鼻尖及上唇等处皮肤，表现为皮肤粗糙、鳞屑、干痂，瘙痒较剧，多见于儿童，可分为急性和慢性两类。

一、病因

湿疹病因复杂，一般认为与变态反应有关。慢性感染灶如慢性鼻炎、慢性鼻窦炎、变态反应性鼻炎、内分泌及代谢失调、神经精神因素、遗传因素、食物、吸入物、多种化学物质都可能与鼻前庭湿疹发病有关。鼻前庭湿疹可由面部湿疹蔓延而来或是全身湿疹的局部表现。变态反应体质的儿童，可因进食某种食物或乳品而诱发本病。

二、临床表现

（1）急性湿疹以局部渗出、瘙痒及烧灼感为主要症状，并发感染时炎症明显，可有脓液渗出或脓疱形成。

（2）慢性湿疹表现为明显鼻瘙痒，患儿经常以手挖鼻。检查见鼻前庭皮肤增厚、浸润或皲裂，表面粗糙，覆以少许糠秕鳞屑，或因抓破而结痂，境界一般清楚，病变大多局限。

三、诊断

主要根据病史、皮疹形态及病程诊断。应注意与鼻前庭炎相鉴别。急性鼻前庭炎以局部红肿、疼痛为主要表现，瘙痒症状较轻，但湿疹并发有炎症时不易鉴别。

四、治疗

1. 全身治疗

尽可能找到病因，如有相关的全身或局部变态反应疾病应及时治疗。抗组胺药物，尽可能疾病初期使用效果好。目前以苯海拉明、氯苯那敏等为代表的抗组胺药物因具有中枢神经抑制作用而逐渐被无镇静作用的新一代抗组胺药物所取代。常用药物是氯雷他定、西替利嗪，具有抗炎及抗过敏双重作用的地氯雷他定、左旋西替利嗪效果更好。也可使用10%葡萄糖酸钙10 mL缓慢静脉注射，每日1次。

2. 局部治疗

急性湿疹有渗出者，以3%硼酸或0.1%乳酸依沙吖啶溶液冷湿敷，鼻用糖皮质激素和鼻内局部用的抗组胺药物亦可使用；无明显渗出者，可选用炉甘石洗剂或氧化锌油外涂。慢性湿疹，以含有糖皮质激素的软膏剂型为主。皮损肥厚时用曲安西龙尿素霜。当湿疹继发感染时，选用含抗细菌、抗真菌药及糖皮质激素的混合霜（膏）剂外用，必要时选用有效抗生素全身应用。

第四节　酒渣鼻

酒渣鼻是一种发生在颜面中部以外鼻为中心的慢性皮肤损害，表现皮肤潮红、毛细血管扩张及丘疹、脓疱鼻赘。多见于中年人。

一、病因

病因不十分明确，毛囊蠕形螨感染是引起本病的病因之一。皮脂增生，内分泌紊乱，毛细血管扩张，便秘，饮酒，消化功能紊乱等也是其重要诱发原因。近年认为幽门螺杆菌在酒渣鼻的发病机制中扮演了重要角色，其伴随产生的细胞毒素和细胞因子在酒渣鼻的发生和发展中起着重要作用，通过根除幽门螺杆菌感染可减轻或治愈酒渣鼻患者。

二、临床表现

临床上分为三期，各期之间界限不明显。

1. 红斑期

颜面中部（眉间、鼻部、两颊、颜面）皮肤潮红，皮脂腺开口扩大，分泌物增加，使皮肤呈油光状，进食辛辣食物或情绪激动后红斑尤为明显。

2. 丘疹脓疱期

红斑基础上成批出现痤疮样丘疹，脓疮，但无粉刺形成。毛细血管扩张明显，纵横交错，日久皮肤渐增厚呈橘皮样。

3. 鼻赘期

鼻部皮脂腺增大、结缔组织增生使鼻尖肥大，形成大小不等的结节状隆起，称为鼻赘。其表面凹凸不平，挤压有白色黏稠皮脂腺分泌物溢出，毛细血管明显扩张。

三、诊断

根据典型临床表现诊断不难。需与寻常痤疮，面部长期使用含氟糖皮质激素导致的毛细血管扩张及口周皮炎鉴别。

四、治疗

（1）去除病因，避免各种刺激，忌饮酒及进食辛辣食物；注意纠正胃肠功能，调整内分泌。

（2）外用药物治疗。局部外用1%甲硝唑霜、抗生素制剂、复方硫黄洗剂或5%硫黄霜。

（3）内服药物治疗。甲硝唑或替硝唑可用于患者，同时对Hp感染者有效；炎症明显或丘疹、脓疱较多者可用四环素或红霉素。中医疗法宜清热凉血、活血化瘀。

（4）物理治疗。红斑期可用固体脉冲激光照射，丘疹脓疱期可做紫外线照射，对毛细血管扩张者激光治疗效果好。

（5）手术治疗。对鼻赘期可行酒渣鼻鼻赘美容切割术。

第十二章

鼻腔炎性疾病

第一节　急性鼻炎

急性鼻炎是鼻黏膜急性病毒感染性炎症，多称为“伤风”或“感冒”，但与流行性感冒有别，故又称为普通感冒。常延及鼻窦或咽部，传染性强，多发于秋冬季气候变换之际。

一、概述

1. 致病原因

此病先系病毒所致，后继发细菌感染，亦有认为少数病例由支原体引起。在流行季节，鼻病毒在秋季和春季最为流行，而冠状病毒常见于冬季。至于继发感染的细菌，常见者为溶血性或非溶血性链球菌、肺炎双球菌、葡萄球菌、流行性感冒杆菌及卡他球菌。这些细菌常无害寄生于人体的鼻腔或鼻咽部，当受到病毒感染后，局部防御力减弱，同时全身抵抗力亦减退，使这些病菌易侵入黏膜而引起病变。

2. 常见诱因

（1）身体过劳，烟酒过度以及营养不良或患有全身疾病，常致身体抵抗力减弱而患此病。

（2）受凉受湿后，皮肤及呼吸道黏膜局部缺血，如时间过久，局部抵抗力减弱，于是病毒、细菌乘机侵入而发病。

（3）鼻部疾病如鼻中隔偏曲、慢性鼻咽炎、慢性鼻窦炎、鼻息肉等，均为急性鼻炎诱因。

（4）患腺样体炎或扁桃体炎者。

（5）其他：鼻部因职业关系常受刺激，如磨粉、制皮、烟厂工人易患此病；受化学药品如碘、溴、氯、氨等刺激；或在战争时遭受过毒气袭击，亦可发生类似急性鼻炎的症状。一次伤风之后，有短暂免疫期，一般仅1个月左右，故易得病者，常在1年之中有数次感冒。

二、临床表现

为一种单纯炎症变化，当病变开始时，因鼻黏膜血管痉挛，局部缺血，腺体分泌减少继而发生反射性神经兴奋作用，很快使黏膜中血管和淋巴管扩张，腺体及杯状细胞扩大，黏膜水肿，分泌物增多而稀薄似水，黏膜中有单核细胞及多形核白细胞浸润。此后，白细胞浸润加重，大量渗出黏膜表面，上皮细胞和纤毛坏死脱落，鼻分泌物渐成黏液脓性或脓性。若无并发症，炎症逐渐恢复，水肿消除，血管已不扩张，表皮细胞增殖，在2周内即恢复至正常状态。

三、症状

1. 潜伏期

一般于感染后1～3天有鼻腔内不适、全身不适及食欲减退等。

2. 初期

开始有鼻内和鼻咽部瘙痒及干燥感，频发喷嚏，并有畏寒、头胀、食欲减退和全身乏力等。鼻腔检查可见黏膜潮红，但较干燥。

3. 中期

初期持续 2 周后，出现鼻塞，流出多量水样鼻涕，常伴有咽部疼痛、发热；发热因人而异，体温一般在 37 ~38 ℃，小儿多有高热，体温可达 39 ℃以上。同时头重头痛，头皮部有痛觉过敏，还有四肢酸软等。此期持续 1 ~2 天。鼻腔检查可见黏膜高度红肿，鼻道分泌物较多，为黏脓性。

4. 晚期

鼻塞更重，甚至完全用口呼吸，鼻涕变为黏液脓性或纯脓性。如鼻窦受累，则头痛剧烈，鼻涕量亦多。若侵及咽鼓管，则有耳鸣及听力减退等。炎症常易向下蔓延，致有咽喉疼痛及咳嗽。此时检查可见下鼻甲红肿如前，但鼻道内有多量脓涕。此期持续 3 ~5 天，若无并发症，鼻塞减退，鼻涕减少，逐渐恢复正常。但一般易并发鼻窦炎及咽、喉及气管等部位化脓性炎症，使流脓涕、咳嗽及咳痰等拖延日久。

5. 免疫期

一般在炎症消退后可有 1 个月左右的免疫期，之后免疫力迅速消失。

四、诊断与鉴别诊断

根据患者病史及鼻部检查，不难确定诊断，但应注意是否为其他传染病的前驱症状。此病应与急性鼻窦炎、鼻部白喉及变态反应性鼻炎相鉴别。

1. 急性鼻窦炎

多位于一侧，白细胞增多，局部疼痛和压痛，前鼻孔镜检有典型发现。

2. 变态反应性鼻炎

有变态反应发作史，无发热，鼻黏膜肿胀苍白，分泌物呈清水样，其中嗜酸性粒细胞增多。

3. 鼻白喉

具有类似症状，但鼻腔内常流血液，且有假膜形成，不难鉴别。

五、治疗

以支持和对症治疗为主，同时注意预防并发症。

（一）全身治疗

（1）休息、保暖，发热患者需卧床休息，进高热量的饮食，多饮水，使大小便通畅，以排出毒素。

（2）发汗疗法。①生姜、红糖、葱白煎汤热服。②解热镇痛药：复方阿司匹林 1 ~2 片，每日 3 次，阿司匹林 0.3 ~0.5 g，每日 3 次或克感敏 1 ~2 片，每日 3 次等。

（3）中西合成药，如板蓝根冲剂、吗啉胍等。

（4）并发细菌感染或有并发症可疑时，应用磺胺类及抗生素。

（二）局部治疗

（1）对鼻塞者可用 1% 麻黄碱液滴鼻或喷雾，使黏膜消肿，以利引流。对儿童用药须使用低浓度（0.5%）。

（2）针刺迎香、上星、神庭、合谷穴。

（3）急性鼻炎中期，应提倡正确的擤鼻法，切忌用力擤鼻，否则可引起中耳炎或鼻窦炎。

六、预防

患急性鼻炎后，可以产生短期免疫力，1 个月左右后可以再发病，应特别注意预防。预防原则为增强抵抗力、避免传染和加强治疗等几方面。

1. 增强机体抵抗力

经常锻炼身体，提倡冷水洗脸、冷水浴、日光浴，注意劳逸结合与调节饮食，节制烟酒。由于致病病毒种类繁多，而且相互间无交叉免疫，故目前尚无理想的疫苗用于接种。在小儿要供以足够的维生素A、维生素C等，在流行期间，可采用丙种球蛋白或胎盘球蛋白或流感疫苗，有增强抵抗力以及一定的预防感冒之效。

2. 避免传染

患者要卧床休息，可以减少互相传染。应养成打喷嚏及咳嗽时用手帕盖住口鼻的习惯。患者外出时要戴口罩，尽量不去公共场所。流行期间公共场所要适当消毒等。

3. 加强治疗

积极治疗上呼吸道病灶性疾病，如鼻中隔偏曲、慢性鼻窦炎等。

第二节　慢性鼻炎

慢性鼻炎是鼻黏膜和黏膜下层的慢性炎症。临床表现以黏膜肿胀、分泌物增多、无明确致病微生物感染、病程持续4周以上或反复发作为特征，是耳鼻咽喉科的常见病、多发病，也可为全身疾病的局部表现。按照现代观点，慢性炎症反应是体液和细胞介导的免疫机制的表达，依其病理和功能紊乱程度，可分为慢性单纯性鼻炎和慢性肥厚性鼻炎，二者病因相同，且后者多由前者发展而来，病理组织学上没有绝对的界限，常有过渡型存在。

一、概述

（一）病因

慢性鼻炎病因不明，常与下列因素有关。

1. 全身因素

（1）常为一些全身疾病的局部表现。如贫血，结核，糖尿病，风湿病以及慢性心、肝、肾疾病等，均可引起鼻黏膜长期瘀血或反射性充血。

（2）营养不良。维生素A、维生素C缺乏，烟酒过度等，可使鼻黏膜血管舒缩功能发生障碍或黏膜肥厚，腺体萎缩。

（3）内分泌失调。如甲状腺功能低下可引起鼻黏膜黏液性水肿；月经前期和妊娠期鼻黏膜可发生充血、肿胀，少数可引起鼻黏膜肥厚。同等的条件下，青年女性慢性鼻炎的发病率高于男性，考虑可能与机体内性激素水平尤其是雌激素水平增高有关。

2. 局部因素

（1）急性鼻炎的反复发作或治疗不彻底，演变为慢性鼻炎。

（2）鼻腔或鼻窦慢性炎症可使鼻黏膜长期受到脓性分泌物的刺激，促使慢性鼻炎发生。

（3）慢性扁桃体炎及增殖体肥大，邻近感染病灶的影响。

（4）鼻中隔偏曲或棘突时，鼻腔狭窄妨碍鼻腔通气引流，以致易反复发生炎症。

（5）局部应用药物：长期滴用血管收缩剂，引起黏膜舒缩功能障碍，血管扩张，黏膜肿胀。丁卡因、利多卡因等局部麻醉药，可损害鼻黏膜纤毛的传输功能。

3. 职业及环境因素

由于职业或生活环境中长期接触各种粉尘如煤、岩石、水泥、面粉、石灰等，各种化学物质及刺激性气体如二氧化硫、甲醛及酒精等，均可引起慢性鼻炎。环境温度和湿度的急剧变化也可导致本病。

4. 其他

（1）免疫功能异常：慢性鼻炎患者存在局部免疫功能异常，鼻塞可妨碍局部抗体的产生，从而减弱上呼吸道抗感染的能力。此外，全身免疫功能低下，鼻炎容易反复发作。

（2）不良习惯：烟酒嗜好容易损伤鼻黏膜的纤毛功能。

（3）过敏因素：与儿童慢性鼻炎关系密切，随年龄增长，过敏因素对慢性鼻炎的影响逐渐减少。

（二）病理

慢性单纯性鼻炎鼻黏膜深层动脉和静脉，特别是下鼻甲的海绵状血窦呈慢性扩张，通透性增加，血管和腺体周围有以淋巴细胞和浆细胞为主的炎细胞浸润，黏液腺功能活跃，分泌增加。而慢性肥厚性鼻炎，早期表现为黏膜固有层动、静脉扩张，静脉和淋巴管周围淋巴细胞和浆细胞浸润。静脉和淋巴管回流障碍，静脉通透性增加，黏膜固有层水肿；晚期发展为黏膜、黏膜下层，甚至骨膜和骨的局限性或弥漫性纤维组织增生、肥厚，下鼻甲最明显，其前、后端和下缘可呈结节状、桑葚状或分叶状肥厚，或发生息肉样变，中鼻甲前端和鼻中隔黏膜也可发生。慢性单纯性鼻炎和慢性肥厚性鼻炎二者病因基本相似，病理学上并无明确的界限，且常有过渡型存在，后者常由前者发展、转化而来，但二者临床表现不同，治疗上也有区别。

鼻黏膜的肿胀程度和黏液分泌受自主神经的影响，交感神经系统通过调节容量血管的阻力而调节鼻黏膜的血流，副交感神经系统通过调节毛细血管而调节鼻黏膜的血容量。交感神经兴奋时，鼻黏膜血管阻力增加，进入鼻黏膜的血流减少，导致鼻黏膜收缩，鼻腔脉管系统的交感神经兴奋性部分受颈动脉、主动脉化学感受器感受 CO_2 的压力影响。副交感神经兴奋导致毛细血管扩张，鼻黏膜充血、肿胀，翼管神经由源自岩浅大神经的副交感神经和源自岩深神经的交感神经构成，分布于鼻腔鼻窦的黏膜，支配鼻腔鼻窦黏膜的血液供应，影响鼻黏膜的收缩和舒张。

鼻腔感受气流的敏感受体主要位于双侧下鼻甲，这些受体对温度敏感，故临床上有时用薄荷醇治疗鼻塞，这也是下鼻甲切除术后鼻阻力与患者的自觉症状不相符合的原因所在。此外，下鼻甲前部也是组成鼻瓣区的重要结构，鼻瓣区是鼻腔最狭窄的区域，占鼻阻力的50%，下鼻甲前端的处理对鼻塞的改善具有重要作用。

二、临床表现

1. 鼻塞

鼻塞是慢性鼻炎的主要症状。单纯性鼻炎引起的鼻塞呈间歇性和交替性，平卧时较重，侧卧时下侧较重。平卧时鼻黏膜肿胀似与颈内静脉压力有关，斜坡位与水平位呈20°时，静脉压几乎等于0，<20°时静脉压相应增加，静脉压增加对健康的鼻黏膜无太大影响，但患有鼻炎者则可引起明显的鼻塞症状。侧卧时下侧的鼻腔与同侧邻近的肩臂的自主神经系统有反射性联系。安静时鼻塞加重，劳动时减轻，是因为劳动时交感神经兴奋，鼻黏膜收缩所致。此外，慢性鼻炎患者鼻黏膜较正常鼻黏膜敏感，轻微的刺激使可引起明显的反应而出现鼻塞症状。肥厚性鼻炎的主要症状也为鼻塞，但程度较重，呈持续性，轻重不一，单侧阻塞或两侧阻塞均可发生。鼻黏膜肥厚、增生，呈黯红色，表面不平，呈结节状或桑葚样，有时鼻甲骨也肥大、增生，舒缩度较小，故两侧交替性鼻塞并不常见，严重时，患者张口呼吸，严重影响患者的睡眠。

2. 嗅觉障碍

慢性鼻炎对嗅觉的影响较小，鼻黏膜肿胀严重阻塞嗅裂或中下鼻甲肿大使鼻腔呼吸气流减少可以引起呼吸性嗅觉减退或缺失；若长期阻塞嗅区，嗅区黏膜挤压致嗅区黏膜上皮退化或并发嗅神经炎时，则有感觉性嗅觉减退或缺失。

3. 鼻涕

单纯性鼻炎鼻涕相对较多，多为黏液性，继发感染时可为黏脓性或脓性。肥厚性鼻炎鼻涕相对较少，为黏液性或黏脓性。

4. 头痛

鼻黏膜肿胀堵塞窦口可以引起负压性头痛；鼻黏膜发炎时鼻黏膜的痛阈降低，如挤压鼻黏膜常可引起反射性头痛。此外，若中鼻甲肥大挤压鼻中隔，由于接触处的后方吸气时负压较高，使其黏膜水肿及形成瘀斑，这些局部改变对于敏感的人则可引起血管扩张性头痛。

5. 闭塞性鼻音

慢性鼻炎由于鼻黏膜弥漫性肿胀，鼻腔的有效横截面积明显减小，患者发音时呈现闭塞性鼻音。

6. 其他

（1）影响鼻窦的引流功能，继发鼻窦炎：慢性鼻炎时鼻黏膜弥漫性肿胀，特别是中下鼻甲肥大对鼻窦的通气引流功能具有重要影响。中鼻甲是窦口鼻道复合体中重要的组成部分，首先中鼻甲位于鼻腔的正中位、窦口鼻道复合体的前部，像一个天然屏障保护着中鼻道及各个窦口，鼻腔呼吸的气流首先冲击中鼻甲；此外，中鼻甲存在丰富的腺体，是鼻腔分泌型抗体的主要来源，因此中鼻甲病变影响窦口的通气引流，继发鼻窦炎。此外，下鼻甲肥大不仅影响鼻腔的通气，而且可以造成中鼻道的狭窄，影响鼻窦的通气引流，继发鼻窦炎。

（2）继发周围炎症：鼻涕流向鼻咽部可继发咽喉炎；若鼻涕从前鼻孔流出，可造成鼻前庭炎。若下鼻甲前端肥大明显可阻塞鼻额管，造成溢泪及泪囊炎；若后端肥大明显；突向鼻咽部影响咽鼓管咽口，可造成中耳炎。

7. 检查

慢性单纯性鼻炎双侧下鼻甲肿胀，呈黯红色，表面光滑、湿润，探针触诊下鼻甲黏膜柔软而富有弹性，轻压时有凹陷，探针移去后立即恢复；鼻黏膜对血管收缩剂敏感，滴用后下鼻甲肿胀即消退；鼻底、下鼻道或总鼻道内有黏稠的黏液性鼻涕聚集，总鼻道内常有黏液丝牵挂。而慢性肥厚性鼻炎鼻黏膜增生、肥厚，呈黯红色和淡紫红色，下鼻甲肿大，阻塞鼻腔，黏膜肥厚，表面不平，呈结节状或桑葚状，触诊有硬实感，不易出现凹陷，或虽有凹陷，但不立即恢复，黏膜对1%麻黄碱棉片收缩反应差。

三、诊断及鉴别诊断

依据症状、鼻镜检查及鼻黏膜对麻黄碱等药物的反应，诊断并不困难，但应注意与结构性鼻炎伴慢性鼻炎者相鉴别。鼻内镜检查及鼻窦CT能全面了解鼻腔鼻窦的结构及有无解剖变异和鼻窦炎。全面衡量结构、功能与症状的关系，正确判断病因及病变的部位，治疗才能取得较好的效果。

慢性单纯性鼻炎和慢性肥厚性鼻炎鉴别要点，见表12-1。

表12-1　慢性单纯性鼻炎和慢性肥厚性鼻炎鉴别要点

项目	慢性单纯性鼻炎	慢性肥厚性鼻炎
鼻塞	间歇性（冬季、夜间、静坐时明显，夏季、白天、运动时减轻或消失），两侧交替性	持续性
鼻涕	略多，黏液性	多，黏液性或黏脓性，不易擤出
味觉减退	不明显	可有
闭塞性鼻音	无	有
头痛、头昏	可有	常有
咽干、耳闭塞感	无	可有
前鼻孔镜所见	下鼻甲黏膜肿胀，表面光滑，黯红色	下鼻甲黏膜肥厚，黯红色，表面光滑或不平，或呈结节状、桑葚状或分叶状，鼻甲骨可肥大
下鼻甲探针触诊	柔软，有弹性，轻压时有凹陷，探针移去后立即恢复	有硬实感，轻压时无凹陷，或虽有凹陷，但不立即恢复
对1%~2%麻黄碱的反应	黏膜收缩明显，下鼻甲缩小	黏膜不收缩或轻微收缩，下鼻甲大小无明显改变
治疗	非手术治疗	一般宜手术治疗

四、治疗

慢性鼻炎的治疗应以根除病因、改善鼻腔通气功能为原则。首先应该积极消除全身与局部可能致病的因素，改善工作生活环境条件，矫正鼻腔畸形，避免长期应用血管收缩剂。其次是加强局部治疗，抗感染，消除鼻黏膜肿胀，使鼻腔和鼻窦恢复通气及引流，尽量恢复纤毛和浆液黏液腺的功能。慢性鼻炎并发感染的，可用适合的抗生素溶液滴鼻。为了消除鼻黏膜肿胀，使鼻腔及鼻窦恢复通气和引流，可用血管收缩剂如麻黄碱滴鼻液滴鼻，但儿童尽量不用，即使应用也不宜超过1周，防止多用、滥用血管收缩剂。采取正确的擤鼻涕方法清除鼻腔过多的分泌物，有助于鼻黏膜生理功能的恢复，避免继发中耳炎。慢性单纯性鼻炎的组织病理改变属可逆性，局部治疗应避免损害鼻黏膜的生理功能。肥厚性鼻炎同单纯性鼻炎的治疗一样首先消除或控制其致病因素，然后才考虑局部治疗，但局部治疗的目的随各阶段的病理改变而异，在鼻黏膜肥厚、但无明显增生的阶段，宜力求恢复鼻黏膜的正常生理功能，如已有明显增生，则应以减轻鼻部症状和恢复肺功能为主。局部治疗的方法如下。

（一）局部保守治疗

适合于慢性单纯性鼻炎及慢性肥厚性鼻炎局部应用血管收缩剂尚能缩小者。

1. 单纯性鼻炎

以促进局部黏膜恢复为主，可用0.25%~0.5%普鲁卡因在迎香穴和鼻通穴做封闭，或双侧下鼻甲前端黏膜下注射，给以温和的刺激，改善局部血液循环，每次1~1.5 mL，隔日1次，5次为1疗程。此外，可以配合三磷腺苷、复方丹参、山莨菪碱、转移因子、干扰素、类固醇皮质激素等进一步加强局部的防御能力，以利于黏膜的恢复，但应防止视网膜中央动脉栓塞。预防措施：不提倡以乳剂或油剂做下鼻甲注射。下鼻甲注射前应常规做鼻甲黏膜收缩，乳剂或油剂中可加入1∶1的50%葡萄糖注射液稀释，注射过程中应边注边退。避开下鼻甲近内侧面与上面交界处进针。高新生在表面麻醉下用冻干脾转移因子粉剂1 mL加生理盐水2 mL溶解后于每侧下鼻甲内注射1 mL，每周1次，4次为1疗程，总有效率97.8%。其机制为转移因子是一种新的免疫调节与促进剂，可增强人体的细胞免疫功能，提高人体的防御能力，从而使鼻黏膜逐渐恢复其正常的生理功能。王立平利用三磷腺苷下鼻甲注射治疗慢性单纯性鼻炎280例也取得了93.2%的良好效果。陈仁物等对下鼻甲注射针头进行了研制和临床应用，具有患者痛苦小、药液分布均匀、见效快、明显缩短疗程、提高疗效等优点。其具体方法：将5号球后针头的尖端四面制成筛孔状的一种专用针头，分为Ⅰ、Ⅱ、Ⅲ3种型号。①Ⅰ号：2个孔，孔距4 mm，适合下鼻甲肥大局限和青年患者。②Ⅱ号：3个孔，孔距5 mm，适合下鼻甲前端肥大者。③Ⅲ号：4个孔，孔距5 mm，适合弥漫性下鼻甲肥大及下鼻甲手术的麻醉。

2. 慢性肥厚性鼻炎

以促进黏膜瘢痕化，从而改善鼻塞症状为主，可行下鼻甲硬化剂注射。常用的硬化剂有80%甘油、5%苯酚甘油、5%鱼肝油酸钠、50%葡萄糖、消痔灵、磺胺嘧啶钠等。周全明等报道消痔灵治疗慢性鼻炎300例，治愈291例，有效9例。其方法：消痔灵注射液1 mL加1%利多卡因1 mL混合后行下鼻甲注射，每侧0.5~1 mL，7~10天一次，3次为1疗程，间隔2周后可行下一疗程。刘来生等利用磺胺嘧啶钠下鼻甲注射治疗慢性肥厚性鼻炎也取得了良好的效果，其机制为局部产生化学性反应，引起下鼻甲肥厚的黏膜组织萎缩从而改善鼻塞症状。

近年来，随着激光、微波、电离子治疗仪的普及，治疗慢性肥厚性鼻炎的报道越来越多，已形成相当成熟的经验。Nd：YAG激光是利用瞬间高热效应使肥厚的黏膜凝固或气化，造成下鼻甲回缩而改善鼻腔通气，不仅可以直接凝固、气化肥厚的黏膜，而且可以插入黏膜下进行照射，效果可靠但是由于Nd：YAG激光水吸收性较低，破坏深度不易控制，而且该激光辐射能30%~40%被反向散射，术中可造成周围正常黏膜较大面积的损伤，此外导光纤维前端易被污染，容易折断在黏膜下，术后反应重。微波不仅可以表面凝固黏膜，而且可以将探头直接插入黏膜下，利用微波的生物热效应而凝固黏膜下组织，具有可保持黏膜的完整性、不影响鼻黏膜的生理功能、恢复快、无痂皮形成等优点，另外无探头折断在黏膜下之忧，是治疗慢性肥厚性鼻炎较为理想的方法。电离子治疗仪利用其良好的切割性可以对重度慢性肥厚性鼻炎的肥厚黏膜进行切割而达到改善鼻腔通气的效果，而且术中不易出血，术后反应也轻；术中利用短火火焰凝固、汽化、切割组织，长火火焰凝固止血，但术中应充分收敛鼻黏膜，以防止伤及正常的鼻中隔黏膜。射频利用发射频率100~300 kHz、波长0.3 km的低频电磁波作用于病变的组织细胞，致组织细胞内外离子和细胞中的极性分子强烈运动而产生特殊的内生热效应，温度可达65~

80 ℃，使组织蛋白变形、凝固，病变区出现无菌性炎症反应，血管内皮细胞肿胀，血栓形成而阻塞血管，组织血供减少，黏膜逐渐纤维化而萎缩，从而达到治疗增生性病变的目的。并且具有无散射热效应、无火花、不损伤正常组织、深浅容易控制的优点。辛朝风利用射频治疗慢性肥厚性鼻炎 56 例取得了良好的治疗效果，认为慢性鼻炎的病理基础是鼻甲黏膜下组织增生伴血管扩张，是射频治疗的最好适应证。国外学者认为射频是在黏膜下形成热损伤而不破坏表面黏膜，可以避免术后出血、结痂、出现恶臭味、疼痛、嗅觉减退和鼻腔粘连的缺点，是治疗鼻甲肥大的一种安全而有效的方法。

（二）手术治疗

鼻腔结构复杂，鼻腔每一结构对鼻腔正常生理功能的维持都具有一定作用。鼻部症状的产生原因是多方面的，或某一结构的形态或结构异常，或几种结构均明显异常，或几种结构轻度异常的协同作用。其中对于多结构的轻度异常和某一结构的形态异常（如下鼻甲过度内展，其本身并不肥大）等情况难以诊断，这种情况常笼统地被称为“结构性鼻炎”。临床上，也时常遇到有些人鼻腔某些结构明显异常，但却没有自觉症状；相反，无明显结构异常者，有时也会有明显的自觉症状。因此，在慢性鼻炎的手术治疗中，应仔细检查，全面衡量，解除引起症状的病因，方可获得满意的治疗效果。

1. 中鼻甲手术

中鼻甲手术包括传统的常规手术（中鼻甲部分切除术及中鼻甲全切除术）和中鼻甲成形术。传统的中鼻甲切除术虽然能解除鼻塞症状，但中鼻甲功能受损，并失去了再次手术的解剖标志，同时常规中鼻甲手术后中鼻甲周围的正常黏膜可以出现代偿性增生，导致症状复发，同时也说明中鼻甲在保持鼻腔生理功能方面具有重要的作用。目前常用的中鼻甲成形术则在解除症状的同时又避免了传统常规中鼻甲手术所造成的缺陷。

2. 下鼻甲手术

下鼻甲手术包括传统的下鼻甲部分切除术，下鼻甲黏膜、骨膜下切除术，下鼻甲骨折外移术和下鼻甲成形术。最近许多学者对传统的下鼻甲手术进行了改进，并且利用先进的手术器械，对慢性鼻炎的治疗取得了良好的临床效果。下鼻甲黏膜血供丰富，术中极易出血，采用翼腭管注射法可以减少出血，又提高麻醉效果。下鼻甲的大小与鼻腔的阻力关系密切，尤其是下鼻甲的前端，故行下鼻甲手术时应正确估计切除的范围，以便获得满意的临床效果。

近年来，国外有学者报道仅做下鼻甲黏膜、骨膜下分离，破坏黏膜下的血管网，肥厚的下鼻甲黏膜呈瘢痕化收缩，而达到改善鼻塞的效果。此方法仅适用于病变程度较轻者。由于引起鼻塞的原因很多，单一手段治疗效果较差，采用阶梯疗法综合治疗方可取得满意的效果，但也不能作为固定模式，可根据具体情况灵活掌握，可考虑优先采用操作简便、患者痛苦小、费用低、疗效好的方法。只有这样才能正确选择合适的术式，从而达到满意的效果，避免多次手术。总之，慢性鼻炎的手术趋向应以解除患者症状、创伤小、能保持鼻甲的生理功能为目的。此外，由于慢性鼻炎的病因解除后，肥大的下鼻甲可以转归，故尽量减少下鼻甲手术，特别是防止下鼻甲切除过多造成空鼻综合征。

第三节　萎缩性鼻炎

萎缩性鼻炎是一种发展缓慢的鼻腔慢性炎性疾病，又称臭鼻症、慢性臭性鼻炎、硬化性鼻炎。其主要表现是鼻腔黏膜、骨膜、鼻甲骨（以下鼻甲骨为主）萎缩。鼻腔异常宽大，鼻腔内有大量的黄绿色脓性分泌物积存，形成脓性痂皮，常有臭味，发生恶臭者，称为臭鼻症，患者有明显的嗅觉障碍。鼻腔的萎缩性病变可以发展到鼻咽、口咽、喉腔等处。提示本病可能是全身性疾病的局部表现。

一、概述

（一）病因

萎缩性鼻炎分为原发性萎缩性鼻炎和继发性萎缩性鼻炎两大类。

1. 原发性萎缩性鼻炎

可以发生于幼年，多因全身因素如营养不良、维生素缺乏、内分泌功能紊乱、遗传因素、免疫功能紊乱、细菌感染、神经功能障碍等因素所致。

2. 继发性萎缩性鼻炎

多由于外界高浓度工业粉尘、有害气体的长期刺激，鼻腔鼻窦慢性脓性分泌物的刺激，或慢性过度增生性炎症的继发病变，鼻部特殊性的感染，鼻中隔的过度偏曲，鼻腔手术时过多损坏鼻腔组织等所致。

本病最早由 Frankel 所描述，是一种常见的耳鼻咽喉科疾病，占专科门诊的 3.99%。我国贵州、云南地区多见，其原因不详，有报道可能与一氧化硫的刺激有关；还有报道可能与从事某些工种的职业有关。有学者曾报道灰尘较多的机械厂的调查发现，鼻炎 118 人中萎缩性鼻炎 35 人，占患者人数的 30%。国外报道本病女性多于男性，多发病于青年期，健康状况和生活条件差者易患此病。据报道我国两性的发病率无明显差别，以 20～30 岁为多。在西方，本病发病率已明显降低，但是在许多经济不够发达的国家和地区，发病率仍较高。

（二）病理

疾病发生的早期，鼻腔黏膜仅呈慢性炎症改变，逐渐发展为萎缩性改变，假复层柱状纤毛上皮转化为无纤毛的复层鳞状上皮，腺体萎缩，分泌减少。由于上皮细胞的纤毛丧失，分泌物停滞于鼻腔，结成脓痂。病变继续发展，黏膜以及骨部的血管因为发生闭塞性动脉内膜炎与海绵状静脉丛炎，血管的平滑肌萎缩，血管壁纤维组织增生肥厚，管腔缩窄或闭塞。血液循环不良，导致腺体和神经发生纤维性改变，黏膜下组织变为结缔组织，最后发生萎缩以及退化现象。骨和骨膜也发生纤维组织增生和骨质吸收，鼻甲缩小，鼻腔极度扩大，但是鼻窦常常因为骨壁增殖硬化性改变，反而使窦腔缩小。

二、临床表现

1. 鼻及鼻咽干燥感

在吸入冷空气时，症状更加明显，还伴有寒冷感。

2. 鼻塞

与鼻内脓痂堆滞堵塞有关；没有脓痂，则与神经感觉迟钝有关，有空气通过而不能感觉到。

3. 头痛

部位常常在前额、颞侧或枕部，或头昏，多因为大量冷空气的刺激反射造成，或者伴发鼻窦炎之故。

4. 鼻内痛或鼻出血

多因鼻黏膜干燥破裂所致。

5. 嗅觉减退或者丧失

因为含气味的气味分子不能到达嗅区或者嗅区黏膜萎缩所致。

6. 呼气恶臭

因为臭鼻杆菌在鼻腔脓痂下繁殖生长，脓痂内的蛋白质腐败分解，而产生恶臭气味。也有人认为是因为炎性细胞以及腺细胞脂肪发生变性，脂肪转变为脂酸，易于干燥，乃至产生臭味。妇女月经期臭味加重，绝经期则开始好转，但鼻腔黏膜没有好转。

7. 其他

鼻腔黏膜萎缩涉及鼻咽部，可能影响咽鼓管咽口，发生耳鸣和耳聋。涉及咽喉部则发生咽喉部干燥、刺激性咳嗽、声音嘶哑等症状。

三、诊断及鉴别诊断

根据患者的症状、体征，结合临床检查所见。主要根据鼻黏膜萎缩、脓痂形成情况以及可能具有的特殊气味等特点，诊断不难。但是应该与鼻部特殊的传染病，例如结核、狼疮、硬结病，或者鼻石、晚期梅毒、麻风等病症相鉴别。

少部分萎缩性鼻炎患者具有特殊的鼻部外形，如鼻梁宽而平，鼻尖上方轻度凹陷，鼻前孔扁圆，鼻翼掀起，如果儿童时期发病，可以影响鼻部的发育而成鞍鼻畸形。鼻腔内的检查，可以见到鼻腔宽敞，从鼻前孔可以直接看到鼻咽部。鼻甲缩小，有时下鼻甲几乎看不到或者不能辨认，如果因为慢性化脓性鼻窦炎而引起，则虽然下鼻甲看不到或不能辨认，但是中鼻甲却常常肿胀或肥大，甚至息肉样变。鼻腔黏膜常常覆盖一层灰绿色脓痂，可以闻及特殊恶臭。除去脓痂后下边常常有少许脓液，黏膜色红或苍白，干燥，或者糜烂，可有渗血。鼻咽部、咽部黏膜或有以上黏膜的改变，或有脓痂附着，严重者喉部也可以有此改变。轻症的萎缩性鼻炎，多只是在下鼻甲和中鼻甲的前端或嗅裂处可以见到少许痂皮，黏膜少许萎缩。

鼻腔的分泌物或者脓痂取出做细菌培养，可以检测到臭鼻杆菌、臭鼻球杆菌、类白喉杆菌或者白喉杆菌，但是后两者均无内毒素。

四、治疗

（一）药物治疗

药物治疗萎缩性鼻炎至今仍无明显进展，有学者对微量元素代谢紊乱是否为萎缩性鼻炎的病因进行了研究。文献报道测定 83 例上颌窦炎的血清铁含量，其中 47 例有萎缩性鼻炎，通过对照治疗，证实缺铁程度与鼻黏膜的萎缩程度成正比，故提出治疗时宜加用含铁制剂。但李忠如测定患者发病样本中的铜、锰含量明显低于对照组，而锌、铁含量正常。因此，微量元素是否与萎缩性鼻炎的发病有关尚待探讨。有报道应用羧甲基纤维钠盐软膏治疗萎缩性鼻炎 17 例，获得了一定的效果。因羧甲基纤维钠盐具有生理惰性，对组织无刺激性，亲水，可与多种药物结合并能溶于鼻分泌物中或炎症渗液中，易为鼻黏膜吸收而迅速产生药效。黄维国等报道应用滋鼻丸（生地黄、玄参、麦冬、百合各等份为丸）每次 15 g，每日 2 次口服，同时加用鼻部蒸汽熏蒸，治疗数十例，效果满意。纪宏开等应用鱼腥草制剂滴鼻取得了一定的效果。肖涤余等用活血化瘀片（丹参、川芎、赤芍、红花、鸡血藤、郁金、山楂、黄芪、党参）治疗萎缩性鼻炎也取得了一定的效果。

Sinha 采用胎盘组织液行中、下鼻甲注射 60 例，经 2 年的观察，临床治愈 76.6%，改善 11.6%，无效 11.4%；经组织病理学证实，萎缩的黏膜上皮恢复正常，黏液腺及血管增加，细胞浸润及纤维化减少 43.3%，形态改善 45%，无变化 11.7%。郝雨等报道采用复方丹参注射液 4 mL 行下鼻甲注射，隔日 1 次，10 次为 1 疗程，或用复方丹参注射液迎香穴封闭，疗法同上，同时合并应用小檗碱软膏涂鼻腔，73 例中治愈 40 例，好转 17 例，无效 6 例，总有效率 97%。钟衍深等报道，应用 AIP 下鼻甲封闭治疗萎缩性鼻炎 122 例，常用量 10 ~ 20 mg，3 天 1 次，10 ~ 20 次为 1 疗程，88.5% 的患者症状改善，经 6 ~ 18 个月随访无复发。

（二）氦-氖激光照射治疗

有学者在给予维持量甲状腺素的同时，采用氦-氖激光鼻腔内照射治疗 87 例萎缩性鼻炎，激光照度 10 mW/cm^2，每次照射 3 分钟，8 ~ 10 次为 1 疗程，7 ~ 8 次后，60% 的患者嗅觉改善，5 ~ 6 次后鼻血流图波幅增大，波峰陡峭，流变指数增大，脑血流图检查血流量也明显改善。经治疗后全身情况改善，痂皮消失，鼻黏膜变湿润，59 例嗅觉恢复。其作用机制是小剂量、低能量激光照射具有刺激整个机体及组织再生、抗炎和扩张血管的作用，改善了组织代谢过程。

（三）手术治疗

1. 鼻腔黏膜、软骨膜下填塞术

Fanous 和 Shehata 应用硅橡胶行鼻腔黏膜、骨膜下填塞术，在上唇龈沟做切口，分别分离鼻底和鼻中隔的黏膜、软骨膜，然后填入硅橡胶模条至鼻底或鼻中隔隆起，使鼻腔缩小，分别治疗 10 例和 30 例萎缩性鼻炎患者，前者 70% 症状明显改善，后者 90% 有效。硅橡胶作为缩窄鼻腔的植入物，优点是性能稳定，具有排水性，光滑软硬适度，容易造型，耐高压无抗原性，不被组织吸收，不致癌，手术操作简单，疗效较好，根据病情可分别植入鼻中隔、鼻底、下鼻甲等处。部分病例有排斥现象，与填塞太多、张力过大、黏膜破裂有关。

Sinha 应用丙烯酸酯在鼻中隔和鼻底黏膜、骨膜下植入 60 例，切口同 Fanous 和 Shehata 的操作，36 例近期愈合，14 例好转。经 2 年的观察，由于植入物的脱出和鼻中隔穿孔，约 80% 的患者症状复原，20% 脱出者症状长期缓解，可能与植入物的稳定性有关，经临床比较效果逊于硅橡胶。

徐鹤荣、韩乃刚、虞竞等分别报道应用同种异体骨或同种异体鼻中隔软骨行鼻腔黏膜、骨膜下填塞治疗萎缩性鼻炎，效果良好，未发现有软骨或骨组织吸收、术腔重新扩大的情况，认为同种异体骨或软骨是比较好的植入材料，但术后必须防止感染，虞竞报道有 4 例因感染、切口裂开而失败。

Sinha 报道应用自体股前皮下脂肪植入鼻腔黏膜、骨膜下 4 例，2 例有效，2 例无效，可能与脂肪较易吸收有关。还有报道应用自体髂骨、自体肋软骨、自体鼻中隔软骨等行鼻腔黏膜、骨膜下填塞，效果优于自体脂肪组织填塞，但均需另做切口，增加了损伤及患者痛苦。

刘永义等采用碳纤维行下鼻甲、鼻中隔面黏膜、骨膜下充填成形术，部分病例同时补以鼻旁软组织瓣或鼻中隔含血管的黏膜、软骨膜瓣，总有效率达 90%，鼻黏膜由灰白色变为黯红色，干痂减少或消失，黏膜由干燥变为湿润。此手术方案可使下鼻甲、鼻中隔隆起，缩小鼻腔，并能改善局部血液循环，增加组织营养，促进腺体分泌，可从根本上达到治疗目的。

喻继康报道应用羟基磷灰石微粒人工骨种植治疗萎缩性鼻炎 10 例，效果满意。羟基磷灰石是骨组织的重要成分，为致密不吸收的圆柱形微粒，其生物相容性良好，无排斥反应，可诱导新骨生成，与骨组织直接形成骨性结合，细胞毒性为 0 级，溶血指数为 1.38%，是一种发展前景较好的填充物。

2. 鼻腔外侧壁内移术

亦称 Lautenslager 手术。这种手术有一定的疗效，能起到缩窄鼻腔的作用，但组织损伤多，患者反应大，有时内移之外侧壁又有复位。黄选兆为了解决这个问题，采用白合金有机玻璃片为固定物，克服了固定上的缺点，治疗 51 例患者，疗效满意，术后经 5 ~ 15 年随访，有效率达 88.24%。此手术可使鼻腔外侧壁内移 5 ~ 8 mm，严重者虽可在鼻腔黏膜下加填塞物，但术前鼻腔宽度 >9mm 者效果较差。上颌窦窦腔小、内壁面积小或缺损者不宜行此手术。术前的上颌窦影像学检查可预知手术效果，而且十分必要。

3. 前鼻孔封闭术（Young 手术）

Young 采用整形手术封闭一侧或两侧鼻孔，获得了优于鼻腔缩窄术的效果。手术方法为在鼻内孔处做环行切口，在鼻前庭做成皮瓣，然后缝合皮瓣封闭鼻孔，阻断鼻腔的气流。封闭 1 年以上再打开前鼻孔，可发现鼻腔干净，黏膜正常。封闭两侧前鼻孔时，患者需经口呼吸，有些患者不愿接受。林尚泽、罗耀俊等经过临床手术观察，<3 mm 的鼻前孔部分封闭，不仅可以保留患者经鼻呼吸的功能，而且长期效果不亚于全部封闭者，但如前鼻孔保留缝隙 >3 mm，则成功率下降。

4. 鼻前庭手术

Ghosh 采用鼻前庭手术，是将呼吸气流导向鼻中隔，减少气流对鼻甲的直接冲击，有效率达到 92%。这种手术一期完成，不需再次手术，患者容易接受。

5. 腮腺导管移植手术

腮腺导管移植手术是将腮腺导管移植于鼻腔或上颌窦内，唾液可使窦腔、鼻腔的萎缩黏膜上皮得以湿润，经过一段时间的随访观察，效果良好。手术方法几经改进，最后将腮腺导管开口处做成方形黏膜瓣，以延长导管长度，在上颌窦的前外壁造口后引入上颌窦腔。此手术方法的缺点是进食时鼻腔流液，且易发生腮腺炎。

6. 中鼻甲游离移植手术

聂瑞增报道治疗鼻炎、鼻窦炎、继发萎缩性鼻炎的病例，对有中鼻甲肥大而下鼻甲萎缩者，将中鼻甲予以切除，将切除的中鼻甲游离移植于纵向切开的下鼻甲内，使下鼻甲体积增大重新隆起。治疗 10 例患者，经 0.5 ~ 4 年的随访观察，患者症状消失或明显减轻，效果满意。

7. 上颌窦黏膜游离移植术

日本学者石井英男报道对萎缩性鼻炎患者先行唇龈沟切口，将上颌窦前壁凿开，剥离上颌窦黏膜并形成游离块，然后将下鼻甲黏膜上皮刮除。将上颌窦游离黏膜块移植于下鼻甲表面。经过对患者的随访观察，大部分患者症状改善。

8. 带蒂上颌窦骨膜-骨瓣移植术

Rasmy 介绍应用上唇龈沟切口，在上颌窦前壁凿开一适宜的上颌窦前壁骨膜-骨瓣，将带骨膜蒂移植于预制好的鼻腔外侧壁黏膜下术腔。使鼻腔外侧壁隆起，以缩小鼻腔，但在分离鼻腔外侧壁黏膜时，应注意防止黏膜破裂。15 例手术后随访，13 例鼻腔外侧壁隆起无缩小，2 例缩小 1/4，干燥黏膜也趋于湿润，并渐恢复为假复层柱状纤毛上皮。

9. 带蒂唇龈沟黏膜瓣下鼻甲成形术

张庆泉报道应用上唇龈沟黏膜瓣下鼻甲成形术治疗萎缩性鼻炎。先在上唇龈沟做带眶下动脉血管蒂的唇龈沟黏膜及黏膜下组织瓣，长 2 ~ 5 cm，宽 1 cm，黏膜瓣的大小要根据鼻腔萎缩的程度来定。因为蒂在上方，所以黏膜瓣为 2 个断端。内侧端稍短，外侧端稍长，蒂长约 2 cm，宽约 1 cm，蒂的内侧要紧靠梨状孔，在鼻阈处做成隧道，隧道内侧端在下鼻甲前端，然后在下鼻甲表面做约 2 cm 的纵向切口，稍做分离，使之成“V”形，将预制好的带蒂黏膜瓣穿经鼻阈处隧道，移植于做好的下鼻甲的“V”形创面上，使下鼻甲前端隆起，鼻腔缩小。这种手术方法，不仅缩小了鼻腔，还增加了鼻腔的血液循环，使鼻腔血流明显增加，萎缩黏膜营养增加，明显改善临床症状。报道 20 例 33 侧，经过 4 年随访观察，痊愈 18 例，好转 2 例。从症状消失的时间来看，鼻干、头昏和头痛、咽干等症状术后最先减轻或消失。术后鼻塞暂时加重，约 15 天后渐有缓解。术后鼻臭即有减轻，但完全消失需 1 ~ 3 个月痂皮消失时。黏膜渐变红润，潮湿，分泌物渐有增多。咽喉部萎缩情况恢复早于鼻腔。嗅觉减退者多数恢复较好，嗅觉丧失者多不能恢复。术前术后鼻血流图显示在术后短期无变化，6 ~ 12 个月复查鼻血流好转。术前术后鼻腔黏膜上皮变化显示，术后 1 ~ 2 年鼻腔黏膜均不同程度恢复为假复层柱状纤毛上皮。

10. 交感神经切断术

切断交感神经纤维或切除神经节以改善鼻腔黏膜血液循环。有人主张切断颈动脉外膜之交感神经纤维、切除蝶腭神经节，亦有提倡切除星状交感神经节者。这些手术操作复杂，效果亦不满意，故临床很少采用。

第四节　干燥性鼻炎

干燥性鼻炎是以鼻黏膜干燥，分泌物减少，但无鼻黏膜和鼻甲萎缩为特征的慢性鼻病。有学者认为干燥性鼻炎是萎缩性鼻炎早期表现，但多数学者认为二者虽临床表现相似，但属不同疾病，干燥性鼻炎多不会发展为萎缩性鼻炎。

一、病因

病因不明，可能与全身状况、外界气候、环境因素等有关。

（1）气候干燥、高温或寒冷，温差大的地区，易发生干燥性鼻炎，如我国北方，特别是西北地区，气候十分干燥，风沙和扬尘频繁，人群发病率很高。

（2）工作及生活环境污染严重，如环境空气中含有较多粉尘，长期持续在高温环境下工作，好发本病。大量吸烟也易发病。

（3）全身慢性病患者易患此病，如消化不良、贫血、肾炎、便秘等；维生素 A 缺乏，黏膜上皮发生退行性病变，腺体分泌减少。

（4）维生素 B_2 缺乏可导致上皮细胞新陈代谢障碍，黏膜抵抗力减弱，易诱发本病。

二、病理

鼻腔前段黏膜干燥变薄，上皮细胞纤毛脱落消失，甚至退化变性，由假复层柱状纤毛上皮变成立方或鳞状上皮。基底膜变厚，含有大量胶质，黏膜固有层内纤维组织增生，并有炎性细胞浸润。腺体及杯状细胞退化萎缩。黏膜表层可有溃疡形成，大小、深度不一。但鼻腔后部的黏膜及鼻甲不萎缩。

三、临床表现

中青年多见，无明显性别差异。

1. 鼻干燥感

为本病主要症状。涕少，黏稠不易排出，形成痂块或血痂。少数患者可出现鼻咽部和咽部干燥感。

2. 鼻出血

由于鼻黏膜干燥，黏膜毛细血管脆裂，极小的损伤也可引起鼻出血，如擤鼻、咳嗽、打喷嚏等。

3. 鼻腔刺痒感

患者常喜揉鼻、挖鼻、擤鼻以去除鼻内的干痂。

四、检查

鼻黏膜干燥、充血，呈灰白色或黯红色，失去正常光泽。其上常有干燥、黏稠的分泌物、痂皮或血痂。有时黏膜表面糜烂，出现溃疡，黏膜病变以鼻腔前段最为明显。少数溃疡深，累及软骨，可发生鼻中隔穿孔。

五、诊断及鉴别诊断

诊断不难，根据症状和鼻腔检查可明确，但需与萎缩性鼻炎、干燥综合征、梅毒等鉴别。

1. 萎缩性鼻炎

以鼻黏膜及鼻甲的萎缩为病变特征，鼻腔宽大，下鼻甲萎缩。晚期鼻内痂块极多，可呈筒状，味臭。嗅觉障碍常见。本病仅为鼻黏膜干燥而无鼻黏膜和鼻甲的萎缩，无嗅觉减退。

2. 干燥综合征

除鼻干外，其他有黏膜的地方也会出现干燥感，如眼干、咽干、阴道分泌物减少，同时伴有腮腺肿大，关节肿痛等症状。免疫学检查可确诊。

3. 出现鼻中隔穿孔时，应除外鼻梅毒

鉴别要点：①鼻梅毒患者有梅毒病史或其他梅毒症状。②梅毒侵及骨质，穿孔部位常在鼻中隔骨部，本病鼻中隔穿孔多在软骨部。③梅毒螺旋体血清试验，包括荧光螺旋体抗体吸收试验（FTA-ABS）、梅毒螺旋体微量血凝试验（MHA-TP）等。试验以梅毒螺旋体表面特异性抗原为抗原，直接测定血清中的抗螺旋体抗体。

六、治疗

（1）根据病因彻底改善工作、生活环境，加强防护。

（2）适当补充各种维生素，如维生素 A、维生素 B、维生素 C 等。

（3）鼻腔滴用复方薄荷滴鼻剂、液体石蜡、植物油等。

（4）鼻腔涂抹金霉素或红霉素软膏。

（5）每天用生理盐水进行鼻腔冲洗。

（6）桃金娘油 0.3 g，2 次/天。稀释黏液，促进分泌，刺激黏膜纤毛运动。

第五节 职业性鼻炎

职业性鼻炎是指由于接触出现在工作环境中的气传颗粒而导致的鼻炎，可为变态反应或理化刺激引起高敏反应。在特定的工作环境下出现的间断或者持续的鼻部症状（如鼻塞、打喷嚏、流鼻涕、鼻痒）和（或）鼻部气流受限及鼻分泌物增多，脱离工作环境则不会被激发。根据与工作的关系可分为两种，一种是完全由特定的工作环境引起，另一种是既往就有鼻炎，在工作环境下症状加重。职业性鼻炎患者发展为哮喘的比例尚不明确，但职业性鼻炎患者出现职业性哮喘的危险性明显增加。

一、病因

病因可包括实验室动物（大鼠、小鼠、豚鼠）、木屑（特别是硬木如桃花心木、西部红松）、螨虫、乳胶、酶、谷类，以及化学试剂如无水物、胶水、溶剂等。

二、临床表现

1. 病史

病史包括患者有典型的鼻炎症状（如鼻塞、打喷嚏、流鼻涕、鼻痒），与非职业性鼻炎症状类似，IgE 介导的职业性鼻炎患者结膜炎症状更明显。症状与工作密切相关，患者在从事目前工作尚未发病时间（潜伏阶段）；可能接触的引起或者加重症状的试剂，离开工作后症状缓解的时间（如周末或假期）。

2. 查体

用前鼻镜或者鼻内镜检查鼻黏膜，排除其他类型鼻炎或者加重鼻塞的疾病（如鼻中隔偏曲、鼻息肉）。

3. 鼻塞的评估

用鼻阻力测量、鼻声反射、峰流速仪等客观方法评估鼻塞程度，缺点是个体差异大，不能完全依赖检测数据，但在鼻激发后测量数据更有意义。

4. 鼻腔炎症的检测

鼻分泌物检测炎症细胞和介质，鼻腔盥洗和活检的方法并不实用。

非特异性鼻反射检测：用组胺、乙酰胆碱或者冷空气等进行激发试验来检测。

5. 免疫学检测

IgE 介导的职业性鼻炎，可用皮肤点刺试验和血清特异性 IgE 检测，但其敏感性和特异性比鼻激发试验差。无症状的暴露个体可出现阳性结果，如变应原选择合适，阴性结果可除外职业性鼻炎。

6. 鼻激发试验

目前该方法被认为是诊断职业性鼻炎的金标准，鼻激发试验可在实验室进行，也可在工作环境进行，该方法被 EAACI（欧洲变态反应和免疫协会）推荐使用，该方法的主要局限性是阳性标准未统一。

三、诊断

诊断包括评估患者是否有鼻炎症状，及鼻炎症状同工作的关系，需要通过客观方法来证实，因为误诊可能会导致严重的社会和经济问题。诊断步骤包括病史、鼻腔检查、免疫学检查和鼻激发试验。另外关于患者是否累及下呼吸道则需要通过调查问卷、峰流速仪、非特异性的气道反应监测来明确。

四、治疗

治疗目的：减少鼻部症状对患者生活质量的影响及防止发展为哮喘。

1. 环境干预

减少接触致病试剂是最有效的办法，但这往往意味着更换工作，从而产生实际的社会经济问题。

2. 药物治疗

与非职业性变应性鼻炎治疗方法相似，但与避开或者减少接触致敏试剂相比，后者更合适。

3. 免疫治疗

有报道用啮鼠动物蛋白、面粉和乳胶等进行免疫治疗控制职业性鼻炎，但其效果仍需更多的研究资料证实。

4. 预防

一级预防就是控制工作环境，防止暴露于易致敏的试剂环境，这是防止发展成为职业性鼻炎最有效的方法；二级预防是早期发现职业性鼻炎患者，采取有效措施控制鼻炎的持续时间和严重程度；三级预防仅适用于已确诊患者，因为职业性鼻炎是发展成为职业性哮喘的危险因素，故预防职业性鼻炎也预防了职业性哮喘。

第十三章

鼻变应性疾病

第一节　鼻息肉

一、概述

鼻息肉是鼻-鼻窦黏膜慢性炎症性疾病，以极度水肿的鼻黏膜在中鼻道形成息肉为临床特征。发病率占总人数的1%~4%，但在支气管哮喘、阿司匹林耐受不良、变应性真菌性鼻窦炎及囊性纤维化患者中，发病率在15%以上。发病多在中年以上，男性多于女性。息肉多源自窦口鼻道复合体和嗅裂。

二、临床表现、诊断及鉴别诊断

1. 症状

持续性鼻塞，嗅觉减退；鼻腔分泌物增多；影响鼻窦引流，可引起鼻窦炎；阻塞咽鼓管咽口可出现耳鸣、耳闷和听力下降；后鼻孔息肉常表现为单侧进行性鼻塞，呼气时经鼻呼气困难。

2. 鼻腔检查

鼻腔内可见一个或多个表面光滑，灰白色、淡黄色或淡红色的半透明如荔枝肉状肿物，触及柔软，一般不易出血，但出血坏死性息肉则触及易出血；多次手术复发者基蒂宽，不易移动；息肉小者收缩鼻腔后方可见，息肉大者可突至前鼻孔，向后突至后鼻孔及鼻咽部；后鼻孔息肉可见蒂茎自中鼻道向后伸展，位于后鼻孔或鼻咽部。巨大鼻息肉可致外鼻变形，鼻背变宽，形成“蛙鼻”。

3. 影像学检查

鼻窦 CT 扫描，了解病变程度和范围，包括鼻腔的结构。

4. 本病应与下列疾病相鉴别

鼻腔内翻性乳头状瘤、鼻咽纤维血管瘤、鼻腔恶性肿瘤、鼻内脑膜-脑膨出。

三、治疗

鼻息肉的治疗主张综合治疗，包括药物治疗和手术治疗。值得注意的是，鼻息肉的复发多数是因缺乏有效、规范和系统的药物治疗。

1. 药物治疗

（1）糖皮质激素：目前除手术之外，糖皮质激素是治疗鼻息肉最有效的药物之一，术前应用可使鼻息肉体积缩小，鼻塞改善，术后应用可防止或延缓鼻息肉复发。

1）鼻用糖皮质激素：鼻用糖皮质激素具有较强的局部抗炎作用，可减少鼻息肉组织中淋巴细胞数目，抑制细胞因子的合成，也可减少鼻息肉组织中嗜酸性粒细胞的数目和活化状态。鼻息肉术后鼻内局部使用激素时间通常为 3~6 个月。

2）全身用糖皮质激素：短期全身使用糖皮质激素可减小和控制鼻息肉的生长。术前在鼻用激素的基础上，配合口服激素 3~5 天，可以明显减小鼻息肉。对伴有哮喘患者或有明显变应性因素者，给予激素口服可减少支气管高反应性，缓解症状。

（2）黏液稀化剂：慢性鼻窦炎鼻息肉患者，尤其是有前期手术史者，鼻腔鼻窦黏液纤毛清除功能遭破坏，导致炎症的恶性循环。黏液稀化剂的作用包括：①碱化黏液，降低黏液的黏滞度。②β 拟交感效应，增强纤毛活性，调节分泌。③恢复黏液毯的构成比例，对维护和促进恢复黏液纤毛清除系统功能有重要意义。如桃金娘科树叶提取物（如标准桃金娘油 0.3 g 口服，每日 2 次，疗程 3～6 个月），鼻息肉术后使用一般应持续 3～6 个月，最好根据鼻腔分泌物的多少和黏膜状况，确定使用时间。

（3）鼻用减充血剂：建议使用盐酸羟甲唑啉喷鼻，如果连续使用应限制在 7 天以内。

（4）其他药物：如白细胞三烯受体拮抗剂、抗组胺药（如氯雷他定片 10 mg 空腹，每日 1 次，口服 5～7 天）等，可以起到抗变态反应和抗炎的作用。

2. 手术治疗

（1）手术时机：规范化药物治疗 6～8 周以上仍无效时。治疗无效的判断标准包括：①症状无明显缓解，或者患者自觉症状缓解不满意而要求手术。②鼻内镜检查鼻黏膜炎症未得到有效控制，或与此有关的分泌物无明显减少。③鼻窦影像学检查提示病灶仍较广泛或窦口引流不畅等。

（2）术前处理：①术前检查鼻窦 CT，进行变应性因素评估及与手术有关的检查，如心电图、胸片、血常规、凝血功能、术前标志物、肝肾功能等。②术前用药，如同前述规范药物治疗方案，最好于术前 2 周开始。③术前对患者进行症状评估，与患者沟通，签手术同意书。④手术前修剪鼻毛，术前 30 分钟使用止血药、镇静药。⑤麻醉方式选择应依据病情的严重程度及结合患者要求，选择局部麻醉或全身麻醉。⑥选择合适正确的手术器械对手术效果可起一定作用。

（3）手术方法：主要有圈套法和电动切吸法。

1）圈套法：鼻腔在丁卡因 + 肾上腺素表面麻醉下，在鼻镜或鼻内窥镜直视下，了解息肉大小、范围及根蒂位置，和周围组织有无粘连，用鼻圈套器伸入鼻腔，沿鼻中隔平面插至息肉下部，转动钢丝圈套住息肉，并将圈套器顶端向息肉的蒂部推进，逐渐收紧钢丝圈，但又不能紧到切除息肉程度，然后用力向下急速拉出，使息肉连同根蒂一并摘除。可用丁卡因 + 肾上腺素棉片压迫止血，稍待片刻后取出，再将深部息肉同法切除。若有残留根蒂可用鼻息肉钳夹住后，旋转拉下，拉出息肉时，有时筛房被开放，鼻窦内有息肉应将息肉、息肉样变的黏膜切除，鼻窦内无息肉，有脓，应扩大窦口，吸净脓液，清除病变黏膜。术后鼻腔填塞。

2）电动切吸法：鼻内窥镜直视下，手术中借助电动切割器将息肉或息肉样变的黏膜组织切吸干净。术后鼻腔填塞。

（4）术后处理：①术后注意避免用力擤鼻，避免剧烈活动，清淡温凉饮食。②应用抗生素 1 周，预防感染（如青霉素钠粉针 800 万 U，静脉滴注，每日 1 次）。③术后全身使用糖皮质激素，抽出鼻腔填塞物后局部使用糖皮质激素 3 个月以上。④酌情使用抗组胺药物（如氯雷他定片 10 mg 空腹口服，每日 1 次）。⑤术后黏液稀化剂口服（如标准桃金娘油 0.3 g 口服，每日 2 次，疗程 3～6 个月）。⑥鼻腔局部使用油剂，软化结痂，有利于结痂排出。⑦局部鼻用减充血剂。⑧鼻腔冲洗对术腔清洁和保持湿润起重要作用，通常持续 3 个月左右。⑨鼻窦内窥镜复查半年。

（5）手术并发症及其处理。

1）出血：术中损伤筛前动脉、筛后动脉、蝶腭动脉或其分支如鼻腔后外侧动脉等所致。处理：①因鼻部血管损伤引起的出血可经鼻腔填塞或双极电凝止血。②保守治疗出血不止者，可考虑行经上颌窦做蝶腭动脉结扎术。

2）鼻腔粘连：鼻腔粘连常因术后换药不及时或清理不当，特别是中鼻甲与鼻腔外侧壁粘连，可以阻塞上颌窦和额窦开口，导致炎症经久不愈或复发。多数的鼻腔粘连不会引起临床症状，如随访中发现粘连可在局部麻醉下分离。

鼻息肉的基本病理改变是鼻腔鼻窦黏膜的慢性炎症反应，外科手术并不能改变黏膜的这种状态，只能除去息肉解除鼻塞，易再复发。临床观察大约 1/5 鼻窦炎鼻息肉术后复发病例与变应性鼻炎有关。单纯鼻息肉的术后复发率通常为 15%～20%，而有变态反应素质的鼻息肉患者术后复发率可上升至

40%～70%。

第二节 变应性鼻炎

变应性鼻炎是发生在鼻黏膜的变态反应性疾病，以鼻痒、喷嚏、鼻分泌亢进、鼻黏膜肿胀等为主要特点。分为常年性和季节性，后者又称“花粉症”。变应性鼻炎的发病与遗传及环境密切相关。

一、概述

（一）病因

常年性变应性鼻炎的变应原和季节性变应性鼻炎的变应原不同，引起常年性变应性鼻炎的变应原主要为吸入物，临床上常见的主要变应原有屋尘、螨、昆虫、羽毛、上皮、花粉、真菌等，其次是食物和药物。临床上引起花粉症者大多属于风媒花粉（靠风力传播的花粉）。

（二）发病机制

本病发病机制属 IgE 介导的Ⅰ型变态反应。

当特应性个体吸入变应原后，变应原刺激机体产生特异性 IgE 抗体结合在鼻黏膜浅层和表面的肥大细胞、嗜碱性粒细胞的细胞膜上，此时鼻黏膜便处于致敏状态。当相同变应原再次吸入鼻腔时，即与介质细胞表面的 IgE“桥连”，导致以组胺为主的多种介质释放，这些介质引起毛细血管扩张、血管通透性增加、平滑肌收缩和腺体分泌增多等病理变化，机体处于发敏状态，临床上表现为喷嚏、清涕、鼻塞、鼻痒等症状。上述病理改变在缓解期可恢复正常，如多次反复发作，导致黏膜肥厚及息肉样变。

二、临床表现

1. 喷嚏

每日数次，阵发性发作，每次 >3 个，甚至连续十几个或数十个。多在晨起或夜晚或接触变应原后立即发作。

2. 鼻涕

大量清水样鼻涕，有时可不自觉地从鼻孔滴下。

3. 鼻塞

轻重程度不一，季节性变应性鼻炎由于鼻黏膜水肿明显，鼻塞常很严重。

4. 鼻痒

季节性鼻炎尚有眼痒和结膜充血。

5. 嗅觉减退

由于鼻黏膜水肿引起，但多为暂时性。

三、检查

鼻镜所见，常年性者，鼻黏膜可为苍白、充血或浅蓝色；季节性者，鼻黏膜常呈明显水肿。如并发感染，则黏膜色黯红，分泌物呈黏脓性或脓性。

四、诊断

1. 常年性变应性鼻炎

根据其常年发病的特点以及临床检查所见。但需与其他类型的非变应原性的常年性鼻炎相鉴别。

2. 季节性变应性鼻炎

发病具有典型的地区性和季节性，就某一地区的某一患者而言，其每年发病的时间相对固定。

五、鉴别诊断

常年性变应性鼻炎需与其他类型的非变应原性的常年性鼻炎相鉴别，见表13-1。

表 13-1 不同类型常年性鼻炎的鉴别要点

鉴别要点	常年性变应性鼻炎	嗜酸性粒细胞增多性非变应性鼻炎	血管运动性鼻炎
病因	Ⅰ型变态反应	不清楚	血管反应性增多
鼻痒和喷嚏	+ + +	+ + + +	+
鼻分泌物量	+ + +	+ + + +	+
鼻涕倒流	+ −	+ −	+ +
鼻黏膜充血	−	−	+ +
鼻黏膜苍白	+ +	+ +	−
鼻黏膜水肿	+ + +	+ + +	+ −
鼻分泌物嗜酸性粒细胞	+	+	−
特异性皮肤试验	阳性	阴性	阴性
特异性 IgE	升高	正常	正常
个人及家庭病史	+	−	−
治疗	糖皮质激素、抗组胺药	糖皮质激素	减充血剂

六、并发症

主要有变应性鼻窦炎、支气管哮喘和分泌性中耳炎。

七、治疗

（一）非特异性治疗

1. 糖皮质激素

具有抗炎、抗过敏作用。临床上分全身和局部用药2种，局部为鼻喷雾剂，是糖皮质激素的主要给药途径。局部不良反应主要是鼻出血和鼻黏膜萎缩。因此不论全身或局部用药都要掌握好剂量和适应证。

2. 抗组胺药

实为 H_1 受体拮抗剂，可以迅速缓解鼻痒、喷嚏和鼻分泌亢进。传统的抗组胺药如氯苯那敏等，其中不良反应主要是嗜睡与困倦。新型的抗组胺药如阿司咪唑、氯雷他定等，抗 H_1 受体的作用明显增强，但临床使用要掌握适应证，权衡利弊，防止心脏并发症的发生。

（二）特异性治疗

（1）避免与变应原接触。

（2）免疫疗法，主要用于治疗吸入变应原所致的Ⅰ型变态反应。

（三）手术治疗

（1）并发鼻中隔偏曲、变应性鼻窦炎、鼻息肉者可考虑手术治疗。

（2）选择性神经切断术包括翼管神经切断、筛前神经切断等，是用于部分患者，不应作为首选治疗。

（3）行下鼻甲冷冻、激光、射频、微波等可降低鼻黏膜敏感性。

第三节 血管运动性鼻炎

一、概述

血管运动性鼻炎是神经内分泌对鼻黏膜血管、腺体功能调节失衡而引起的一种高反应性鼻病。该病以青壮年居多，无性别差异。其发病机制一般认为与自主神经功能失调有关。

二、临床表现、诊断及鉴别诊断

1. 临床类型

（1）鼻溢型：以大量清水样鼻涕为主要特征，多伴有发作性喷嚏。鼻内发痒，常无结膜受累、眼痒等症状。

（2）鼻塞型：以鼻塞为主要症状，多为间歇性。

2. 鼻镜检查

鼻黏膜呈黯红色或浅蓝色或苍白色；有时一侧黯红一侧苍白水肿。鼻甲肿大者对1%麻黄碱反应良好，病程长或反复使用血管收缩剂者，对1%麻黄碱反应差。

3. 诊断及鉴别诊断

几乎每个人都会有偶然的鼻部症状，区分正常鼻和患病鼻有时比较困难。这需要接诊医师仔细询问病史，细心检查，认真分析诱发因素。鼻部症状每天累计超过1小时，病程长达1个月以上者，在排除下列疾病后，可考虑为血管运动性鼻炎。

（1）变应性鼻炎：症状与鼻溢型血管运动性鼻炎相同，但变应原皮肤试验阳性，鼻分泌物中有大量嗜酸性粒细胞和嗜碱性粒细胞。

（2）高反应性鼻炎：病因不明，可能与鼻黏膜感觉神经C类纤维功能亢进有关。鼻黏膜高度敏感，温度、触觉、味觉的变化均可作为诱因，临床症状以发作性喷嚏为主，发作突然，消失也快，各项检查一般无典型发现。

（3）非变应性鼻炎伴嗜酸性粒细胞增多综合征：鼻分泌物中有大量嗜酸性粒细胞，但无其他变态反应依据，也无明显诱因使症状发作，发病机制不清。

（4）急性鼻炎和慢性鼻炎：鼻分泌物常为黏液性或黏脓性，鼻分泌物中多为中性粒细胞。

（5）阿司匹林不耐受三联征：鼻分泌物中可有大量嗜酸性粒细胞，患者有对水杨酸制剂或其他解热镇痛药过敏史和哮喘史，鼻内常有鼻息肉。

三、治疗

本病诱发因素多，发病机制复杂，治疗多采用综合治疗。

1. 避免或祛除诱发因素

改善工作环境和条件，稳定情绪，避免过度疲劳与紧张。对患者实施心理治疗或暗示性语言，有时也会收到明显效果。由内分泌因素引起者，可视情况请内分泌科医师协助治疗。

2. 药物治疗

（1）鼻用减充血剂：鼻塞为主要症状者可选用。需注意药物性鼻炎的发生，可采取间断性或交替性给药。

（2）抗组胺药：不少非免疫性因素可引起肥大细胞释放组胺，故抗组胺药（如氯雷他定片10 mg空腹口服，每日1次）对不少病例有较好疗效，对鼻痒和喷嚏症状明显者，可首选。

（3）抗胆碱药：适用于以鼻溢液为主要症状者。

（4）糖皮质激素：通过减少细胞因子和趋化因子的释放而产生强烈的抗炎作用，故对血管运动性鼻炎一些喷嚏症状明显、水样鼻涕较多且黏膜水肿明显的病例，有显著疗效。

3. 手术治疗

（1）手术时机：①经保守治疗1年以上症状不能控制且有加重趋势。②鼻内解剖结构异常，影响通气或引流。③鼻黏膜增生性改变或有较大息肉。

（2）手术方式。

1）解剖结构异常的矫正：能加重血管运动性鼻炎症状的鼻内结构解剖异常有鼻中隔偏曲和鼻内孔狭小。上述结构异常早期矫正可明显减轻症状，甚至可以治愈。

2）鼻黏膜增生或有较大息肉组织的切除：引起鼻塞的增生肥厚鼻甲或息肉组织，均应及时切除。

3）降低鼻内神经兴奋性：切断副交感神经纤维对鼻腔的支配，降低其兴奋性。具体手术有：①岩浅大神经切断术，手术需要开颅，一般患者不易接受。②翼管神经切断术，该手术可使喷嚏、水样鼻涕得到控制，但对鼻塞的改善效果较差，术后常并发眼干不适等，且远期疗效不肯定。翼管神经切断术，有经上颌窦进路、经腭进路、经鼻进路等传统的手术方法，应用于治疗血管运动性鼻炎和变应性鼻炎已取得了一定的效果。近年来，由于鼻内窥镜技术的发展，提供了良好的视野和视角，增加了经鼻进路找到翼管外口和翼管神经的准确性。③筛前神经切断术，鼻黏膜表面麻醉，中鼻甲前端水平切口，暴露前筛区。打开筛漏斗进入前、中筛泡，向上清除筛房并于前颅底处寻找筛前神经进入鼻腔的骨管，切断筛前神经，关闭术腔。鼻腔填塞，术后给足量抗生素，2 天后抽除鼻内纱条。但术后复发率高。

第十四章

鼻出血

鼻出血又称鼻衄，是临床常见症状之一，多因鼻腔病变引起，也可由全身疾病所引起，偶有因鼻腔邻近病变出血经鼻腔流出者。鼻出血多为单侧，也可为双侧；可间歇反复出血，也可持续出血；出血量多少不一，轻者仅鼻涕中带血，重者可引起失血性休克；反复出血则可导致贫血。多数出血可自止。

青少年鼻出血部位大多数在鼻中隔前下部的易出血区（Little 区），40 岁以上中老年人的鼻出血，出血部位见于鼻腔后部下鼻甲后端附近的鼻咽静脉丛。

一、病因和发病机制

（一）局部因素

1. 外伤

鼻及鼻窦外伤或手术、颅前窝及颅中窝底骨折。

2. 气压性损伤

鼻腔和鼻窦内气压突然变化，可致窦内黏膜血管扩张或破裂出血。

3. 鼻中隔偏曲

多发生在嵴或矩状突附近或偏曲的凸面，因该处黏膜较薄，易受气流影响，故黏膜干燥、糜烂、破裂出血。鼻中隔穿孔也常有鼻出血症状。

4. 炎症

干燥性鼻炎、萎缩性鼻炎、急性鼻炎、急性上颌窦炎等，常为鼻出血的原因。

5. 肿瘤

鼻咽纤维血管瘤，鼻腔、鼻窦血管瘤及恶性肿瘤等，可致长期间断性鼻出血。

6. 其他

鼻腔异物、鼻腔水蛭，可引起反复出血。在高原地区，因相对湿度过低而易患干燥性鼻炎，为地区性鼻出血的重要原因。

（二）全身因素

1. 血液疾病

血小板减少性紫癜、白血病、再生障碍性贫血等均可有鼻出血表现。

2. 急性传染病

如流感、鼻白喉、麻疹、疟疾、猩红热、伤寒及传染性肝炎等。

3. 心血管疾病

如高血压、动脉硬化症、肾炎、伴有高血压的子痫等。

4. 维生素缺乏

维生素 C、维生素 K、维生素 P 及微量元素钙等缺乏时，均易发生鼻出血。

5. 化学药品及药物中毒

磷、汞、砷、苯等中毒，可破坏造血系统的功能而引起鼻出血。

6. 内分泌失调

代偿性月经、先兆性鼻出血常发生于青春发育期，多因血中雌激素含量减少，鼻黏膜血管扩张所致。

7. 其他

遗传性出血性毛细血管扩张症，肝、肾慢性疾病及风湿热等，也可伴发鼻出血。

二、临床表现

出血可发生在鼻腔的任何部位，但以鼻中隔前下区最为多见，有时可见喷射性或搏动性小动脉出血。鼻腔后部出血常迅速流入咽部，从口吐出。

鼻出血多发生于单侧，如发现两鼻孔皆有血液，常为一侧鼻腔的血液向后流，由后鼻孔反流到对侧。若出血较剧，应立即采取止血措施，并迅速判断是否有出血性休克。同时要注意：①休克时，鼻出血可因血压下降而自行停止，不可误认为已经止血。②高血压鼻出血患者，可能因出血过多，血压下降，不可误认为血压正常。应注意患者有无休克前期症状如脉搏快而细弱、烦躁不安、面色苍白、口渴、出冷汗及胸闷等。③要重视患者所诉出血量，不能片面依赖实验室检查。因在急性大出血后，其血红蛋白测定在短时间内仍可保持正常。有时大量血液被咽下，不可误认为出血量不多，之后可呕出多量咖啡色胃内容物。

三、治疗

（一）一般原则

（1）医师遇出血患者时应沉着冷静，对患者应多方安慰。

（2）严重鼻出血可使大脑皮质供血不足，患者常出现烦躁不安，可注射镇静药。

（3）已出现休克症状者，应注意呼吸道情况，对并发有呼吸道阻塞者，应首先予以解除，同时进行有效的抗休克治疗。

（二）局部止血治疗

1. 指压法

此法作为临时急救措施，用手指压紧出血侧鼻翼 10～15 分钟，然后再进一步处理。

2. 收敛法

用浸以 1%～2% 麻黄碱液或 0.1% 肾上腺素液的棉片填入鼻腔内止血，然后寻找出血点。

3. 烧灼法

适用于反复少量出血并有明确出血点者。在出血处进行表面麻醉后，用 30%～50% 硝酸银或三氯醋酸烧灼出血点至出现腐蚀性白膜为止。

4. 冷冻止血法

对鼻腔前部出血较为适宜。

5. 翼腭管注射法（腭大孔注射法）

对鼻腔后部出血有效。方法为将注射器针头在第三磨牙内侧刺入腭大孔内，注入含少量肾上腺素的 1% 利多卡因 3 mL。

6. 激光治疗

主要用 Nd ：YAG 激光，可使治疗部位血管收缩、卷曲、微血栓形成和血液凝固而达到止血目的。

7. 填塞法

此法是利用填塞物填塞鼻腔，压迫出血部位，使破裂的血管形成血栓而达到止血目的。

（1）鼻腔填塞法：常用凡士林纱条经前鼻孔填塞鼻腔。填塞时，纱条远端固定，逐渐由后向前、由上向下折叠填塞可避免纱条坠入鼻咽部或堵在鼻前庭。也可用膨胀海绵、吸收性明胶海绵、止血纱布等填塞或医用生物胶黏合。

（2）后鼻孔填塞法：先将凡士林纱条或消毒纱布卷做成块形或圆锥形，长约 3.5 cm，直径约 2.5 cm，用粗线缝紧，两端各有约 25 cm 长的双线，消毒备用。填塞时先收缩和表面麻醉鼻腔黏膜，咽部也喷有表面麻醉药。用圆头硅胶管（橡胶管）由前鼻孔沿鼻腔底部插入直达咽部，用镊子将导管从口腔拉出，圆头硅胶管（橡胶管）尾端则留于前鼻孔外，再将填塞物上的双线系于圆头硅胶管（橡胶管），此时将填塞物由口腔送入鼻咽部，填塞于后鼻孔。在前鼻孔处用一纱布球，将双线系于其上，以作固定，口腔端的线头可剪短留在口咽部，便于以后取出填塞物时做牵拉之用。后鼻孔填塞后，一般都需加行鼻腔填塞。鼻腔填塞物应于 48 小时左右取出或更换，以防引起鼻窦及中耳感染等并发症。

（三）全身治疗

（1）半坐位休息。注意营养，给予高热量、易消化饮食。对老年或出血较多者，注意有无失血性贫血、休克、心脏损害等情况，并及时处理。失血严重者，须予输血、输液。

（2）寻找出血病因，进行病因治疗。

（3）给予适量的镇静药。

（4）适当应用止血药，如巴曲酶、氨甲环酸、氨基己酸、酚磺乙胺或云南白药等。

（5）反复鼻腔填塞时间较长者，应加用抗生素预防感染。

（四）手术治疗

手术治疗可酌情采用。可施行颈外动脉结扎术、筛前动脉结扎术、筛后动脉结扎术或选择性动脉栓塞等。对反复发生鼻出血、鼻腔填塞及保守疗法效果欠佳者，进行鼻内镜下鼻腔探查术，找寻出血点并进行相应处理，已成为有条件医院耳鼻喉科医师的常用作法。

第十五章

鼻中隔疾病

第一节 鼻中隔偏曲

一、概述

鼻中隔偏曲是指各种原因导致鼻中隔的上下或前后径偏离矢状面，向一侧或者两侧偏曲，或者局部形成突起并引起鼻功能障碍的一种鼻中隔疾病。偏曲的鼻中隔可以呈现各种形状如“C”“S”形偏曲，若呈尖锥样突起，则称棘突，若呈由前向后的条形山嵴样突起，则称嵴突。

二、临床表现及诊断

1. 临床表现

鼻中隔偏曲可以对鼻生理产生严重的影响，导致一系列临床症状，如鼻塞、鼻分泌物增多、头痛、头晕、嗅觉障碍、鼻出血、耳鸣和重听、咽痒等。

2. 诊断要点

（1）前鼻镜或者鼻内窥镜检查发现鼻中隔的上下或前后径偏离矢状面，向一侧或者两侧偏曲，或者局部形成突起，两侧鼻腔大小不等。

（2）伴有一个或者多个相应的临床症状，如鼻塞、头痛、头晕、嗅觉障碍、鼻出血、耳鸣等。但要注意鉴别鼻中隔黏膜增厚（鼻中隔剥离子触及质软）和是否同时存在鼻内其他疾病，如肿瘤、异物或继发病变如鼻窦炎、鼻息肉等。

三、治疗

鼻中隔偏曲若诊断明确，且患者有明显的鼻塞、头痛或鼻出血的症状，应予手术治疗。

比较传统的手术方法为鼻中隔黏膜下切除术，但鼻中隔黏膜下切除术具有很多缺点，易发生鼻中隔穿孔、鼻梁塌陷、鼻中隔扇动、鼻呼吸功能不良等并发症，故已逐渐被“鼻中隔重建术”所取代。随着鼻内镜手术操作技术的成熟，鼻内镜下鼻中隔重建术具有手术并发症少、适用范围广、手术疗效高等优点，已成为鼻中隔矫正手术的经典手术。鼻中隔重建术的原则是以成形的方法消除软骨张力及矫正骨板形态，以不切除或少切除组织使鼻中隔恢复正常形态和功能并保持支架完整为目的。由于鼻中隔偏曲的种类和形态各异，因此鼻内镜下鼻中隔重建术的手术方法也不尽相同，术前要仔细进行鼻内镜检查，明确偏曲的类型和部位，制订手术方案并根据术中所见灵活加以运用。

第二节　鼻中隔血肿及脓肿

一、概述

鼻中隔血肿为鼻中隔软骨膜或骨膜下之积血，当鼻中隔血肿发生感染时形成鼻中隔脓肿。

鼻中隔血肿的病因：鼻中隔外伤和鼻中隔手术都可产生黏膜下出血，因鼻中隔软骨膜或骨膜为一坚韧而致密的结缔组织，不易穿破，若鼻中隔黏膜无破裂，血液会聚集在黏膜之下而形成血肿。自发性血肿在临床上较为少见，大多见于各种出血性疾病（如血友病、血管性紫癜等）。鼻中隔脓肿的病因：鼻中隔外伤或者鼻中隔手术后血肿继发感染而形成脓肿，或者周围组织感染炎症蔓延而来，也可为急性传染病的并发症。

二、临床表现及诊断

1. 临床表现

鼻中隔血肿患者常伴有单侧或双侧持续性鼻塞，逐渐加重，伴前额部胀痛，鼻梁有压迫感及压痛。一般来讲，一侧黏膜、骨膜下血肿，呈单侧鼻塞，若鼻外伤或鼻中隔手术后的血肿多为双侧鼻塞。鼻中隔血肿如有鼻黏膜破裂，常有血性分泌物流出。鼻镜检查可发现：鼻中隔单侧或双侧呈半圆形隆起，黏膜色泽正常或黯红色，触之柔软，穿刺回抽有血。鼻中隔脓肿可致鼻中隔软骨坏死而后期遗留鞍鼻畸形，也可上行扩散引起颅内并发症，经静脉逆行感染引起海绵窦静脉炎或者海绵窦栓塞，鼻中隔脓肿自行溃破常形成鼻中隔穿孔，鼻中隔脓肿症状与鼻中隔血肿相似，但有全身及局部急性炎症症状，如全身出现寒战、发热及周身不适，鼻梁、鼻尖红肿疼痛并伴有触痛。严重者可以引起鼻背红肿，鼻尖部有明显压痛，伴颌下淋巴结肿大和压痛。

2. 诊断要点

（1）有明确的外伤手术史或者其他特殊病史。

（2）伴有典型的临床表现。

（3）鼻中隔血肿与脓肿的主要区别是靠鼻中隔穿刺证实，如穿刺抽吸有血，考虑为血肿，穿刺有脓性分泌物则为脓肿。

三、治疗

1. 鼻中隔血肿的治疗

（1）较小的血肿：及时穿刺抽出积血，局部压迫止血，可适量应用抗生素预防感染。

（2）较大的血肿：鼻中隔较大血肿或者血肿已形成凝血块时，必须尽早在表面麻醉下，沿血肿的下缘与鼻底的交界处做一与鼻底平行的切口，并用吸引管清除血液或血凝块；如为鼻中隔黏膜下切除术后发生血肿，可重新分开原切口，清除腔内积血或血块，如发现有活动性出血，最好在鼻内镜下用双极电凝彻底止血。清除血肿后，需用凡士林油纱条在两侧鼻腔填塞，48 小时后取出，防止腔内再次出血，同时应用抗生素预防感染。

2. 鼻中隔脓肿的治疗

鼻中隔脓肿一旦确诊，立即切开排脓，以防止鼻中隔软骨破坏，引起塌鼻畸形。通常在鼻腔表面麻醉下，沿脓肿的一侧最下部做一横行切口，充分清除脓液及坏死软骨片，用含有抗生素的生理盐水反复冲洗术腔，置入橡皮条引流。每日换药 1 次，同时全身使用足量抗生素以控制感染，预防感染的扩散。切勿在双侧鼻中隔同时做切口引流，否则可能导致鼻中隔穿孔。

如塌鼻畸形一旦形成，一般认为在炎症消退 2 ~ 3 个月后行鼻部矫形术。

第三节 鼻中隔穿孔

一、概述

鼻中隔穿孔是指由于各种原因导致鼻中隔的任何部位形成大小不等、形态各异的永久性穿孔，使两侧鼻腔相通。

二、临床表现及诊断

1. 临床表现

鼻中隔穿孔的症状与穿孔的病因、大小，以及部位有着密切的关系。穿孔小而位于前部者，患者在呼吸时可产生吹哨音，如穿孔小而位于后部，患者可无明显症状；穿孔过大者，可伴有鼻塞、鼻内异物感、干燥感、鼻腔结痂及鼻出血等鼻腔黏膜萎缩表现。若因梅毒、结核等特异性感染所致的穿孔常伴有臭味的脓涕。

2. 诊断要点

（1）前鼻镜及鼻内镜检查即可确切发现穿孔的部位和大小。

（2）鼻中隔穿孔有时可无明显症状。

（3）鼻中隔小穿孔易被痂皮覆盖，有时容易忽略。

三、治疗

1. 保守治疗

当鼻中隔初起溃疡尚未形成穿孔时，局部涂用1%黄降汞软膏或抗生素软膏。如为铬酸所致的溃疡，可涂5%硫代硫酸钠软膏，同时应及时注意病因治疗（如避免接触、吸入有害化学物质；如引起穿孔的原因为全身性疾病，则要采取抗结核、抗梅毒等针对性治疗）；同时保持鼻腔湿润清洁，每日用温盐水冲洗鼻腔；当穿孔较小且边缘可见肉芽组织时，可用10%硝酸银烧灼，然后每日涂以保护性软膏，直到穿孔愈合为止。

2. 手术治疗

对于鼻中隔穿孔较大且临床症状明显者，可试行鼻中隔穿孔修补术。

第十六章

咽部疾病

第一节　咽炎

一、急性咽炎

急性咽炎是咽黏膜、黏膜下组织及其淋巴组织的急性炎症，是最常见的上呼吸道感染性疾病，可单发，也可继发于急性鼻炎等呼吸道感染。季节交替，秋冬、冬春及寒冷季节多发。

（一）病因

1. 病毒感染

以柯萨奇病毒、腺病毒、副流感病毒为主，鼻病毒及流感病毒次之。病毒可通过飞沫以及密切接触传播。

2. 细菌感染

以链球菌、葡萄球菌及肺炎双球菌为主，其中A组乙型链球菌引发感染症状较重。

3. 物理化学因素

高温、粉尘、刺激性气体等均可诱发急性咽炎。

各种因素间可相互协同、共同作用而诱发疾病，另外，烟、酒过度，着凉，疲劳等因素也是发病的重要诱因。此外某些经呼吸道传播的传染性疾病，如麻疹、猩红热、流感、重症急性呼吸道综合征（SARS）等的前驱症状也可表现为急性咽炎的症状。

（二）病理

为咽部黏膜的急性炎症改变，表现为咽黏膜的充血，黏膜及黏膜下的水肿，血管的扩张，各种炎症细胞的浸润，腺体分泌亢进，黏膜下淋巴组织、淋巴滤泡的肿大，若为急性化脓性炎症，其病理除以上描述外，还可见大量的白细胞浸润，黏膜表现可有渗出物形成等。

（三）临床表现

多为急性发病，发病初期咽干、咽痒，继而咽痛，多为烧灼感，疼痛的程度可有较大的差别，吞咽时疼痛加重，影响进食，疼痛还可向耳部放散，常因炎症波及喉部而引起急性喉炎，出现声嘶。全身症状一般较轻，多表现为低热、乏力、头痛、食欲差等，少数重症多见于幼儿或老年患者，可出现较重的全身症状，如寒战、高热、恶心、呕吐、全身不适等症状。

局部查体多可见咽部黏膜的急性弥漫性充血、肿胀，咽侧索受累时可见咽侧索肿胀。咽后壁淋巴滤泡可见充血、肿胀，严重时可出现黄白色点状渗出物。悬雍垂及软腭可见水肿，内镜下检查鼻咽部及喉咽部也可呈充血、水肿等表现，部分病例可出现颌下淋巴结肿大。

（四）并发症

急性咽炎随着炎症的波散可引发邻近器官的炎症，如急性鼻炎、鼻窦炎、急性中耳炎、急性喉炎、气管炎。老人及婴幼儿，甚至可引起下呼吸道的急性炎症性疾病，如急性气管炎、支气管炎、肺炎，风湿热，败血症等。

（五）诊断

急性咽炎属常见病，据病史、症状及体征，包括化验室检查，如血细胞分析、咽部分泌物细菌培养等，都有助于诊断。需注意某些急性传染病，尤其多见于经呼吸道传播的疾病，如麻疹、猩红热、流感等，其前期症状可以是急性咽炎的表现，随病情的进展逐渐出现其他症状与体征。疑似该类疾病，需观察病情的发展，完善各项相应的化验检查，以免误诊或漏诊。诊断过程中，还需注意有无出现相关并发症，予以及时、全面诊断。

（六）治疗

急性咽炎患者病情可轻重不一，对于大多数患者经基层医疗机构的治疗均可治愈，个别重证患者，需转诊到上一级医院诊治。

1. 无全身症状或症状较轻

以局部治疗为主，包括咽部清洁、漱口，漱口时可使用医用漱口液或多饮水，配合各种含片（儿童慎用）。口腔清洁对治疗也很重要，有助于治疗。针对病因全身可使用抗病毒药物及（或）抗生素药物。

2. 全身症状较重

尤其婴幼儿或老年患者，如伴有高热等其他全身症状，需根据病情调整治疗方案，避免严重并发症的发生。

3. 中医中药治疗

发病期注意休息，多饮水，摄入清淡饮食等。可辅助中医中药的治疗。

4. 并发症治疗

出现需及时与其他相关科室协同治疗。

二、慢性咽炎

慢性咽炎是咽部黏膜、黏膜下及淋巴组织的慢性炎症，是上呼吸道慢性炎症的一部分，发病率极高，病程长，个别病例症状顽固，临床表现多种多样，缓解症状是治疗的主要目的。

（一）病因

慢性咽炎的病因包括局部因素及全身因素，在发病中均起重要的作用。根据病理可分为慢性单纯性咽炎、慢性肥厚性咽炎及萎缩性咽炎。

1. 局部因素

（1）急性咽炎的反复发作，逐渐转变为慢性炎症。

（2）邻近器官急、慢性炎症的刺激，如急、慢性扁桃体炎，急慢性鼻炎、鼻窦炎以及口腔的慢性炎症性疾病，对慢性咽炎的发病都起一定的作用。

（3）长期张口呼吸，多见于成人及儿童的鼾症患者，咽部黏膜的过度干燥可导致慢性咽炎。

（4）胃食管反流，反流液的反复刺激可形成慢性咽炎。

2. 全身因素

全身多种疾病，如贫血、慢性心功能不全、慢性呼吸道炎症、内分泌紊乱、肝肾功能不全均可引起慢性咽炎。随着过敏性疾病发病率的增高，过敏因素在慢性咽炎的发病中也起一定的作用。

3. 环境与职业因素

长期大量烟、酒刺激，环境污染，长期接触刺激性气体、粉尘等均可引发本病。某些职业用声过度，如教师、演员等，过度用声者不仅影响喉部疾病的发生，对咽部疾病的形成也有一定的影响。

（二）病理

1. 慢性单纯性咽炎

病理改变较轻，多表现为咽部黏膜的慢性充血，黏膜下结缔组织及淋巴组织轻度增生，以淋巴细胞为主的炎性细胞浸润，腺体分泌功能亢进等。

2. 慢性肥厚性咽炎

病理改变以局部组织增生为主，黏膜呈慢性充血，黏膜、黏膜下结缔组织及淋巴组织增生，形成咽后壁淋巴滤泡增生、咽侧索肥厚等改变。

3. 萎缩性咽炎

主要病理改变为黏膜萎缩变薄，黏膜表面可有干痂附着，黏膜下层组织萎缩变薄，腺体萎缩，分泌功能下降，多继发或伴有萎缩性鼻炎。

（三）临床表现

1. 症状

为慢性炎症，多无明显的全身症状，而局部表现“丰富多彩”，可表现为咽部的异物感、烧灼感、刺痛、干燥、多痰、刺激性咳嗽等。可形成习惯性排痰动作，但多无分泌物咳出，咽反射较敏感可出现恶心、呕吐等症状，严重病例无法刷牙，更无法配合咽部的临床检查。若伴全身疾患可出现相关疾病的症状。同时症状的轻重与患者对本病的关注程度也有很大关联。

2. 体征

慢性单纯性咽炎，咽部的黏膜呈慢性充血状态，咽后壁淋巴滤泡可有轻度增生，咽腔的分泌物增多，咽反射较为敏感；慢性肥厚性咽炎病史较长，黏膜除慢性充血状态以外，可表现为局部组织增生，包括咽后壁淋巴滤泡增生、咽侧索肥厚、舌根淋巴组织增生等，咽腔的分泌物也较多；而萎缩性咽炎多可见咽部黏膜的萎缩、暗淡、干燥，表面有黏稠分泌物的附着等改变，鼻腔检查多伴有类似的黏膜改变。

（四）诊断

慢性咽炎结合病史及体征较易诊断，但首先需排除是否有咽部及全身其他系统的相关疾病，需全面了解病史，完整诊断疾病，避免只考虑局部疾病的片面思维方式。要完善鼻、咽、喉、口腔、气管、颈段食管、甲状腺及颈部多部位的检查，排除相应的器质性病变，尤其是占位性病变，方可诊断慢性咽炎。另外还需要注意患者的情绪及心理状况，是否处于更年期，是否合并有心理疾患等，这一点对于诊断及治疗慢性咽炎有非常重要的意义。反对“先入为主”的诊断思路，减少误诊、漏诊的发生。间接喉镜检查非常重要，纤维或电子鼻咽喉镜为临床查体提供了更清晰、直观的“信息”，在慢性咽炎的诊断中占有重要的地位。

（五）治疗

1. 病因治疗

积极治疗相关疾病，如鼻炎、鼻窦炎、扁桃体炎、气管炎、支气管炎、胃咽反流、OSAHS 等多种邻近器官疾病。积极治疗全身的相关疾患。改变不良的生活习惯，如戒烟、戒酒，规律生活，合理有氧运动，注意保持口腔卫生等，同时保持良好的生活空间，如室内空气清新、工作环境的职业防护等，部分病例需进行心理治疗，更年期可行内分泌的相关治疗。

2. 局部治疗

多为局部清洁，对症治疗，如加强口腔及咽腔的清洁，可使用多种含片、漱口液等。对于慢性肥厚性咽炎，如咽后壁淋巴滤泡明显增生，可使用等离子、射频、激光等有创治疗，但治疗过程中需注意咽部黏膜的保护，以免影响咽部黏膜正常的生理功能。对于萎缩性咽炎治疗多为对症处理，局部咽后壁可涂抹2%碘甘油，促进腺体的分泌，同时口服多种维生素促进、改善咽部黏膜的功能，减轻临床症状。

第二节 扁桃体炎

一、急性扁桃体炎

急性扁桃体炎是指腭扁桃体的急性非特异性炎症性疾病。发病率高，属常见病及多发病，儿童与青少年多发，常继发于上呼吸道感染，季节交替、气温变化较大时容易发病，多伴有咽部黏膜及淋巴组织的急性炎症。

（一）病因

1. 病原体

乙型溶血性链球菌是主要的致病菌，非溶血性链球菌、葡萄球菌、肺炎双球菌、流感杆菌等也可引起发病。此外，病毒如腺病毒、鼻病毒或麻疹病毒也是常见的病原体，也可以是细菌与病毒的混合感染。急性扁桃体炎病原体可通过飞沫或直接接触传染，多为散发。

2. 解剖因素

腭扁桃体的黏膜上皮向扁桃体实质陷入形成深浅不一的小隐窝。正常情况下，病原体可滞留于扁桃体隐窝，当机体抵抗力下降时，病原体可大量繁殖，并作用于黏膜上皮，甚至波及扁桃体实质而引发疾病。与腭扁桃体相邻的解剖学结构如鼻腔、鼻窦、鼻咽、喉，也易于形成急性炎症性疾病而导致急性扁桃体炎。

3. 诱因

气温的大幅度变化、有害气体的刺激、劳累、着凉、烟酒过度、机体抵抗力下降、全身状况不佳等均在发病中起到一定的作用。

（二）病理

病理学上将急性扁桃体炎分为三型，各自的病理学改变分述如下。

1. 急性卡他性扁桃体炎

该型多由病毒感染引起，炎症多局限于黏膜表面，病变轻。扁桃体黏膜表面充血，无明显的渗出物，而扁桃体的实质多无明显的炎症波及。

2. 急性滤泡性扁桃体炎

该型炎症侵及扁桃体实质内的淋巴滤泡，引起扁桃体的充血、肿胀，甚至化脓性炎症。在隐窝口之间的黏膜下，可见有黄白色斑点形成。

3. 急性隐窝性扁桃体炎

病变的中心集中于隐窝，隐窝内有渗出物形成，其中包括脱落上皮、纤维蛋白、脓细胞、细菌等经隐窝口排出，可在扁桃体表面形成假膜，假膜可拭去，扁桃体本身因局部的炎症表现为充血、肿大。

后两者为急性化脓性炎症，随着炎症进一步播散，如侵及扁桃体周围间隙，可在此间隙形成扁桃体周围脓肿。

（三）临床表现

临床多将急性扁桃体炎分为急性卡他性扁桃体炎与急性化脓性扁桃体炎，其中后者包括了病理分型的后两型。急性扁桃体炎的临床表现相似，但在病情程度有较明显的差异，前者轻，后者重，与病理改变相一致。

1. 症状

包括局部症状与全身症状，局部症状以咽痛为主，多为剧烈的咽痛，吞咽时加强，影响进食，甚至影响口腔分泌物的吞咽，肿大的扁桃体可影响呼吸，儿童可出现睡眠打鼾或原有鼾声加重等气道不畅的相应症状，可伴有颌下区淋巴结肿大。全身症状轻重不一，急性化脓性扁桃体的全身症状重，急性卡他性扁桃体炎的全身症状轻。儿童及老人的全身症状较成年人的症状重，可表现为畏寒、高热、头痛、食欲缺乏、乏力，小儿患者可因发热引起高热惊厥等症状，老年人局部炎症可诱发气管炎、支气管炎，甚至肺部的炎症性疾病，出现咳嗽、咳痰等症状。

2. 体征

多因发热，患者呈急性病容，体温升高，出现相应的体征，咽部检查可见咽部的黏膜呈急性充血状态，和（或）合并黏膜的水肿，扁桃体可有不同程度的充血肿大。化脓性扁桃体炎，在其表面可形成脓点、假膜，但假膜不超过扁桃体的表面，可拭去。双侧颈部Ⅰ～Ⅱ区淋巴结，尤其颌下淋巴结肿大并有触痛，个别病例因炎症波及扁桃体周围间隙，出现张口受限，前腭弓或后腭弓黏膜充血、肿胀等体征，可出现颈部触痛、颈部活动受限等颈深部间隙感染的体征。

3. 辅助检查

血细胞分析多可见白细胞增多、中性粒细胞百分比升高，咽拭子涂片和药敏检查多为链球菌、葡萄球菌、肺炎双球菌感染，青霉素、头孢类抗生素为敏感药物。

（四）诊断及鉴别诊断

依据典型的临床表现、体征和实验室检查，一般容易诊断，但需与咽白喉、猩红热、樊尚咽峡炎及某些血液系统疾病引起的咽峡炎等疾病相鉴别。

1. 咽白喉

从流行病学角度而言，白喉在临床已罕见，多见于小儿患者，临床表现咽痛较轻，咽白喉时扁桃体表面的假膜常超出扁桃体的范围，达前、后腭弓，甚至软腭等，假膜不易拭出，强行剥除深层组织易出血。颈部淋巴结明显肿大，全身中毒症状明显。咽部分泌物涂片提示白喉杆菌，而实验室检查、白细胞多无明显变化。

2. 猩红热

多为流行性发作，起病急，发热、咽痛及全身弥漫性红疹为其主要的临床特征。咽部检查扁桃体表面有假膜，假膜深层一般无出血，咽部黏膜可见有小的红点，可见杨梅舌或草莓舌。全身症状重，可出现全身淋巴结肿大及风湿相关其他系统的疾病，咽拭子检查提示为 A 组 β 型溶血性链球菌感染。

3. 樊尚咽峡炎

多为单侧发病，一侧扁桃体表面有假膜形成，可有溃疡形成，可伴有患侧颈部淋巴结肿大，全身症状轻，咽拭子涂片可见有梭形杆菌及樊尚螺旋菌。

4. 单核细胞增多性咽峡炎

为 EB 病毒感染所致，多见于儿童，起病急，全身症状重，可有高热、头痛、皮疹，肝脾肿大，淋巴结肿大，血细胞分析可见异常淋巴细胞，单核细胞增多，Epstein-Barr 病毒血清抗体多呈阳性。

5. 粒细胞缺乏症

咽痛的程度轻重不一，局部可见有坏死性溃疡，被覆棕褐色的假膜，颈部及全身淋巴结多无肿大，但全身中毒症状重，咽拭子检查多为正常菌群，但血细胞分析可见白细胞显著减少，粒细胞明显减少或消失。

6. 白血病性咽峡炎

局部体征无特异性，全身淋巴结肿大，急性期体温升高，可有全身的出血倾向，血细胞分析及骨髓穿刺提示白细胞增多，以原始细胞及幼稚白细胞为主。

（五）并发症

1. 局部并发症

如炎症未得到良好的控制，波及邻近组织，可出现相应的感染性疾病，如扁桃体周围炎，进而形成扁桃体周围脓肿、咽旁脓肿。个别病例如糖尿病患者，长期使用糖皮质激素、免疫抑制剂患者等特殊情况，炎症进一步扩散可形成颈深部间隙的感染、颈部多间隙脓肿等重症感染性疾病，也是近年临床发病的新变化。另外也可并发急性中耳炎、急性鼻炎、鼻窦炎、颈部急性淋巴结炎等。

2. 全身并发症

急性扁桃体的反复发作，是链球菌侵入机体的门户，Ⅲ型变态反应可能是链球菌感染引起急性扁桃体炎，进而影响全身多系统所致。

（六）治疗

1. 抗生素治疗

是治疗最重要的环节，对无青霉素过敏史患者，青霉素仍为首选抗生素，同时进行细菌培养加药敏，根据病情变化及药敏试验调整抗生素的使用。一般如治疗3天后，症状缓解差，应分析原因，调整治疗方案。

2. 局部治疗

可使用替硝唑漱口液、氯己定等多种漱口液漱口，保持口腔卫生，儿童不能配合的情况下，可采用清水漱口，保持口腔清洁。

3. 一般治疗

休息，鼓励进食，保证入量，根据病情严重程度可予以适当补液治疗。

4. 并发症治疗

严密观察有无并发症出现，有无扁桃体周围脓肿形成，如脓肿形成，上述治疗的同时需行脓肿的及时引流。

5. 对症治疗

如疼痛剧烈，可使用解热镇痛药物来缓解症状。

（七）预防

可针对病因采取相应的预防措施。

二、慢性扁桃体炎

慢性扁桃体炎是急性扁桃体炎反复发作，多次急性炎症逐渐形成的腭扁桃体的慢性炎症改变，或者扁桃体隐窝内聚集的细菌、病毒及炎性渗出物反复刺激形成的扁桃体慢性炎症性疾病。

（一）病因

发病机制不清楚，但多次反复扁桃体的急性炎症在慢性扁桃体炎的发病中具有重要的作用。常见致病菌为链球菌、金黄色葡萄球菌等，以及其他病原体，通过多种机制引起扁桃体的炎症性改变，影响扁桃体隐窝的引流，同时促使扁桃体组织慢性炎症的形成。

（二）病理

1. 增生型

多见于儿童，由于反复的炎症刺激，扁桃体组织增生，包括淋巴组织及结缔组织的增生，淋巴结生发中心扩大，吞噬功能活跃，扁桃体组织整体肥大，隐窝可有分泌物聚积。

2. 纤维型

多见于成人，扁桃体淋巴组织和滤泡变性萎缩，间质内纤维瘢痕组织增生，整个扁桃体小而硬，可与腭舌弓、腭咽弓有粘连。

3. 隐窝型

扁桃体隐窝内大量脱落上皮细胞、细菌、渗出物聚集形成“栓子”，阻塞隐窝口，隐窝口引流不畅，明显扩大，成为病原体聚集的部位。

（三）临床表现

1. 症状

反复多次急性扁桃体炎发作病史，是慢性扁桃体炎最主要的临床表现。其次的症状则多表现为咽干、咽痛，多为隐痛，还有咽痒、异物感、口臭、咽反射敏感性增强等慢性咽炎的症状。对于增生型的慢性扁桃体炎患者，因扁桃体肥大可出现打鼾、吞咽及呼吸不畅、言语含糊等症状，也可有一定的全身症状，如乏力、低热等，尤其在出现或合并有风湿性疾病的患者，可有较明显的全身症状。

2. 体征

扁桃体的体积大小不一，黏膜呈慢性充血状态，隐窝可有白色干酪样点状物排出，随病情的发展，扁桃体与前后弓可有一定的粘连及瘢痕形成，尤其有扁桃体周围炎与扁桃体周围脓肿病史，更易形成局部粘连，可伴有上颈部Ⅰ～Ⅱ区淋巴结肿大。

（四）诊断

反复急性扁桃体炎发作病史是最为重要的诊断依据。另外，局部体征有扁桃体隐窝反复栓子形成，局部粘连，扁桃体的黏膜慢性充血，表现为凸凹不平、瘢痕等均提示慢性扁桃体炎，而单纯扁桃体肥大不能作为诊断依据。

（五）并发症

链球菌是引起急性扁桃体炎最为常见的致病菌，慢性扁桃体炎反复急性发作是链球菌侵入机体的“门户”，通过多种可能途径或机制引起全身其他系统的风湿性疾病，如风湿性心脏瘸、关节炎、肾脏疾病等。另外，也有学者认为某些疾病如过敏性紫癜、银屑病等也与慢性扁桃体炎存在一定的关联性。但如何由局部病灶引发全身多系统疾病其机制尚不清楚。其依据多来源于病史，慢性扁桃体炎急性发作时往往伴有其他疾病的发作或加重，如慢性扁桃体炎合并慢性肾炎患者，当扁桃体炎急性发作时其肾功能的相关检查包括尿液的检查也会出现“波动”，相应随着扁桃体急性炎症得到控制或切除病灶扁桃体后肾脏疾病也趋于缓和。临床免疫学研究更认为两者之间可能是通过Ⅲ型变态反应相互关联，当然尚有多种学说如感染学说，原发灶细菌或毒素直接经血液循环、扩散引起全身多系统病变学说等。

（六）治疗

1. 非手术治疗

增强机体的抗病能力，加强体育锻炼，改变不良的生活习惯，控制全身性疾病等。对于儿童期患者不愿或不能手术的病例，采用中医中药治疗，也可获得一定的临床疗效。

加强局部清洁，包括良好的口腔卫生，饭后刷牙或漱口，扁桃体隐窝灌洗均可起到一定的作用。

2. 手术治疗

扁桃体切除术是目前治疗慢性扁桃体炎的主要方法，也是耳鼻咽喉头颈外科常见手术之一。

三、扁桃体切除术

扁桃体切除术是临床常规手术之一。

（一）适应证

目前大家达成共识的扁桃体切除术的适应证如下。

（1）急性扁桃体炎反复发作，经保守治疗无改善者，尤其合并扁桃体周围脓肿甚至咽旁间隙感染者，需考虑行扁桃体切除术，也可在扁桃体周围脓肿引流过程中切除脓肿侧扁桃体。

（2）因扁桃体过度肥大影响呼吸，妨碍吞咽及发音，该类患者多为阻塞性睡眠暂停低通气综合征患者，因而扁桃体切除术是阻塞性睡眠暂停低通气综合征患者手术治疗的一部分。

（3）长期慢性扁桃体炎已合并其他脏器病变，如风湿性关节炎、肾炎、风湿性心脏病等。另外尚有其他学科专业医师推荐认为切除扁桃体有助于控制该学科疾病的情况，如过敏性紫癜、银屑病等，但缺乏大样本资料证实术后全身疾病的临床转归。

（4）慢性扁桃体炎与邻近器官慢性炎症病变有密切关联者，如与中耳炎、鼻炎-鼻窦炎、颌下淋巴结炎等相关者。

（5）白喉带菌者，经保守治疗无效时，但目前流行病学观察白喉发病已非常少见，而因白喉带菌者切除扁桃体已非常少见。

（6）扁桃体的良性肿瘤，可于切除扁桃体的同时将肿瘤一并切除，而恶性肿瘤需明确诊断，并根据病理性质及病变范围来确定综合治疗方案。

（二）禁忌证

（1）扁桃体急性炎症期一般不安排手术，手术应在急性炎症消退后 2～3 周安排；个别情况如频繁发作，可在使用抗生素的前提下缩短间隔的时间。另外，扁桃体周围脓肿形成，脓肿引流过程中可切除脓肿形成侧的扁桃体。

（2）血液系统疾病影响外科手术，如贫血、凝血机制障碍等，一般不宜手术或择期手术，原发病控制良好且需行相应的充分术前准备再行手术。

（3）严重的全身性疾病，如高血压未控制，结核性疾病，风湿性疾病的活动期，精神性疾病未控制等。

（4）经呼吸道传播的传染性疾病的流行季节，尤其是流行地区，以及其他急性传染性疾病的流行期不宜手术。

（5）妇女月经期、妊娠期及哺乳期不宜手术。

（6）患者及家属中免疫球蛋白缺乏或自身免疫性疾病发病率高，白细胞计数特别低者，不宜手术。

（三）术前准备

扁桃体切除术可在局麻或全麻下进行，需完善以下术前准备。

（1）详细询问病史，完善查体及各项术前辅助检查。明确原发病灶的相关病史及近期有无呼吸道感染病史，有无出血倾向性疾病，包括血液系统疾病、肝肾疾病、高血压、心脏病等，女性适龄患者需询问月经史，有无药物过敏史，包括麻醉药物及抗生素等药物，有无传染病病史等。详细的全身查体，相应的术前辅助检查应包括血细胞分析、肝炎系列、性病、艾滋病、凝血酶原时间、X 线胸片、心电图、血生化、尿常规等常规检查，必要时尚需行心脏超声、肺功能等检查。

（2）全麻者术前禁食 6 小时，局麻患者术前禁食 4 小时，高血压患者可根据麻醉医师的意见术前口服降压药。局麻患者可术前 30 分钟给予阿托品及地西泮肌内注射，术前使用 1% 丁卡因咽部喷雾黏膜表面麻醉，对于合并有全身脏器病变者，采用相应的治疗，使全身各脏器功能正常或近于正常再行手术。

（四）手术方法简介

扁桃体切除有两种手术方法，扁桃体剥离术与扁桃体挤切术，均可在局麻或全麻下进行。局麻扁桃体手术较简便，避免了全麻的各种风险及并发症；而全麻下手术无需患者配合，克服了咽反射对手术的影响，避免了手术对患者心理的影响，尤其对儿童患者，手术的不适及疼痛对心理有较大的影响，而且全麻下手术无须患儿配合，手术可“从容”进行，避免了局麻下扁桃体挤切术“忙中出错”的风险。目前多数情况儿童手术建议全麻下完成。

（五）术后治疗

1. 体位

全麻患者术后未完全清醒前，取平卧位，头偏向一侧，完全清醒后可取半卧位。局麻手术体位无特殊要求，注意观察咽腔的分泌物，唾液中含有少量血性液属正常，但明显的血性液要考虑术腔出血。

2. 术后出血的处理

对于少量不明显出血，可进行上颈部冷敷，口含冰块观察变化。对于明显出血，需检查伤口局部，观察有无活动性出血，可在手术室清理血凝块后仔细观察有无活动性出血，同样使用压迫、电凝、射频等方法可靠止血。另外，术后 7～10 天白膜脱落，创面暴露，也是术后易发生出血的时期，需要提醒患者注意。

3. 饮食调理

术后 6 小时可进凉流食，后术 3 天最好以流食为主，患儿术后因疼痛影响进食，入量不够时，需适当补液，维持水、电解质平衡，术后 2 周内以半流食为主。

4. 抗生素的使用

结合病情，合理使用抗生素。术后第二天扁桃体隐窝出现白膜属正常现象，对创面有保护作用，如白膜污秽需考虑有感染存在，可适当延长抗生素的使用时间。

5. 术后镇痛

扁桃体手术后疼痛明显，可在术后48小时以内使用镇痛治疗。现临床多由麻醉医师使用镇痛泵给予相应的镇痛药物缓解疼痛，改善术后生活质量。

第三节　腺样体疾病

一、急性腺样体炎

急性腺样体炎是腺样体急性非特异性的炎症，是儿童常见的呼吸道炎症性疾病，以3～10岁儿童最为常见，成人因腺样体组织已萎缩、退化，很少罹患此病。

（一）病因

（1）细菌及病毒的感染是主要病因，与急性扁桃体炎病原体类同，参阅相关章节。

（2）儿童局部解剖空间狭小，在发病中起很重要的作用。

（3）着凉、感冒、急性胃肠炎等机体抵抗力下降时易发病。

（二）临床表现

1. 症状

多为急性起病，似急性鼻炎，鼻塞，张口呼吸，睡眠可出现打鼾或原有打鼾症状加重，吞咽疼痛，炎症波及咽鼓管或腺样体肿大，影响咽鼓管均可出现耳闷、听力下降，甚至耳痛等症状，严重可引发急性中耳炎。因鼻塞及炎症的影响，可引起急性鼻炎、鼻窦炎，出现相应的症状，如流清涕或脓涕等。患儿可有发热、食欲缺乏及其他全身症状。

2. 体征

发热、倦怠、烦躁、进食差，鼻腔可见黏膜充血、水肿、清涕或脓涕，张口呼吸，咽部黏膜可有充血，耳部可见鼓膜充血，严重时鼓室积液等。

3. 辅助检查

（1）小儿电子鼻咽镜：可见鼻黏膜充血，流清涕或脓涕，腺样体充血、肿胀，表面可覆有渗出物，阻塞后鼻孔，影响咽鼓管咽口等。

（2）鼻咽X线侧位片：多提示腺样体肥大。

（3）纯音测听：多提示轻度传导性聋。

（4）声导抗：可有不同程度中耳负压存在，常呈B型或C型曲线。

（三）诊断

病史及体征可明确诊断，但要注意是否合并急性鼻炎、急性咽炎、中耳炎，甚至气管炎、支气管炎，需有完整诊断来指导治疗。

（四）治疗

患儿应注意休息，对症治疗。对于发热、白细胞增高、症状较重的患儿，需选用足量有效抗生素，同时针对不同的并发症采用不同的治疗方法及措施，进食差、伴高热患儿需注意维持体液平衡，必要时请儿科医师共同诊治。

二、腺样体肥大

腺样体肥大是指无论是生理发育，还是外界环境的刺激，以及周围组织炎症性疾病的影响，导致腺样体组织增生肥大，影响周围器官的生理功能进而形成病理性腺样体肥大。本病好发于3～5岁儿童，之后随年龄的增加发病率呈下降趋势。

（一）病因

1. 解剖因素

腺样体属咽淋巴环的一部分，位于鼻咽的顶后壁，儿童期腺样体随年龄可增大，10 岁以后渐萎缩。10 岁以下儿童本身鼻咽部空间“狭小”，“肿大”的腺样体占据鼻咽部，常可向前经后鼻孔突入鼻腔，堵塞鼻腔，向两侧影响咽鼓管咽口，影响咽鼓管功能而出现咽鼓管功能异常。

2. 急慢性炎症的反复刺激

包括急慢性鼻咽炎，急慢性咽炎，急慢性扁桃体炎，急慢性鼻炎，鼻窦炎等，在发病中均起到一定的作用。

（二）临床表现

1. 症状

肥大的腺样体阻塞相应的部位而出现相应的症状。

（1）阻塞后鼻孔，出现鼻塞，可诱发鼻炎、鼻窦炎，出现鼻炎、鼻窦炎的症状。

（2）阻塞咽鼓管咽口，影响咽鼓管的功能，鼻咽部的炎症也容易波及咽鼓管，引起急性中耳炎，从而出现耳闷、耳痛、听力下降，严重者出现化脓性中耳炎的症状。

（3）腺样体的炎症可向下波及咽、下咽部及喉部，引起邻近器官相应的炎症性疾病，表现为咽部不适、刺激性咳嗽、声嘶，严重者可引起气管、支气管及肺部的炎症性疾病。

（4）腺样体肥大是儿童阻塞性睡眠呼吸暂停低通气综合征（OSAHS）最为常见的病因之一，患儿睡眠中出现打鼾、张口呼吸、睡眠躁动，严重时可出现呼吸暂停、觉醒等症状，因睡眠质量差，患儿可出现精神倦怠、白天嗜睡、食欲缺乏，严重时影响患儿局部与全身发育。

2. 体征

（1）面容改变：因长期鼻塞、睡眠中张口呼吸可影响颌面骨的发育，表现为硬腭高拱，上颌骨突出，牙齿排列不齐，口唇肥厚，面部缺乏表情，所谓的“腺样体面容”。

（2）鼻部查体：多可见下鼻甲肥大，可有脓涕、干痂等，少数情况可经鼻腔观察到突入后鼻孔区肥大的腺样体。

（3）耳部查体：若合并有急、慢性中耳炎，可观察到相应的体征，如鼓膜充血、内陷，鼓室积液，严重时鼓膜穿孔等。

（4）咽部查体：腺样体肥大的患儿常伴有腭扁桃体肥大及咽后壁淋巴滤泡增生。

（5）发育不良：长期睡眠质量差，可影响患儿的发育，出现营养不良、反应迟钝、注意力不集中等全身症状和体征。

（三）辅助检查

1. 小儿电子鼻咽镜或鼻内镜检查

内镜下可直接观察到鼻咽部有无腺样体肥大、后鼻孔堵塞及咽鼓管受阻的程度，腺样体及鼻腔的黏膜是否有急、慢性炎症。

2. 鼻咽部 X 线侧位片

简便易行，不需患儿的特殊配合，接受的放射线少，是临床最为常用的检查手段。通过鼻咽顶后壁软组织的增厚程度及对局部气道的影响可诊断腺样体肥大，不主张单纯因考虑腺样体肥大行 CT 检查，避免大剂量放射线给患儿造成不良影响。

3. 听力学检查

纯音测听多表现为轻度传导性聋，声导抗常提示咽鼓管功能异常。

4. 多导睡眠监测

对于有较明显睡眠障碍的患儿需行小儿多导睡眠监测，判定睡眠气导阻塞的性质、程度，对治疗有重要的指导意义。简便方法：可由家长提供患儿睡眠时的视频资料，对诊断也有重要的参考意义。

（四）治疗

1. 保守治疗

对予大部分患儿，尤其临床症状较轻的患儿，应该首选保守治疗，包括合理营养，提高抵抗力，减少上呼吸道感染性疾病的发病，中医药调理等治疗。随年龄的增加，鼻咽部空间的增大及腺样体发育及增生的趋势下降，大部分病例可免于手术。

2. 手术治疗

年龄 >3 岁，临床症状重，且保守治疗无效，患儿睡眠质量差，张口呼吸，伴睡眠呼吸暂停，打鼾明显，鼻腔通气差，严重时睡眠躁动、觉醒，多导睡眠监测（PSG）明显异常或反复急性中耳炎，已出现典型的腺样体面容，反复的急性鼻炎、鼻窦炎，炎症缓解期仍有明显的鼻塞，辅助检查提供肥大腺样体严重阻塞后鼻孔等多种情况均应考虑手术治疗。对于症状重，年龄 <3 岁患儿可适当放宽手术年龄，但要慎重选择手术及手术方式。手术需在全麻下进行，需有充分的术前准备，手术方式主要采用鼻内镜下经口或经鼻及口腔联合完成，应用鼻动力系统或低温等离子刀，直视下“理想”切除肥大的腺样体，充分开放被肥大腺样体堵塞的后鼻孔、咽鼓管咽口及鼻咽部。腺样体手术如与扁桃体手术同期进行，需先切除肥大的扁桃体组织后再进行腺样体手术。传统的腺样体刮除术因手术残留腺样体组织较多，手术不精细，已不主张使用。

单纯腺样体手术后治疗较为简单，予以全麻术后护理常规，术后 6 小时即可经口进流质饮食，手术当天及术后 3 天预防性使用抗生素，鼻腔可使用鼻腔护理液清洁，术后需严密观察伤口渗血情况，术后出血仍是最为常见的术后并发症。

第四节　咽部脓肿

一、扁桃体周围脓肿

扁桃体周围脓肿是指扁桃体周围间隙的急性化脓性炎症，多继发于急性扁桃体炎，进而形成扁桃体周围炎，炎症若仍未控制，逐渐形成扁桃体周围脓肿。

（一）病因

多继发于急性扁桃体炎，尤其是急性化脓性扁桃体炎，常见的致病菌包括溶血性链球菌、金黄色葡萄球菌和厌氧菌等。慢性扁桃体炎反复多次急性发作，影响扁桃体隐窝的引流，急性炎症期，炎症向扁桃体实质深层侵犯，在扁桃体周围间隙形成脓肿。分前上型与后上型两种，前者较多见，脓肿位于腭舌弓与扁桃体上极之间，临床最为常见，后上型脓肿位于扁桃体与腭咽弓之间，临床较为少见。严重时，脓肿可影响到颈深间隙，形成颈深间隙的感染。

（二）病理

属急性化脓性炎症伴脓肿形成，同时合并口咽、扁桃体的急性炎症改变。

（三）临床表现

1. 症状

因继发于急性扁桃体炎，早期表现见相关章节，但一旦形成扁桃体周围炎、周围脓肿，发热、咽痛的症状持续存在并加重。多表现为一侧明显的咽痛，吞咽时加重，疼痛可向同侧耳部放散，严重时流涎、张口困难、颈部活动受限，同侧Ⅰ、Ⅱ区淋巴结肿大，可伴有较为明显的全身症状。

2. 体征

急性病容，强迫体位，表情极为痛苦，头颈部活动受限，偏向患侧，流涎，言语含糊不清，不同程度的张口受限，上颈部有时可触及肿大淋巴结伴触痛，口咽局部黏膜充血、水肿，一侧腭舌弓或腭咽弓充血、肿胀，局部隆起，触诊可有波动感。前上型脓肿挤压扁桃体，推移扁桃体至内下方，而后上型将扁桃体推移至前下方。扁桃体表面充血，伴或不伴有脓苔形成。多无吸气性呼吸困难，但若炎症波及下咽及喉部可出现相应的体征，如下咽部黏膜水肿，喉部黏膜充血、水肿等。全身状况差，精神差，食欲差，严重时可影响基本生命体征，如心率加快、体温升高等。

（四）辅助检查

1. 穿刺

对于怀疑扁桃体周围脓肿形成者，可诊断性穿刺，若为脓性液可明确诊断，同时也是治疗的重要方法。

2. 超声检查

对诊断有一定的帮助。

3. 血细胞分析

白细胞总数升高，且中性粒细胞占比升高。

（五）诊断

根据病史、体征、局部穿刺可明确诊断，超声检查可判定有无脓肿形成。

（六）鉴别诊断

1. 咽旁脓肿

脓肿位于咽旁间隙，可表现为咽痛及上颈部疼痛，但扁桃体及口咽部的黏膜多无明显的炎症表现，脓肿可推移扁桃体内移，同时可出现强迫体位，颈部活动受限，颈部超声及增强 CT 检查有助于诊断，病情未得到控制可形成颈深间隙的感染。

2. 智齿冠周炎

可继发下颌阻生齿引起的冠周炎，表现为咽痛，但查体可见阻生齿及周围牙龈的红肿、触痛，而腭舌弓黏膜充血等，但扁桃体多无明显的炎症反应。

3. 扁桃体恶性肿瘤

多表现为一侧扁桃体肿大，渐进性，伴或不伴有发热，如表面伴有溃疡形成，可出现咽痛等症状，病史较长，可伴有上颈部Ⅰ、Ⅱ区淋巴结肿大。查体：扁桃体不同程度肿大，多不伴有充血肿胀，触诊无波动感，表现为扁桃体实性占位，某些恶性肿瘤如淋巴瘤还可伴有全身多处淋巴结的肿大，可依据病理进行鉴别诊断。

（七）并发症

扁桃体周围脓肿可因多种原因导致炎症扩散，进而形成咽旁脓肿、颈深部脓肿等。近年该类疾病的发病有所增加。

（八）治疗

（1）扁桃体周围脓肿未形成前，使用足量有效的抗生素是主要的治疗方法，同时口咽部漱口，促进扁桃体隐窝口的开放。

（2）脓肿形成后，在原治疗的基础上，需行脓肿的充分引流，包括脓肿的穿刺引流与切开引流，穿刺常需多次进行，切开引流较为充分。相关资料报道可在切开引流的同时切除患侧扁桃体，既充分引流脓肿，又因脓肿恰好位于扁桃体周围间隙，术中易于分离扁桃体，同期完成患侧扁桃体切除术，避免Ⅱ期手术，因局部组织粘连增加手术的难度与风险。

二、咽后脓肿

咽后脓肿是咽后隙内的化脓性炎症。

（一）病因

咽后脓肿分急性与慢性，两者发病机制截然不同。急性型是各种原因引起咽后间隙内咽后淋巴结的急性化脓性炎症，进而形成局部脓肿，多见于 3 岁以内的婴幼儿。周围器官如鼻腔、咽腔、中耳及咽鼓管、腮腺的急性炎症等均可引发本病。其致病菌以链球菌、葡萄球菌最为多见。另外也可由某些急性的传染病引发，多见于猩红热、麻疹、流感等。而慢性型是由颈椎结核在椎体与椎前筋膜之间的椎前间隙形成的寒性脓肿，严格意义上讲，脓肿所在部位不属于咽后脓肿，但临床症状类同，多见于成年人，也可见于儿童，多有全身原发结核灶，伴或不伴有明显的结核中毒症状。

（二）临床表现

1. 急性型

发病急，前期多伴有上呼吸道感染的症状，渐加重，患儿出现发热、烦躁、哭闹、拒食、吞咽时反呛，不同症状的呼吸困难。表现为鼻塞、张口呼吸、睡眠打鼾、吸气性呼吸困难等。因脓肿占据咽腔还可出现语言与哭声含糊，同时为减轻脓肿的张力，减轻疼痛，患儿可出现强迫体位，头向一侧偏斜。严重时还可继发腹泻，水、电解质平衡紊乱，肺炎，心力衰竭等全身多系统的并发症，如脓肿破裂，脓性液可吸入肺内引起下呼吸道感染，严重时可引起窒息。

查体：患儿多呈急性病容，咽后壁一侧隆起，咽部黏膜充血，有时可见异物，强迫体位及不同程度吸气性呼吸困难，查体过程需尽可能轻柔，以免导致脓肿破裂。

2. 慢性型

多见于成人，病程较长，多表现为咽部异物感，吞咽时加重，多无咽痛、发热等症状，可伴或不伴有结核的全身表现。查体在咽后壁中央可见黏膜隆起，但多无黏膜的充血、水肿等。颈部 X 线或 CT 检查可见颈椎前方软组织影，提示脓肿形成，同时可见颈椎骨质骨破坏征象，提示颈椎结核。

普通 CT 检查，一次接受的放射剂量对婴幼儿有一定的影响，目前临床多采用锥形束计算机断层扫描技术，放射量小，可为咽后脓肿的诊断提供良好依据。

（三）诊断

根据病史和查体，辅助颈部 X 线或 CT 检查可明确诊断。

（四）并发症

1. 呼吸困难

脓肿体积的不断增大，阻塞咽腔与喉前庭影响呼吸，或急性炎症波及喉部引起小儿急性喉炎，或脓肿破溃，脓液堵塞喉及气道均可导致呼吸困难，同时可引起吸入性肺炎，严重时可出现窒息。

2. 咽旁脓肿及颈深部脓肿

咽后脓肿突入咽旁间隙引起咽旁间隙的感染，如炎症进一步扩散可波及颈深筋膜间隙引起颈深间隙的感染。

（五）治疗

1. 急性型

脓肿未形成前，治疗同急性咽炎、急性扁桃体炎，但需严密观察病情变化。如脓肿形成，充分的引流就成为治疗的最重要环节。手术多在局麻下进行，最好有麻醉医师配合，采用仰卧头低位，经口径路，直达喉镜或麻醉喉镜暴露口咽，观察脓肿情况，充分引流。操作过程中，始终要有良好的吸引装置，可先穿刺或取小的切口切开脓肿，吸引器吸引脓液后再扩大切口，以免脓液大量溢出，引起误吸。术后配合抗生素治疗及对症治疗。

2. 慢性型

局部脓肿可经口穿刺引流，同时脓腔内注射抗结核药物，可与骨科医师联合诊治，多数情况随颈椎结核的治愈，脓肿也得到控制。

三、咽旁脓肿

咽旁脓肿是咽旁间隙的化脓性炎症，近年来发病呈上升趋势。

（一）病因

常见致病菌为溶血性链球菌，其次金黄色葡萄球菌、肺炎双球菌及某些厌氧菌及耐药菌也参与发病。

1. 相邻组织及器官的急性化脓性炎症

如急性咽炎、急性扁桃体炎、牙源性感染、扁桃体周围脓肿、咽后脓肿等，炎症均可波及咽旁间隙引起发病。

2. 多种原因引起的损伤

例如异物，医源性的损伤（如拔牙、扁桃体切除、咽部局部注射等均可引起相应的感染，感染控制不佳则易形成咽旁间隙的感染）。

3. 全身状况不佳

如糖尿病控制不佳，长期使用激素或免疫抑制剂等在发病中也起一定的作用。

（二）临床表现

1. 症状

发病前多有原发感染灶相应的症状，随疾病的发展出现咽痛及同侧颈部疼痛，吞咽时加重。可伴有吞咽障碍、言语含糊、颈部活动受限、张口受限等症状，因属于化脓性炎症多伴有明显的全身症状，如发热、精神倦怠、乏力、头痛、食欲缺乏等。

2. 查体

急性病容，多呈强迫体位，颈部活动受限，咽腔黏膜可伴有充血，患侧扁桃体及咽侧壁向中线内移，但扁桃体本身多无充血及其他炎症改变，上颈部颌下区及下颌角后方肿胀，触痛明显。随脓肿范围的扩大，颈部肿胀的范围也可增大，严重者因颈深部多间隙感染，炎症进而波及下颈部及上纵隔、胸腔等。患者可出现全身中毒体征。

（三）辅助检查

1. 颈部 B 超

可提示咽旁间隙及颈深部有无脓肿形成，脓肿的范围及主要血管的关系。

2. 颈部 CT

颈部增强 CT 可明确病变的性质、范围及与周围解剖学结构的关系，尤其是与血管的关系。

（四）诊断

根据病史、症状及体征，辅助颈部超声及 CT 检查可明确诊断，需与扁桃体周围脓肿、咽旁间隙的肿瘤及第二鳃裂囊肿合并感染脓肿形成等相鉴别，同时需注意感染灶的范围是否波及纵隔及胸腔，以免漏诊。

（五）并发症

（1）咽旁脓肿未得到控制，感染可波及咽后间隙引起咽后间隙感染，波及颈深间隙引起颈深部多间隙感染，进而引起纵隔及胸腔感染，严重时形成脓胸、脓气胸，甚至发生中毒性休克。

（2）咽旁间隙的后隙内走行有颈内动脉、颈内静脉，可因感染导致大出血及深静脉血栓形成。

（六）治疗

根据影像学资料，明确脓肿的范围及与颈部主要血管的关系，尤其是颈内动脉、颈总动脉、颈内静脉与脓肿的毗邻空间关系，确定脓肿引流的方法及路径。

1. 颈外径路脓肿切开引流

对于脓肿范围大、颈部脓胀明显者多行颈外径路脓肿切开引流术。如情况允许，手术在全麻下进行，取患侧上颈部横行切口，沿皮纹设计切口，切开皮肤、皮下组织，明确颈鞘内主要血管的位置及与脓肿的位置关系后，切开脓肿，充分引流，术腔内放置两根引流管，关闭切口，尽可能保留颈部外观。术后术腔负压引流，定期冲洗，全身使用敏感抗生素及支持治疗。个别脓肿突向咽腔者，血管向外侧移位，脓肿范围较为局限，可在全麻下经口纵行切口切开脓肿引流，该引流方法术后无法进行冲洗，引流欠充分，但避免了颈部切口。

2. 全身用药及支持对症治疗

全身使用有效抗生素，积极控制全身疾患。

第五节 咽神经性疾病和精神性疾病

一、咽感觉神经功能障碍

（一）咽异感症

咽异感症常指除疼痛以外的各种咽部感觉异常，表现多种多样，如异物感、梗阻感、痒、灼热感、憋胀感等，中医学常称其为“梅核气”。

1. 病因

支配咽部感觉的神经极为丰富，因而咽部的感觉也极为敏感，正常咽反射起保护作用。多种诱因、疾病均可引起咽异感症，包括局部与全身疾病、精神性等因素，分述如下。

（1）咽部与邻近器官的疾病：各种急、慢性咽炎，包括过敏性炎症，咽部的占位性病变，如咽部的乳头状瘤、咽后壁淋巴滤泡增生、鼻咽癌、口咽癌、下咽癌，舌根部良、恶性肿瘤，会厌舌面的占位如会厌囊肿等，咽部异物，咽部各种手术术后均可出现咽部异物感。

同时邻近器官疾病如急、慢性鼻炎，鼻窦炎，喉部的急、慢性炎症，口腔的各种炎症性疾病，胃咽反流，颈段气管及甲状腺的炎症及占位性病变均可引起咽部异物症。

（2）全身性疾病：消化道疾病如胃咽反流综合征，阻塞性睡眠呼吸暂停综合征，心血管系统疾病如心肌供血不足、高血压性心脏病等，肺部疾病如 COPD、结核等，血液系统疾病如恶性淋巴瘤、严重的缺铁性贫血、白血病等，结缔组织病及风湿病等也可引起咽部异物感。

（3）环境因素：如空气污染，烟、酒的长期刺激。

（4）精神因素和功能性疾病：随着精神、心理性疾病发病率的不断升高，精神因素在咽异感症的发病中占有越来越重要的地位，并与器质性病变相互叠加。某些自主神经功能紊乱、更年期、抑郁症、焦虑病、恐癌症等多种疾病引起的咽异感症症状非常顽固，而且治疗非常困难。

2. 临床表现

（1）症状：可表现为咽部异物感，异物形状不明显，可呈球形、片状等，空咽时出现但不影响进食。似为咽部的分泌物，但又无法咳出。也可表现为咽部烧灼感、痒、黏着感等。常伴有焦虑、抑郁等精神症状，恐癌症患者更为明显，多见于更年期女性患者。

（2）体征：无论是功能性病变还是器质性病变引起的咽异感症，均应进行全面的查体，以明确病因，只有排除器质性病变才能考虑非器质性病变引起的咽异感症。查体应包括咽部及相邻器官的检查及全身的详细体检，以明确诊断。并根据病史、查体提示的思路有目标性选择相应的辅助检查来明确诊断。

3. 诊断

详细询问病史，全面查体，有针对性的辅助检查如电子喉镜、胃镜、胸部 X 线、颈椎 X 线、颈部超声等多项检查，明确咽异感患者的病因，排除器质性病变的前提下方可诊断为功能性咽感觉异常。

4. 治疗

（1）病因治疗：针对各种病因进行相关的治疗。

（2）心理治疗：对于由心理及精神因素导致的咽异感症，需对患者进行心理治疗，情况严重者需与精神科医师共同诊治。

（3）对症治疗：功能性咽异感症患者，需行对症治疗，如戒烟、酒，保持口腔卫生等，同时使用中医药治疗，规律安排生活，包括工作节奏及适当的有氧运动，合理睡眠、饮食等内容。

（二）咽感觉减退或缺失

1. 病因

咽感觉减退或缺失与咽部运动障碍常同时出现，发生的原因包括中枢性病变及周围性病变两类，以中枢性为多见。多因脑干、延髓的病变，如占位、出血、梗死、炎症等病变引发，而周围性多由颈静脉孔区病变引起后组脑神经功能异常引起。

2. 临床表现

（1）症状：单纯咽感觉减退，患者多无明显的症状，但若同时存在有喉的感觉减退则可表现为呛咳等症状。若咽部感觉消失及喉部感觉丧失，则表现为进食时吞咽困难、反呛、误吸，严重时可引起肺部反复感染。

（2）体征：咽部检查，咽反射明显减弱或消失，若影响到喉部的感觉则同时可出现喉部反射消失。该种情况尚需注意有无软腭活动受限，有无舌下神经功能障碍，会厌及声带活动是否正常，注意有无中枢神经系统延髓、脑干疾患相应的体征，包括后组脑神经的麻痹相关体征，三叉神经功能异常的相应体征。

（3）辅助检查：耳鼻咽喉头颈外科专科检查及神经系统的全面检查，包括电子鼻咽喉镜检查、头颅 MRI 和 DWI 检查，以及颈部 B 超及颈部大血管超声检查。

3. 诊断

病史、体征、辅助检查可提示咽感觉异常存在，但需与神经科医师共同诊治，明确病因学的诊断。

4. 治疗

（1）明确原发病的情况，如为神经系统疾病，应积极治疗原发病。

（2）耳鼻咽喉科的治疗多为对症治疗，严重情况下建立鼻饲通路维持营养，加强口腔护理等。

二、咽运动神经功能障碍

咽部的肌肉主要由咽丛的神经支配，因此在病因学上与咽部感觉异常有共同的病因，主要分为咽肌麻痹与咽肌痉挛两大类。

（一）咽肌麻痹

1. 软腭麻痹

软腭麻痹常伴有同侧后组脑神经麻痹，出现相应症状，可同时有舌肌及喉肌的麻痹。

单侧软腭麻痹可无临床症状，而双侧的麻痹则可因软腭功能异常影响到正常的吞咽功能，吞咽时软腭不能上提，不能有效分隔鼻咽与口咽，食物经口腔进入咽腔时，可发生反呛而进入鼻腔，尤其进流食时症状更为明显。如合并有舌肌的麻痹及喉肌的运动功能障碍，患者的吞咽及发音功能受到明显的影响，可出现误呛、声嘶，严重时可发生误吸，形成呼吸道异物及肺炎等。如影响到咽鼓管的功能，还可出现中耳炎的症状与体征。

2. 咽缩肌麻痹

咽缩肌麻痹常与咽部其他肌肉的麻痹共同存在。咽缩肌麻痹主要影响到正常的吞咽功能，尤其与食管相关肌肉同时麻痹时症状更为明显。除与软腭麻痹有相同病因之外，该病还常出现在流行性脊髓灰质炎患病之后。

（1）症状：主要为吞咽不畅、呛咳，尤其进流食时更为明显。若有喉肌运动障碍，则易将食物误吸形成呼吸道异物，严重时可发生窒息，是某些脑梗死患者常面临的问题。

（2）体征：多见双侧梨状窝大量分泌物潴留，合并舌肌及喉肌运动障碍，则出现伸舌偏向患侧、会厌抬举活动受限、声带活动受限等。

（3）诊断：详细的询问病史和全面的查体，尤其是全面的神经系统检查，辅助电子鼻咽喉镜检查、头颅 MRI 检查，同时请神经科会诊明确诊断，共同诊治。

（4）治疗。

1）积极治疗原发病。

2）如吞咽功能受限可建立鼻饲通路或经皮内镜下行胃造口术、空肠造口术，行肠内营养治疗。

（二）咽肌痉挛

咽肌痉挛一部分病例原因不明，慢性咽炎、长期烟酒过度、理化因素和鼻腔分泌物长期刺激咽部等可引发咽肌痉挛。也可以由多种器质性疾病引起。咽肌痉挛临床分为两类，分别为强直性咽肌痉挛与节律性咽肌痉挛。

1. 临床表现

强直性咽肌痉挛常发生于狂犬病、破伤风、癫痫、脑膜炎和癔症等，严重者伴有牙关紧闭、张口困难等症状，轻者有吞咽障碍、咽部不适、作呕等。节律性咽肌痉挛常见于脑干特别是下橄榄区病变，软腭和咽肌发生规律性或不规律性收缩运动，发作时，患者可出现他觉性耳鸣等症状。

2. 治疗

（1）尽可能明确病因，并针对病因进行治疗。

（2）进行心理疏导、暗示治疗、镇静、解痉药物治疗等。咽部的神经性及精神性疾病发病机制复杂，可能由较为严重的器质性病变引起，不易诊断，治疗效果差，全面而完整的诊断在整个疾病的诊治中占有重要地位。

第十七章

喉部疾病

第一节 喉的先天性疾病

一、喉软骨及声带等畸形

（一）喉软骨畸形

1. 会厌软骨畸形

会厌软骨为第4鳃弓的咽下隆起发育自两侧向中线融合而成。其融合不良或完全未融合，则形成会厌分叉或会厌两裂。会厌分叉一般无症状。会厌两裂多伴有会厌松弛，吸气时易被吸到喉入口，引起喉鸣和呼吸困难，饮食时引起呛咳，此时，可在直接喉镜下行会厌部分切除术。会厌过大，多甚柔软并过度后倾，吸气时被吸向喉入口引起喉鸣和呼吸困难，可在局部麻醉下行会厌部分切除术。会厌过小或无会厌一般无症状，可不作治疗，但饮食不要过急，以免引起呛咳。胚胎后期及出生后营养不良者，可产生各种形状不同的会厌，一般不引起症状。

2. 甲状软骨畸形

甲状软骨为第4鳃弓形成的两翼板发育自上而下在中线融合而成，若发育不全，可发生甲状软骨前正中裂、甲状软骨软化或部分缺如、甲状软骨板不对称等。吸气时软骨塌陷，喉腔缩小，引起喉鸣和呼吸困难，常需行气管切开术。甲状软骨未发育者少见。

3. 环状软骨畸形

胚胎6~7周时，环状软骨首先在背侧然后在腹侧逐渐在中线接合。若接合不良，留有裂隙，则形成先天性喉裂。环状软骨先天性增生或未成环者，可致声门下梗阻或喉闭锁，引起呼吸困难或窒息，有时新生儿需行紧急气管切开术，预后不良。环状软骨完全未发育者极少见。

4. 杓状软骨畸形

形状、大小可有变异。位置异常者多为向前移位，单侧或双侧，可为先天性，也可因分娩时喉部外伤引起。因杓状软骨移位，声带松弛，症状以声嘶为主，严重者可发生呼吸困难。喉镜检查时可见杓状软骨向前移位及其后上缘突起，声带松弛无力，发声时杓状软骨不动或微动，两声带不能闭合。若两侧移位，喉后部为异位杓状软骨占据，声门甚小。先天性杓状软骨移位治疗甚困难，有呼吸困难者，先行气管切开术，待患儿稍大后，再行杓状软骨移位术。

（二）喉软骨软化

喉软骨的形态正常或接近正常，但极为软弱，每当吸气时喉内负压使喉组织塌陷，两侧杓会厌襞互相接近，喉腔变窄成活瓣状震颤引起喉鸣和呼吸困难，称喉软骨软化。如伴有气管软骨软化，称喉气管软化。本病并不少见，多为妊娠期营养不良、胎儿缺钙及其他电解质缺少或不平衡所致。

1. 症状

常发生于出生后不久，偶见于急性呼吸道感染后较大儿童，也有发生于成人的报道。吸气时喉鸣和胸骨上窝、肋间、上腹部凹陷为主要症状，严重者可有发绀或呼吸困难。喉鸣属低频音，呈经常性，可有间歇性缓解，睡眠、安静时无症状，受惊、哭闹时明显。有的与体位有关，仰卧时明显，俯卧时减轻。患者一般情况良好，进食、哭声、咳嗽声正常，无声嘶现象。

2. 诊断

除详细了解病史，如妊娠分娩情况、喉鸣开始时间、喉鸣性质、与体位的关系，以及咳嗽和哭声外，直接喉镜检查很重要。检查时见会厌软弱，吸气时会厌两侧和杓状会厌襞互相接近甚至接触，杓状软骨上的松弛组织向声门坠陷，阻塞声门，呼气时挤在一起的组织被气流冲开。用直接喉镜前端挑起会厌后喉鸣消失即可确定诊断。

本病可与其他喉发育异常合并存在，许多疾病如先天性喉、气管发育异常，先天性小颌，舌根囊肿，胸腺肥大，纵隔大血管异常，新生儿抽搦症，喉部炎症、外伤、异物等都可以引起喉鸣，诊断时应予以鉴别、排除。直接喉镜检查对诊断喉部疾病引起的喉鸣很重要，但不能检查气管病变所引起者，此时可用电子喉镜或支气管镜检查气管。影像学检查可鉴别纵隔大血管、胸腺肥大、咽后脓肿等异常。

3. 治疗

一般不需特殊治疗，多数患儿随着喉腔渐大，喉腔变硬，至 2 ~ 3 岁时喉鸣自行消失。平时注意营养，预防受凉、受惊，以免发生呼吸道感染和喉痉挛，加剧喉阻塞。有呼吸困难时，可取俯卧或侧卧减轻症状。必要时可考虑行气管切开术或杓会厌成形术，以免引起慢性缺氧、心脏扩大、漏斗胸等。在显微镜下精细切除（或用激光切除）杓状软骨、杓状会厌襞处过多的松弛水肿黏膜，勿伤后联合黏膜，用可吸收线缝合黏膜边缘；如果会厌过度摆动，须切除或汽化会厌舌面下半部及舌根部相应区域的黏膜，将会厌与舌根作缝合。用 CO_2 激光切除病变，可减少术后喉梗阻、伤口出血、感染等并发症发生。激光能量 6 ~ 9 W，光斑直径 0.5 mm。

（三）先天性喉裂

喉发育异常，在喉后部中线处有一先天性缺损，称为先天性喉裂。喉裂程度不一，轻者仅在两侧杓状软骨间有一裂隙，重者则整个喉后部、气管上段裂开（称为喉气管裂），严重者累及气管大部或全部、喉、气管、食管成一大腔（称为喉气管食管裂）。可伴有其他部位的先天性畸形，如唇裂、腭裂、气管食管瘘、耳畸形等。其发生原因与喉组织接合不良有关，遗传也为发生之因素。

1. 症状

轻度喉裂一般无症状，重度喉裂常有喉鸣、吞咽困难、呛咳、呼吸困难，反复发作肺炎和支气管炎，哭声小或无声，诊断不及时常因肺炎、肺不张而死亡。

2. 诊断

出现喉鸣、吞咽困难或进愈呛咳的患儿，无论有无其他畸形，行直接喉镜检查时应注意杓状软骨间的情况，仔细检查喉后部是否有裂隙存在。食管造影不能明确诊断，且有一定危险，CT、磁共振可帮助诊断。

3. 治疗

轻度喉裂，尤其是喉功能保护良好者，无须特殊治疗，但饮食不可过急。常发生呛咳者，应用鼻饲饮食，尽早行手术缝合，可在支撑喉镜下行显微修补术。重度者明确诊断后，尽早行低位气管切开术以保护呼吸道；手术时根据缺损范围，切开甲状软骨、环状软骨、气管软骨环，修补喉气管食管裂。严重者鼻饲管易引起逆流和误吸，并有经裂口进入气管之风险，宜行胃造瘘术，手术经颈及开胸暴露全部病变，在体外循环下修补。

（四）喉下垂

新生儿环状软骨位于第 4 颈椎平面，6 岁时位于第 5 颈椎平面，13 岁时位于第 6 颈椎平面，由于先天性发育异常，喉原始位置低于正常，若继续下降，则形成下垂。气管第 1 环位于胸骨上缘平面者称喉下垂。严重病例，整个喉部位于胸骨后，在胸骨上窝仅能触及甲状软骨上切迹。

喉下纤维组织、肿大淋巴结、动脉瘤、新生物的牵引或推压，可引起后天性喉下垂。

1. 症状

一般无症状，如有，则仅为声音的改变。患者声音单调、低沉，不能发高声。

2. 诊断

颈部触诊觉喉位或甲状软骨甚低，或位于胸骨后，视诊可能发现喉随主动脉的搏动而振动。喉镜检查见喉内各部无变化，但可见声带位置甚低，经声门很容易看到气管隆突。颈侧X线拍片，CT、MRI检查可见喉低位，并可查知有无其他先天异常，如胸骨后甲状腺肿或胸腺肥大。

3. 治疗

先天性喉下垂无须治疗，后天性者应处理原发病。因其他疾病需做气管切开术时不易找到气管，并易发生气胸、纵隔气肿、喉狭窄等并发症，此时宜行喉内插管术。

（五）喉蹼

喉腔内有一先天性膜状物，称为先天性喉蹼。其发生与喉发育异常有关。喉发生经历了喉的上皮增生、融合致喉腔关闭到封闭上皮溶解、吸收，喉腔重新建立的过程，若溶解、吸收过程受阻，则在喉腔内遗留一层上皮膜，是为喉蹼。本病可伴有其他先天性畸形，也有一家中数人发生的报道。喉蹼按发生的部位分为声门上蹼、声门间蹼、声门下蹼3型，以声门间蹼最为常见。绝大多数在喉前部，仅1%~2%为杓间蹼。Gerson（1983）报道一种新的畸形称为喉咽蹼，此蹼起自会厌侧后缘，伸向咽侧壁、后壁，构成钥匙孔样声门。

喉蹼为一层结缔组织，上面覆有鳞状上皮，下面为喉黏膜和黏膜下组织。厚薄不一，薄者半透明，呈蛛网状，厚者坚实，多纤维组织。一般前部较厚，后部游离缘较薄。大小不一，有的甚小，仅在前联合处，有的甚大成一隔膜，将喉腔大部分封闭，称为喉隔。若隔膜将喉腔完全封闭，称为先天性喉闭锁。

1. 症状

婴幼儿喉蹼与儿童或成人喉蹼症状不全相同，也随喉蹼大小而异。喉蹼较小者可无症状或出现哭声低哑，但无呼吸困难。喉蹼较大者可出现：①先天性喉鸣，通常为吸气性或双重性。②呼吸困难，程度不等，吸气、呼气均有困难，夜间及运动时加剧。③声嘶或无哭声，吮乳困难。上述症状常在哭闹或发生呼吸道感染时加重。喉闭锁患儿生下时无呼吸和哭声，但有呼吸动作，可见四凹征，结扎脐带前患儿颜色正常，结扎不久后出现新生儿窒息，常因抢救不及时而死亡。

较大儿童或成人喉蹼一般无明显症状，有时有声嘶或发声易感疲倦，活动时有呼吸不畅感。

2. 诊断

根据上述症状，行喉镜检查可明确诊断。婴幼儿或新生儿必须用直接喉镜检查，检查时需准备支气管镜和行气管切开术。喉镜下见喉腔有灰白色或淡红色膜样蹼或隔，后缘整齐，多呈弧形，少数呈三角形。吸气时膜扯平，在哭或发音声门关闭时，蹼向下隐藏或向上突起如声门肿物。喉部完全闭锁较为罕见。

3. 鉴别诊断

婴幼儿先天性喉蹼应与其他先天性喉发育异常，如先天性声门下狭窄、喉软骨软化等鉴别。喉蹼患儿哭声弱而发声嘶，后两者正常，直接喉镜检查可鉴别。

先天性喉蹼还应与产钳引起的杓状软骨脱位或声带麻痹相鉴别，除根据病史外，喉镜检查时应仔细检查杓状软骨的位置及声带运动情况。

较大儿童或成人喉蹼应根据病史鉴别是先天性还是后天性。后天性喉蹼多因患白喉、结核、狼疮、喉软骨膜炎等疾病或喉外伤、喉手术、气管插管引起。

4. 治疗

婴幼儿喉蹼属结缔组织，治疗后多不再形成，而且早日治疗对喉腔正常发育有益，并可减少呼吸道感染，因此，不论有无症状，均宜尽早治疗。此种患儿喉蹼可在喉镜下剪开，或用CO_2激光切除；喉闭锁患儿应立即在直接喉镜下插入支气管镜将隔膜穿破，吸除气管、支气管内分泌物，可救活患儿。据报道，隔膜有时可为骨性，此时应立即行气管切开术。

较大儿童或成人喉蹼因炎症反应多较厚，并已发生纤维化，治疗不易成功，易于复发，无明显症状者可不予治疗，声嘶明显或影响呼吸者须行手术治疗。手术治疗有下述几种方法。

（1）喉显微镜下切除或激光切除喉蹼，有时需放置扩张管。

（2）沿一侧声带边缘将喉蹼切开，切开的蹼修剪后将游离缘缝于对侧，以免重新粘连。

（3）喉裂开术切除喉蹼主要适用于完全性喉蹼和靠后部的喉蹼。为防止粘连，可取下唇黏膜移植于声带两侧之黏膜缺损区，若术前有呼吸困难，须放置扩张管。

杓间蹼目前尚无公认的好的治疗方案，治疗包括长期插管、切除或激光切除喉蹼、气管切开、杓状软骨切除等。

因呼吸困难行气管切开术，但未处理喉蹼，经戴管数年，患儿喉发育不良，气管上端梗阻，应按喉和气管梗阻处理。可用硅胶喉内模扩张法。模塞大小、位置要合适，使喉和气管扩张，但不可太紧。每2周换一次模塞，共3~4个月，直到形成足够大喉腔后，再换小一号模塞，再维持2~3个月，以促进上皮生长。

（六）先天性声带发育不良

声带发育不良或缺如，喉室带活动或发育过度而替代声带发声者，又称新生儿喉室带发声困难。

1. 症状

出生时小儿无哭声，几天后哭声粗糙、嘶哑，为由喉室带发声所致。以后发育不良的声带逐渐发育，则出现复音或双音，即由喉室带发出的粗糙低音中，杂有由声带发出的高音，这种双音常有改变，并无规律。多数患儿有先天性喉鸣，活动或哭闹时可有呼吸困难。

2. 诊断

在无麻醉下用婴儿型前联合喉镜将会厌挑起，可见两侧喉室带互相靠近，看不见声带。将两侧喉室带分开，可见声带发育不全、不对称或完全缺如，有的声带似正常，但内收或外展运动皆迟缓。

3. 治疗

无须外科治疗，应尽量使患儿不哭，避免大喊大叫。以后患儿用低声讲话。在儿童期若能尽早矫正发声，则以后可能有正常发声，若任其用室带发声，则可致永久性发声不良。

（七）先天性声门下血管瘤

先天性声门下血管瘤为一少见的先天性疾病，出生后不久即出现，8~18个月迅速增生，5~8年逐渐消退。常发生在声门下腔后部黏膜下较深处，女性多见，约半数伴有其他部位（如皮肤、口腔）的先天性血管瘤。按组织分类可分为毛细血管瘤、海绵状血管瘤及两者的混合型，其中以毛细血管瘤多见。

1. 症状

出生时或出生后半年出现吸气性喉鸣，伴轻重不等的呼吸困难，哭闹时加重，偶见发声含糊、微弱或声嘶。

2. 诊断

主要诊断方法是进行直接喉镜或纤维喉镜检查。检查见声门下区有广基、光滑、质软之肿物或黏膜下隆起，呈紫红色或蓝色，界限不清楚，颈部影像学检查可见声门下区不对称性肿块。因极易出血，不宜行活体组织检查。

3. 治疗

可自行消退，若无症状可暂不治疗。如果呼吸困难严重，以前常行气管切开术维持呼吸，待其自然消退，现可选用 CO_2 激光治疗，根据病变范围一次或分次完成，70%可避免气管切开。治疗过程中注意给光时间，并随时清除焦化颗粒，以免周围组织受热过度，继发呼吸道瘢痕性狭窄。气管周围粘连或多发性血管瘤，常须行气管切开，气管切开时应避开声门下区血管瘤的部位，以免引起出血。其他可供选择的方法有硬化剂局部注射、病灶内注射泼尼松龙20~40 mg、口服泼尼松2~3 mg/（kg·d）5个月等。

二、先天性喉囊肿

先天性喉囊肿可分为喉小囊囊肿和喉气囊肿，两者均来源于喉小囊。喉小囊也称喉室小囊，系胚胎第2个月末时喉腔向外突起形成的盲囊，囊腔呈卵圆形，含有黏液腺，介于室带与声带之间，位于喉室顶部前1/3处。喉小囊的内侧和外侧均有纤柔、内在的喉肌，其开口仅0.5～1 mm大小，通向喉室；喉小囊的皱襞有助于贮藏黏液，而其内、外侧的喉肌被认为可压缩喉小囊，使囊内的黏液由开口向后内侧排出，以润滑声带。新生儿的喉小囊较大，6岁时缩小，一般到成年后仅留残迹，但也有仍存留者。Broyles（1959）发现75%的喉小囊长6～8 mm，25%的长度大于10～15 mm。胎儿的喉小囊有25%可伸展高达甲状舌骨膜。

（一）先天性喉小囊囊肿

先天性喉小囊囊肿是喉小囊膨胀扩大并充满黏液所致，它不与喉腔相通，不向喉腔引流。喉小囊囊肿亦被称为先天性喉囊肿、喉黏液囊肿及喉小囊黏液囊肿。

1. 分型

可分为两型。

（1）喉侧型喉小囊囊肿：常扩展到室带和杓会厌襞、会厌或喉侧壁，和喉内型的喉黏液囊肿是同一病变。

（2）喉前型喉小囊囊肿：位于室带和声带之间，比较小，向内伸展到喉腔。

2. 发病率

先天性喉囊肿较少见。喉小囊囊肿在婴儿期较多见，喉侧型喉小囊囊肿又较喉前型喉小囊囊肿为多。Sueh等（1967）报道，此类囊肿几乎有50%是在婴儿窒息死亡之后于尸体解剖时才得到诊断的。

3. 症状和体征

先天性喉囊肿约40%在出生后数小时内被发现，95%的患儿在出生后6个月之前均有症状（Mitchell等，1987）。常见的症状为喉喘鸣，虽然可为双相性，但主要是吸气性喉喘鸣。有些婴儿，当伸展其头时喘鸣可以减轻。另可引起严重的呼吸困难、呼吸暂停和发绀，听不见的或低沉的哭声，有时声音嘶哑或正常。偶有咽下困难。由于伴有喂养问题，致使大部分患儿的发育受到影响。

4. 诊断

颈部侧位软组织及气道X线拍片和CT扫描，可以显示囊肿。明确的诊断有赖于直接喉镜检查。在进行喉内镜检查时，应备有一长柄大孔抽吸针、气管切开盘和硬管支气管镜，以备急需。喉小囊囊肿有两型，其病变部位有所不同，应予注意，且大多是无蒂的。

5. 治疗

约有20%的患儿需要紧急处理，有时需行紧急气管切开术。通常可在喉内镜立视下抽吸囊内液体或切开引流，也可用杯状喉钳咬除部分囊壁。复发病例（尤其是单纯抽吸后较易复发）需重复进行处理。对婴儿一般不施行喉外切开的手术治疗，少数难处理的病例可行喉裂开术切除囊肿，达到根治目的。麻醉诱导可导致严重的气道阻塞，须予警惕和注意。

（二）喉气囊肿

喉气囊肿，也称喉膨出，为喉小囊异常的病理性囊性扩张所致。因与喉腔相通，故当喉内压升高如咳嗽、哭喊、吹奏、歌唱等时，便可使囊内充气而扩大，出现（暂时性）相应的症状。喉气囊肿常见于成年人，并与喉腔相通；而喉小囊囊肿多见于新生儿和婴儿，不与喉腔相通，这是两者的主要区别，但两者都来源于喉小囊，是为其相同点。若囊肿腔内积液并发感染化脓，则称为喉脓囊肿。

1. 分型

根据喉小囊扩张的范围，可将喉气囊肿分为三型。

（1）喉内型：含气扩张的喉小囊位于甲状软骨板与喉腔黏膜之间，表现为一侧声带以上的喉腔壁向内膨出。

（2）喉外型：喉小囊沿着甲状软骨板内侧向上，通过甲状舌骨膜向外疝出于颈部，于颈侧出现囊性隆起；喉小囊也可通过咽中缩肌与咽下缩肌之间的缝隙向颈外扩展。

（3）混合型：气囊肿同时出现于喉内和颈部，于甲状舌骨膜处有一峡部相连，似哑铃状。

一般认为喉内型最多见，混合型较少；但也有报道混合型居多的，笔者所遇 2 例，均为混合型。

2. 发病率

到 1977 年为止，世界文献共报道本病 300 例；很少见于婴儿和儿童，多见于成人，尤以 50～60 岁的人更多见（Canalis 等，1977）。Holinger 等（1967）记载的 12 例先天性喉气囊肿都是婴儿。由于喉癌等病变引起喉小囊阻塞，以致喉气囊肿的发生率增多。

3. 症状和体征

喉气囊肿的症状只有当充满空气（或液体）时才出现，故症状多为间歇性。

喉内型者主要为声嘶、呼吸不畅与喘鸣。作 Valsalva 操作时，可因喉内囊肿扩大阻塞声门而出现严重的呼吸困难，有时需行紧急气管切开术。

喉外型者，可见患侧颈部出现隆起，多在舌骨水平；也可位于甲状软骨下方或颈部其他部位。作 Valsalva 操作、深呼吸、剧烈咳嗽或用力吞咽时，颈部隆起处可增大。压迫肿胀区，可使其体积缩小；此时进行喉部听诊，尚可听到排气声。囊肿大者，可影响头颈部静脉血液回流，出现头痛或局部不适。

混合型者，同时出现喉内隆起与颈部肿胀，以及其引起的与喉内型和喉外型同时出现的相应症状。

4. 诊断

由于喉气囊肿可以快速充气和泄气，喉、颈部的影像学检查需要多次进行，才可能显示出病变。囊腔内若充满液体，则难以和黏液囊肿鉴别。喉内型者需经直接喉镜检查才能明确诊断，但因其症状与体征的出现是间歇性的，故需多次检查和窥视，才可能获得阳性结果。喉外型者颈侧出现时消时现的肿胀区，触之柔软，影像学检查显示为含气阴影，作 Valsalva 操作时，肿胀区扩大，用力压迫时则缩小，即可做出诊断。

5. 治疗

本病多见于成年人，一般认为无论何种类型，尤其是喉外型和混合型，应以颈外进路彻底切除为佳。即选用颈侧切开术或舌骨下咽正中切开术，喉部黏膜应完整保留。术前施行气管切开术，并用气管插管全麻下施术较为安全。喉内型，尤其是在婴幼儿症状严重者，可于喉内镜下穿刺抽气、切开排气或咬除部分囊壁，以缓解或消除症状。必要时，也可施行喉裂开术予以切除。

若因继发感染形成脓囊肿者，可先行切开排脓并引流，待感染控制后，再行囊肿切除手术。

三、婴幼儿喉喘鸣

婴幼儿喉喘鸣是指从新生儿到幼小儿童的喉部喘鸣性疾病而言。成人喉部疾病突出的症状为声嘶，婴幼儿喉部疾变突出的症状为喘鸣。喘鸣是一种刺耳的高声调呼吸声，喉部病变常引起吸气性喘鸣。其机制可从流体物理学的伯努利原理得到解释。该原理指出：气体（或液体）压力随着流速增加而减小。这种流体动力学现象最常见到的例子就是机翼，其上面的弯曲度即曲率较下面大，沿翼顶流过的气流速度快而压力较小，沿翼底流过的气流流速较慢而压力较大，由于上下的压力差，机翼得以上升。

（一）喘鸣发生的部位及其特征

喘鸣可以是从声门上、喉或气管发出的呼吸声。喘鸣的特征随着阻塞部位和程度的不同而有异，在呼吸周期中喘鸣的时相和特点有助于确定阻塞的部位。

1. 声门上病变引起的喘鸣

声门上病变引起的喘鸣，可称为声门上喘鸣，因其常发生在吸气期，故又称吸气性喘鸣。究其原因，可从上述的伯努利原理中得知：当气体在呼吸道流动时施加于气道壁的压力随气流速度的加快而减小，若阻塞的部位是在无坚实组织固定或支撑的声门上或喉部（婴幼儿喉部组织更柔软），当吸入的空气流速加大通过喉腔时，就会产生相应的负压，牵拽杓会厌襞和楔状软骨凹陷入气道，因而造成气道变窄或关闭，产生吸气性喘鸣或吸气性呼吸困难。患儿呼吸越费力，吸入气流速度就越快，产生的负压也就越大，其净效应就是气道进一步减少，呼吸困难加重。在吸气期产生的负压还引起锁骨上窝、胸骨上窝和肋间隙凹陷以及鼻翼扇动。

2. 声门病变引起的喘鸣

声门病变引起的喘鸣称声门性喘鸣，可为吸气性或呼气性，视具体病变而定。喉蹼原发于声门前部，而且较为固定，喘鸣一般呈双相性，但吸气性喘鸣较显著，因为吸气期气流速度较大。而喉膨出或喉囊肿所引起的阻塞可能是间歇性的，主要表现为吸气期喘鸣。

3. 声门下病变引起的喘鸣

声门下的病变常常是固定的，出现双相性喘鸣。但吸气性喘鸣常较明显，因为吸气相的气流速度较大。由于呼气相气流速度较小，呼气性喘鸣不够响亮；若以听诊器置于喉部进行听诊，便可听到并证实呼气性喘鸣声。

4. 胸段气管管腔内病变引起的喘鸣

胸段气管管腔内的病变，则以呼气性喘鸣为主，因为在呼气期产生的正压可使气道变窄。

（二）引起婴幼儿喘鸣的相关性疾病

引起婴幼儿喘鸣的疾病较多，此处仅按先天性和后天性两类疾病陈述病名。引起婴幼儿喘鸣者则以先天性疾病为主因。

1. 先天性疾病

可按喘鸣发生于喉部的内在性喘鸣性疾病和喘鸣发生于喉以外部位的外在性喘鸣性疾病分为两类。

（1）内在性喘鸣性疾病：如喉软骨软化、喉蹼、会厌过度发育、喉膨出、喉囊肿、声带麻痹、喉裂、声门下狭窄、声门下血管瘤等。

（2）外在性喘鸣性疾病：如先天性甲状腺肿、气管软骨软化、气管食管瘘、食管受压性咽下困难（降主动脉发出的异常右锁骨下动脉在食管后方通过，压迫食管，引起咽下困难，也可影响气道）、小颌、舌下垂、舌肌软弱、巨舌及甲状舌管囊肿等。

2. 后天性疾病

也可分为内在性喘鸣性疾病和外在性喘鸣性疾病两类。

（1）内在性喘鸣性疾病：如喉乳头状瘤、急性喉炎、急性喉气管支气管炎、喉痉挛、急性会厌炎、血管神经性水肿、白喉、假膜性声门下喉炎、喉结核、疹热病（麻疹、百日咳）、声门下或气管活动性异物、分娩引起的喉外伤、产后外伤（如气管插管引起的声带水肿或肉芽肿）等。

（2）外在性喘鸣性疾病：如咽后脓肿、咽侧脓肿、食管上段异物、胸腺肥大、水囊瘤、舌甲状腺、甲状腺肿所引起的喉和气管外部受压、气管狭窄或痂皮、分泌物堵塞及阻塞性睡眠呼吸暂停综合征等。

（三）婴幼儿喘鸣性疾病的检查和诊断要点

1. 病史采集

首先要了解患儿发病年龄，如出生后立即发生喘鸣，大多可能为声带麻痹或后鼻孔闭锁；而出生后最初的 4 ~ 6 周发生的喘鸣，则可能为喉软化所致。在 1 ~ 3 个月出现的呼吸困难或喘鸣可能为声门下良性病变，如血管瘤。在半岁以内未必会发生假膜性喉炎。异物所致的气道阻塞大都发生于 1 ~ 3 岁，应注意询问有无吸入或咽下异物的病史。腺样体、扁桃体肥大一般在 3 ~ 8 岁出现。

喘鸣程度的变化对阻塞部位的探寻提供了很好的线索。如当哭叫、激动或喂养等增加气道的需要量时喘鸣就加重，这可能是喉软化或声门下血管瘤引起的。若在睡眠时喘鸣加重，大多可能为腺样体、扁桃体肥大或喉软化。如在张口或哭叫时喘鸣减轻，阻塞部位大多可能为腺样体肥大、后鼻孔闭锁或鼻窦炎。

母亲妊娠、分娩的情况也应询问了解。是否为早产婴儿，分娩时有无呼吸困难，若有插管抢救的历史尤为重要。拔管后出现的喘鸣可能为声门下水肿或黏液性分泌物阻塞所致。若在拔管后 2 ~ 3 周出现喘鸣与呼吸困难，则可能为声带肉芽肿形成或声门下狭窄的早期表现。出生后头 3 周内的气道阻塞就要想到喉软化或先天性声门下狭窄。

2. 体格检查

注意喘鸣声在呼吸周期出现的时相，以确定为吸气性喘鸣或为呼气性喘鸣，或双相性喘鸣。必要时可在喉部进行听诊，以检查声音较弱小的呼气性喘鸣声或气管内活动性异物对喉部的撞击声。患儿若有烦躁不安，是低氧症的表现，应注意及时给氧和设法改善气道通气状况。发绀一般出现较晚，若等待发绀发生后才作处理，将会贻误抢救时机。

在患儿安静状态下测量呼吸频率。小儿呼吸频率的特点是年龄越小，频率越快。据中国医科大学对1 579名健康小儿检查的结果，我国新生儿（1个月以内者）的呼吸频率一般为40～44次/分，1个月～1岁（婴儿）呼吸频率平均为30次/分，1～3岁（幼儿）为24次/分，3～6岁（学龄前期）为22次/分。如患儿的呼吸频率比上述相应年龄组明显增快，即为呼吸急促。可见于烦躁不安、高热、严重贫血、代谢性酸中毒或呼吸性碱中毒等情况，也可见于肺炎、胸膜积液、哮喘或肺水肿等病变。若患儿的呼吸频率与相应年龄组正常儿童者相比明显减慢，即为呼吸徐缓，可发生于代谢性碱中毒、呼吸性酸中毒及某些中枢神经系统疾病。患有喘鸣性疾病的婴幼儿若出现或伴有以上某些症征或病变，必须注意检查与鉴别。

胸部听诊，以了解两侧呼吸音是否对称，有无增强或减弱区域，有无喘鸣声，并确定最大强度的部位。

如患儿能合作，可将其下颌骨轻轻地向前推移，此时若喘鸣声减轻，则可能表明病变是在口腔或喉咽部。将患儿置于俯卧位，使咽喉部松软组织向前坠移，有助于减轻喉软化的喘鸣。

用棉花纤维分别置于左右前鼻孔，观察有无空气出入，以排除后鼻孔闭锁或鼻腔病变。用压舌板压舌根以检查口咽部，但对怀疑为会厌水肿或有明显呼吸困难的患儿应特别小心或避免作此检查。

3. 辅助检查

对病情比较稳定的患儿可考虑作进一步的检查，以较全面地掌握病情，明确诊断。

（1）影像学检查：颈部正、侧位X线透视和拍片。如会厌和杓状软骨突处水肿是声门上炎的特征，在颈部侧位X线片上，可显示水肿性肿胀的会厌及杓状软骨突向后肿起。声门下狭窄在颈部正位和侧位X线片上均可显示出来。一侧声带麻痹在颈部前、后位X线片上的显示，如同该侧声门下肿块。喉膨出、气管管腔内增生性病变、咽后脓肿或肿物等均可经X线拍片显示出来。CT扫描可更清晰显现上述病变。

（2）实验室检查：如血液常规分析包括红细胞计数、血红蛋白测定、白细胞计数及分类计数和血细胞比容等检测，血气分析及血氧饱和率测定等，以了解有无贫血、感染、酸碱平衡状态或呼吸性酸碱平衡失常，以及低氧血症等。

（3）喉镜检查：必要时可采用坐位（即让家长或助手抱着）或仰卧位行小儿直接喉镜检查，察看喉咽和喉部情况，以利于明确诊断。但必须作好充分准备，谨慎操作；对适应证亦应从严掌握，不可麻痹大意，匆忙行事，以免加重呼吸困难，危及生命。

（四）婴幼儿喉喘鸣的治疗

前已述及，引起婴幼儿喉喘鸣的疾病较多，症征不尽相同，但轻重不一的喘鸣声与程度不等的呼吸困难则是共有的症状，也是必须处理的主要问题。

一般而言，患儿若症状较轻，无明显呼吸困难，可不必急于处理，但需密切观察病情，给予充足而合理的营养，待其逐步发育成长达2岁左右，症状多可自行消除而自愈。

若患儿症状明显，呼吸困难较重，首先应设法减少患儿哭闹，适当给氧，情况允许时，应作相关部位的影像学检查，或立即进行直接喉境（包括纤维喉镜或电子喉镜）检查，以探寻和发现病因，以便治疗。如发现为喉囊肿，即应穿刺抽液后，咬去部分囊壁。如为会厌过大或过软，可行会厌部分切除术。如为喉蹼，可在直接喉镜下予以剪开或切除。严重喉软骨软化者，可在喉内镜下切除杓会厌襞，以缓解呼吸困难和吞咽困难。

个别患儿呼吸困难严重，而病因一时难以明确，或病因虽已明确，但短期内难以解除者，应考虑施行气管切开术，以免发生窒息，挽救患儿生命。随后积极诊治病因。

第二节 喉外伤

一、闭合性喉外伤

闭合性喉外伤是指颈部皮肤及软组织无伤口，喉气管管腔与颈部伤口无贯通的损伤，轻者仅有颈部软组织损伤，重者可发生喉软骨移位、骨折，喉软骨骨膜、喉黏膜损伤。包括挫伤、挤压伤、扼伤等。

（一）病因

颈部遭受外来暴力直接打击，如拳击、交通事故、工伤事故、钝器打击、扼伤、自缢等。偶尔强烈张口与剧烈呕吐可致环甲关节与环杓关节脱位而至喉损伤。喉部损伤程度可因外力大小及作用方向而有很大差别。来自侧方的外力，因喉体可向对侧移动，故伤情多较轻，常无骨折，仅有黏膜损伤、环杓关节脱位等；来自正前方的外力多损伤较重，因此时头或颈部处于相对固定状态，外力由前向后将喉部推挤到颈椎上，常造成甲状软骨中部及上角处骨折，环状软骨骨折较少见，但可造成喉黏膜损伤、环甲关节及环杓关节脱位。

（二）临床表现

1. 疼痛

喉及颈部为著，触痛多明显。随发声、吞咽、咀嚼、咳嗽而加重，且可向耳部放射。

2. 声音嘶哑或失声

因声带、室带充血、肿胀，软骨脱位，喉返神经损伤所致。

3. 咳嗽及咯血

由于挫伤刺激而引起咳嗽，喉黏膜破裂轻者仅有痰中带血，重者可致严重咯血。

4. 颈部皮下气肿

喉软骨骨折、黏软骨膜破裂的严重喉挫伤、咳嗽时空气易于进入喉部周围组织，轻者气肿局限于颈部，重者可扩展到颏领下、面颊、胸、腰部，严重者可出现呼吸困难。

5. 呼吸困难

喉黏膜出血、水肿，软骨断裂均可致喉狭窄，双侧喉返神经损伤可引起吸气性呼吸困难。若出血较多，血液流入下呼吸道，引起呼吸喘鸣，重则可导致窒息。

6. 休克

严重喉挫伤（喉气管离断）可导致外伤性或出血性休克。

（三）检查

1. 查体

颈部肿胀变形，皮肤片状、条索状瘀斑。喉部触痛明显，可触及喉软骨碎片之摩擦音，有气肿者可扪及捻发音。

2. 间接喉镜检查和纤维喉镜检查

常见喉黏膜水肿、血肿、出血、撕裂、喉软骨裸露及假性通道等。声门狭窄变形、声带活动受限或固定。

3. 影像学检查

颈部正侧位片、体层片可显示喉骨折部位、气管损伤情况。胸部 X 线片可显示是否有气胸及气肿。颈部 CT 扫描对诊断舌骨、甲状软骨及环状软骨骨折、移位及喉结构变形极有价值。颈部 MRI 对喉部、颈部软组织、血管损伤情况的判断具有重要价值。

（四）诊断

根据外伤史、临床症状及检查所见多不难诊断。如仅有颈部皮肤红肿和瘀斑，则难以确立诊断，若有咯血则可确定诊断。喉部 X 线片、CT 扫描、MRI 对确定诊断有重要价值。

（五）治疗

1. 按一般外科挫伤治疗

适用于仅有软组织损伤，无咯血、无喉软骨移位或骨折及气道阻塞的喉部外伤。让患者保持安静，颈部制动，进流食或软食，减少吞咽动作。疼痛剧烈者可给予止痛剂，喉黏膜水肿、充血者可给予抗生素及糖皮质激素。严密观察患者呼吸及皮下气肿变化情况，做好气管切开术准备。

2. 气管切开术

有较明显吸气性呼吸困难者应行气管切开术。极危急情况下可行喉内插管术或环甲膜切开术，但要尽快施行标准的气管切开术。

3. 直接喉镜下喉软骨固定术

适用于中度喉挫伤、有喉软骨骨折及轻度移位的患者。先行气管切开术，然后行直接喉镜或支撑喉镜检查，将移位的喉软骨复位，最后经喉镜放入塑料或硅胶制的喉模，上端用丝线经鼻腔引出固定，下端经气管造口固定于气管套管。

4. 喉裂开喉软骨复位术

适用于喉挫伤严重、喉软骨破碎移位、颈部气肿、呼吸困难及直接喉镜下复位固定术失败的患者。先行气管切开术，然后行喉裂开复位术，将破裂的软骨尽量保留、复位，仔细缝合黏膜。局部组织瓣或会厌、颊黏膜游离黏膜瓣、颈前肌肌膜瓣均可用于修复喉内黏膜缺损。如果一侧杓状软骨完全撕脱并移位，可予以切除。部分杓状软骨撕裂可行复位并用黏膜修复之。将喉软骨骨折进行复位，用钢丝或尼龙线固定，喉内放置喉模，其上端丝线经鼻腔引出，下端经气管切开口引出，并分别加以固定，以扩张喉腔，防止术后喉狭窄的发生。术后 8 ~ 12 周经口取出喉模，继续随访。如有狭窄趋势，可行喉扩张术。

5. 鼻饲饮食

伤后 10 天内应给予鼻饲饮食，以减少喉部活动，减轻疼痛及呛咳，以利于创面愈合。

二、开放性喉外伤

开放性喉外伤指喉部皮肤和软组织破裂，喉气管伤口与外界相通的喉外伤。可伤及喉软骨、软骨间筋膜，穿通喉内，包括切伤、刺伤、炸伤、子弹伤等。开放性喉外伤易累及颈动脉及颈内静脉，发生大出血，枪弹伤则易形成贯穿伤，且可伤及食管及颈椎，战时较多见。

（一）病因

（1）战时火器伤，包括枪炮伤、弹片及刺刀伤、子弹所致喉部贯通伤等。

（2）工矿爆破事故或车间工作时为碎裂物击伤。

（3）交通事故中，破碎风挡玻璃及铁器等物撞伤。

（4）匕首、砍刀等锐器伤。

（5）精神病患者或自杀者用刀剪等锐器自伤。

（二）临床表现

1. 出血

因颈部血运丰富，出血较凶猛，易发生出血性休克。若伤及颈动脉、颈内静脉，因出血难以控制，多来不及救治而立即死亡。

2. 皮下气肿

空气可通过喉内及颈部伤口进入颈部软组织内，产生皮下气肿，若向周围扩展，可达面部及胸腹部，向下可进入纵隔，形成纵隔气肿。

3. 呼吸困难其原因

（1）喉软骨骨折、移位，喉黏膜下出血、肿胀所致喉狭窄、梗阻。

（2）气肿、气胸。

（3）喉内创口出血流入气管、支气管，造成呼吸道阻塞。出血、呼吸困难、休克是开放性喉外伤的三个危机现象，应给予高度重视。

4. 声嘶

声带损伤、环杓关节脱位、喉返神经损伤均可导致声嘶乃至失声。

5. 吞咽困难

喉痛、咽损伤所致吞咽疼痛，使吞咽难以进行。若伤口穿通咽部、梨状窝或颈部食管，吞咽及进食时则有唾液和食物自伤口溢出，造成吞咽障碍。

6. 休克

若伤及颈部大血管，将在极短时间内丢失大量血液而引起失血性休克。

（三）检查

1. 常规检查

检查患者的意识、呼吸、脉搏、血压等情况。

2. 伤口检查

注意观察伤口部位、大小、形态、深浅及数目。如果伤口未与喉、咽相通，则与一般颈部浅表伤口相同。若伤口与咽喉内部相通则可见唾液从伤口流出。由伤口可见咽壁、喉内组织及裸露的血管及神经。伤口内的血凝块及异物不可轻易取出，以免发生大出血。

（四）治疗

1. 急救措施

（1）控制出血：找到出血血管并将其结扎。如果找不到，可用纱布填塞止血。已贯穿喉腔的伤口不可加压包扎，以防发生喉水肿或加重脑水肿及脑缺氧。出血凶猛者，可用手指压迫止血，并探查颈部血管，如果动脉有裂口可行缝合术或血管吻合术；如果颈内静脉破裂，可于近心端将其结扎。颈总动脉或颈内动脉结扎术仅万不得已时方可施行，因其可以引起严重的中枢神经系统并发症，如偏瘫、昏迷甚至死亡。

（2）呼吸困难的处理：解除呼吸困难或窒息极为重要，应先将咽喉部血液、唾液吸出，同时给予吸氧，取出异物。紧急情况下，可行环甲膜切开术，待呼吸困难缓解后再改行正规气管切开术。危急情况下可将气管插管或气管套管由伤口处插入，插管或套管气囊应充足气，伤口内填以纱布，以防止血液流入气道。预防性气管切开术可视患者具体情况而定。有气胸时，可行胸腔闭式引流术。

（3）休克的处理：多为失血性休克，应尽快给予静脉输入葡萄糖注射液、平衡盐溶液、代血浆和全血，并给予强心剂。

（4）全身用药：全身应用抗生素、糖皮质激素、止血药物，注射破伤风抗毒素。

2. 手术治疗

（1）咽喉浅表伤：伤后时间短、无污染者，用苯扎溴铵、过氧化氢和生理盐水反复清洗伤口，清创，将筋膜、肌肉、皮下组织、皮肤逐层缝合。有可能污染者，彻底清创后延期缝合。

（2）咽喉切伤及穿通伤：应尽量保留受损的喉软骨，并用黏膜覆盖裸露的软骨，按解剖关系将黏膜、软骨、肌肉逐层对位缝合。如有咽及（或）食管瘘，将其周边黏膜严密缝合。喉腔内置塑料或硅胶喉模并加以固定，防止形成喉狭窄。如有喉返神经断裂伤，在具备条件的情况下，可一期进行喉返神经吻合术。

（3）异物取出术：浅表异物可于手术中取出。X 线片可明确显示异物的位置及与周围各种解剖结构如颈动脉等的关系，充分估计手术危险性和复杂性，做好充分准备后再予以取出。

3. 营养支持治疗

在关闭咽喉部伤口前，直明视下由前鼻孔插入鼻饲管。必要时，可行颈部食管造瘘术或胃造瘘术，以保证营养供给并减少吞咽动作，以利伤口愈合。

三、喉烫伤及烧灼伤

喉、气管、支气管黏膜受到强的物理因素刺激或接触化学物质后，引起局部组织充血、水肿，以至坏死等病变，称为喉部与呼吸道烧伤。它包括物理因素所致的喉烧灼伤、喉烫伤、放射损伤及化学物质腐蚀伤。呼吸道烧伤占全身烧伤的2%～3%。由于声门在热气、有毒烟雾或化学物质刺激下反射性关闭，因而上呼吸道烧灼伤较下呼吸道者多见且伤情较重。

（一）病因

（1）咽、喉与气管直接吸入或喷入高温液体、蒸气或化学气体。

（2）火灾时吸入火焰、烟尘及氧化不全的刺激物等。

（3）误吞或误吸化学腐蚀剂，如强酸、强碱、酚类等。

（4）遭受战用毒剂如芥子气、氯气等侵袭。

（5）放射线损伤，包括深度X线、钴^{60}、直线加速器等放射治疗时损伤及战时核武器辐射损伤。

（二）发病机制

上呼吸道黏膜具有自然冷却能力，可吸收热气中的热能。当上呼吸道受热力损害时，声门可反射性关闭，保护支气管和肺。蒸气在声门反射未出现前即进入下呼吸道，故下呼吸道受损害较重。烧伤后表现为鼻、口、咽、喉及下呼吸道黏膜充血、水肿及坏死，可累及黏膜下层、软骨，引起窒息、肺不张、肺感染。放射性损伤早期有炎症反应，数月后可发生纤维化、放射性软骨炎、软骨坏死。

（三）临床表现

1. 轻度损伤

损伤在声门及声门以上，有声音嘶哑、喉痛、唾液增多、咽干、咳嗽多痰、吞咽困难等。检查可见头面部皮肤烧伤，鼻、口、咽、喉黏膜充血、肿胀、水疱、溃疡、出血及假膜形成等。吞食腐蚀剂及热液者可见口周皮肤烫伤，食管、胃黏膜烧灼伤及全身中毒症状。

2. 中度损伤

损伤在气管隆突以上，除上述症状外，有吸气性呼吸困难或窒息，检查除轻度烧灼伤所见外，还可有喉黏膜水肿和糜烂，听诊肺呼吸音粗糙，闻及干啰音及哮鸣音。常伴有下呼吸道黏膜烧伤，易遗留喉瘢痕狭窄。

3. 重度损伤

损伤在支气管，甚至达肺泡。除有上述喉烧伤的表现外，有下呼吸道黏膜水肿、糜烂及溃疡，甚至坏死。患者呼吸急促、咳嗽剧烈，可并发肺炎或膜性喉气管炎，可咳出脓血痰和坏死脱落的气管黏膜。误吞腐蚀剂者可致喉、气管、食管瘘。若烧伤范围广泛，可导致严重而广泛的阻塞性肺不张、支气管肺炎、肺水肿，进而出现呼吸功能衰竭。

（四）治疗

1. 急救措施

（1）早期处理：热液烫伤可口含冰块或冷开水漱口、颈部冷敷。强酸、强碱烧伤者应立即用清水冲洗口腔、咽部并采用中和疗法。强酸烧伤者可给予牛奶、蛋清或2%～5%苯酚氢钠溶液；强碱烧伤者可给予食醋、1%稀盐酸或5%氯化氨等涂布伤处或吞服，用中和药物雾化吸入。

（2）全身治疗：充分补液，维持水、电解质平衡，吸氧。重度者需行紧急气管插管，也可给予高压氧治疗。纠正休克，保护心肺功能。全身应用抗生素预防感染，糖皮质激素防止呼吸道黏膜水肿。

2. 保持呼吸道通畅

（1）上呼吸道阻塞、分泌物多而咳出困难者，为防止窒息，可行气管内插管或气管切开术。

（2）应用解痉药物，以解除支气管痉挛。

（3）每日雾化吸入，气管内滴入抗生素生理盐水，以防气道被干痂阻塞。

3. 放置胃管

给予鼻饲饮食，改善营养。在强酸、强碱烧伤时，放置胃管可防止下咽和食管因瘢痕挛缩而封闭。

四、喉插管损伤

喉插管损伤多发生予全身麻醉、危重患者抢救等需要经口、经鼻行喉气管插管术的情况下。长期留置鼻饲管可造成环后区黏膜损伤，其发病率国内外报道为10%~60%。

（一）病因

（1）插管技术不熟练，操作粗暴，声门暴露不清时盲目地强行插入；清醒插管时，表面麻醉不充分，致使患者频频咳嗽或声门痉挛；插管过程中过多地搬动患者头部；插管过浅，气囊压迫声带黏膜；经鼻腔盲目插管时，更易造成喉腔内损伤。

（2）选用插管型号偏大、过长；套管外气囊充气过多。

（3）插管时间久、喉黏膜受压迫、摩擦时间过长。

（4）插管质量不佳，质地过硬，或管壁含有对黏膜有害的成分，压迫、刺激喉气管黏膜。

（5）鼻饲管留置时间过长，摩擦环后区黏膜，造成局部损伤。

（6）患者呕吐物或鼻咽分泌物吸入喉腔，对喉黏膜产生刺激。

（7）患者自身有过敏体质，对外界刺激反应敏感而强烈。

（二）临床表现

1. 溃疡及假膜形成

由于插管损伤乃至撕裂喉黏膜，上皮剥脱并继发感染而形成溃疡，多见于声带后部，位于杓状软骨声带突处，继而发生纤维蛋白及白细胞沉积，形成假膜。表现为喉部不适、声嘶、喉痛、咳嗽及痰中带血。喉镜检查可见喉黏膜水肿、充血、局部溃疡及假膜。

2. 肉芽肿

是在上述喉黏膜溃疡及假膜基础上发生炎症及浆细胞浸润，大量成纤维细胞及血管内皮细胞增生而形成的。喉镜检查可见声带后联合区肉芽肿，表面光滑、色灰白或淡红，如息肉样。患者感喉部不适，有异物感，发声嘶哑，经久不愈。若肉芽肿过大，可阻塞声门，引起呼吸困难。

3. 环杓关节脱位

患者拔管后即出现声嘶、说话无力、咽部疼痛，且长期不愈。多为一侧脱位，双侧同时脱位者罕见。杓状软骨可向前或向后移位，但以向前并向外侧移位者多见。喉镜检查可见一侧杓状软骨和杓会厌襞充血、水肿，且突出于声门上，掩盖声门的后部。声带运动受限，发声时杓状软骨多不活动，使声门不能完全闭合。

4. 声带瘫痪

由于膨胀的气囊位于喉室部而未完全到达气管内，因而压迫喉返神经前支所致。患者术后即出现声嘶。喉镜检查见一侧声带固定于旁正中位。

（三）治疗

（1）插管术后发现喉黏膜有溃疡及假膜形成时，应嘱患者少讲话，禁烟酒，不要作用力屏气动作。给予抗生素、糖皮质激素等超声雾化吸入。

（2）肉芽肿形成者，有蒂者可于喉镜下钳除，无蒂者可于全麻下行支撑喉镜下切除。若采用纤维内镜或支撑喉镜下激光切除，效果更佳。

（3）环杓关节脱位者，应尽早于间接喉镜下行环杓关节复位术，以免形成瘢痕后不易复位。

（4）声带瘫痪者，可行音频物理疗法并给予神经营养药物，以促进其恢复。长期单侧声带麻痹而声嘶严重者，可考虑行声带注射术或甲状软骨成形声带内移术以改善声嘶症状。

第三节　喉炎性疾病

一、急性会厌炎

急性会厌炎是一种特殊的、主要累及喉部声门上区的会厌及其周围组织（包括会厌谷、杓会厌襞等）的急性炎症病变，以会厌高度水肿为主要特征。可分急性感染性会厌炎和急性变态反应性会厌炎二类。

（一）急性感染性会厌炎

急性感染性会厌炎为以会厌为主的声门上区喉黏膜急性非特异性炎症。Woo 利用纤维喉镜观察，炎症不仅累及会厌，同时或多或少地波及声门上区各结构，因此称为“急性声门上喉炎”。成人、儿童皆可发生，男性多于女性，男女之比为（2～7）：1，早春、秋末发病者多见。

1. 病因

（1）细菌或病毒感染，是最常见的原因，以 B 型嗜血流感杆菌最多，血培养阳性率儿童为 80%～90%，成人为 16%～70%。身体抵抗力降低、喉部创伤、年老体弱者均易感染细菌而发病。其他常见的致病菌有金黄色葡萄球菌、链球菌、肺炎双球菌、奈瑟卡他球菌、类白喉杆菌等，也可与病毒混合感染，如呼吸道合胞病毒、鼻病毒及 A 型流感病毒。各种致病微生物可由呼吸道吸入，也可由血行感染，或由邻近器官蔓延而来。

（2）创伤、异物、刺激性食物、有害气体、放射线损伤，都可引起声门上黏膜的炎性病变。

（3）邻近病灶蔓延，如急性扁桃体炎、咽炎、口腔炎、鼻炎等蔓延而侵及声门上黏膜，也可继发于急性传染病后。

2. 病理

声门上区如会厌舌面与侧缘、杓会厌襞、声门下区等黏膜下结缔组织较疏松，炎症常从此处开始，引起会厌高度充血肿胀，有时可增厚至正常的 6～10 倍。炎症逐渐延及杓状软骨或室带，严重者可向杓会厌皱襞、咽侧邻近组织及颈前软组织蔓延。因声带黏膜附着声带黏膜下层较紧，故黏膜下水肿常以声带为界，声门上区炎症一般不会向声门下扩展。

根据病理组织学改变可分为三型。

（1）急性卡他型：黏膜弥漫性充血、水肿，有单核细胞及多形核细胞浸润，会厌舌面之黏膜较松弛，肿胀更明显，可增厚到正常的 6～10 倍。

（2）急性水肿型：会厌显著肿大如圆球状，间质水肿，炎性细胞浸润增加，局部可形成脓肿。

（3）急性溃疡型：较少见，病情发展迅速而严重，病菌常侵及黏膜下层及腺体组织，可发生化脓、溃疡。血管壁如被侵蚀，可引起糜烂及出血。

3. 临床表现

（1）症状。

1）发病情况：起病急骤，常在夜间突然发生，病史很少超过 6～22 小时。多数患者入睡时正常，半夜突感咽喉疼痛或呼吸困难而惊醒。

2）畏寒、发热：成人在发病前可出现畏寒发热，多数患者体温在 37.5～39.5 ℃，少数可达 40 ℃以上。患者烦躁不安，精神萎靡不振，全身乏力。发热程度与致病菌的种类有关，如为混合感染，体温大多较高。幼儿饮水时呛咳、呕吐。

3）咽喉疼痛：为其主要症状，疼痛剧烈，吞咽时加重。

4）吞咽困难：吞咽动作或食团直接刺激会厌，导致咽喉疼痛，口涎外流，拒食。疼痛时可放射至下颌、颈、耳或背部。如会厌及杓状软骨处黏膜极度肿胀，可发生吞咽困难。

5）呼吸困难：因会厌黏膜肿胀向后下移位，同时杓状软骨、杓会厌襞、咽后壁等处黏膜也水肿，使喉入口明显缩小，阻塞声门而出现吸气性呼吸困难。如病情继续恶化，可在 4～6 小时内突然因喉部黏痰阻塞而发生窒息。患者虽有呼吸困难，但发音多正常，声音低钝、含糊，很少发生嘶哑。

6）昏厥、休克：患者可在短时间内出现昏厥或休克，表现为呼吸困难、精神萎靡、体弱、四肢发冷、面色苍白、脉快而细、血压下降等。因此要密切观察，做好抢救准备，一旦出现上述情况，应立即抗休克治疗。

7）颈淋巴结肿大：一侧或两侧颈深淋巴结肿大、压痛，有时向耳部放射。

（2）检查。

1）喉外部检查：先观察颈部外形，再进行触诊。急性会厌炎严重者炎症可向邻近组织扩散，出现颈前皮下红肿、甲状舌骨膜处压痛。一侧或两侧颈深上群淋巴结肿大伴压痛。手指触压颈部舌骨和甲状软骨上部时压痛明显。

2）咽部检查：由于幼儿咽短、会厌位置较高，张大口时稍一恶心，约30%可见红肿的会厌。压舌根检查时宜轻巧，尽量避免引起恶心，以免加重呼吸困难而发生窒息。切勿用力过猛，以免引起迷走神经反射而发生心跳停止。卧位检查偶可引起暂时窒息。

3）间接喉镜检查：可见会厌舌面弥漫性水肿，重者如球形，如有脓肿形成，常于会厌舌面的一侧肿胀，急性充血，表面出现黄色脓点。室带、杓状突黏膜充血肿胀。由于会厌明显肿胀，使声带、声门无法看清。

4）硬质喉内镜或纤维喉/电子镜检查：一般可以看到会厌及杓状软骨，检查时应注意吸痰、吸氧，减少刺激。最好在有立即建立人工气道的条件下进行，以防意外。

5）实验室检查：白细胞总数增加，常在（$1 \sim 2.5$）$\times 10^4/mm^3$，中性粒细胞增多，有核左移现象。

6）影像学检查：必要时可行影像学检查，CT扫描可显示会厌等声门上结构肿胀，喉咽腔阴影缩小，界限清楚，喉前庭如漏斗状缩小，会厌谷闭塞。CT扫描还有助于识别有无脓肿形成。

4. 诊断

对急性咽痛、吞咽时疼痛加重，口咽部检查无特殊病变，或口咽部虽有炎症但不足以解释其症状者，应考虑到急性会厌炎，应行间接喉镜检查。咽痛和吞咽困难是成人急性会厌炎最常见的症状，呼吸困难、喘鸣、声嘶和流涎在重症患者中出现。成人急性会厌炎也有缓慢型和速发型之分。呼吸道梗阻主要见于速发型，在病程早期出现，一般在起病后8小时内。可危及生命，因而早期诊断十分重要。

5. 鉴别诊断

此病易与其他急性上呼吸道疾病混淆，必须与以下疾病鉴别。

（1）急性喉气管支气管炎：多见于3岁以内的婴幼儿，常先有轻微咳嗽，随后出现哮吼性干咳、喘鸣、声音嘶哑及吸气性呼吸困难。检查可见鼻腔、咽部和声带黏膜充血，声门下及气管黏膜亦显著充血肿胀，会厌及杓状软骨正常。

（2）喉白喉：常见于儿童，约占白喉的20%，起病较缓慢，全身中毒症状较重，常有“空空”声咳嗽，进行性呼吸困难，声嘶或失声。白喉杆菌外毒素可致上皮坏死，白细胞浸润，渗出的大量纤维蛋白和细菌一起在咽喉部形成片状灰白色白膜，不易擦去，强行剥离易出血。颈部淋巴结有时肿大，重者呈“牛颈”状。咽喉部拭子涂片及培养可找到白喉杆菌。

（3）会厌囊肿：发病缓慢，无咽痛，无全身症状。检查会厌无炎症或水肿表现，多见于会厌舌面。会厌囊肿合并感染时，局部有脓囊肿表现。

6. 治疗

成人急性会厌炎较危险，可迅速发生致命性呼吸道梗阻。欧美国家均将急性会厌炎患者安置在监护病房内观察和治疗，必要时行气管切开或气管插管。治疗以抗感染及保持呼吸道通畅为原则。门诊检查应首先注意会厌水肿程度、声门大小和呼吸困难程度等。患者应急诊收入住院治疗，床旁备置气管切开包。

（1）控制感染。

1）使用足量强有效的抗生素和糖皮质激素：一旦确诊为急性会厌炎，应首先选择足量的糖皮质激素，可在第一时间予以肌内注射地塞米松5～10 mg，应用黏膜表面激素、布地奈德混悬液2 mg雾化吸入，快速建立静脉输液通路后，持续使用激素静脉滴注。因其致病菌常为 B 型嗜血流感杆菌、葡萄球菌、链球菌等，故首选头孢类抗生素。

2）局部用药：局部用药的目的是减轻水肿、保持气道湿润、稀化痰液及消炎。用喷雾器喷入咽喉部或超声雾化吸入，每日 2 次。

3）切开排脓：如会厌舌面脓肿形成，可在吸氧、保持气道通畅的前提下，切开引流。体位多采用仰卧头低位。感染病灶尚未局限时，不可过早切开，以免炎症扩散。不能合作者应用全麻，成人可用表面麻醉。

（2）保持呼吸道通畅：建立人工气道（环甲膜切开、气管切开或气管插管）是保证患者呼吸道通畅的重要方法，应针对不同患者选择不同方法。有下述情况者，应考虑行气管切开术。

1）起病急骤，进展迅速，且有Ⅱ度以上吸气性呼吸困难者。

2）病情严重，咽喉部分泌物多，有吞咽功能障碍者。

3）会厌或杓状软骨处黏膜高度充血肿胀，经抗炎给氧等治疗，病情未见好转者。

4）年老体弱、咳嗽功能差者。

出现烦躁不安、发绀、三凹征、肺呼吸音消失，发生昏厥、休克等严重并发症者应立即进行紧急气管切开术。

实施气管切开术时，注意患者头部不宜过于后仰，否则可加重呼吸困难或发生窒息。因会厌高度肿胀，不易插管，进行气管切开也有一定危险，在有限的时间内也须做好充分准备。环甲膜位置表浅而固定，界限清楚，对于严重呼吸困难、高龄的喉下垂，颈短肥胖，并有较重的全身性疾病患者，选用环甲膜切开具有快速、反应轻等优点。

（3）其他：保持水、电解质及酸碱平衡，注意口腔卫生，防止继发感染，鼓励进流汁饮食，补充营养。

（二）急性变态反应性会厌炎

1. 病因

急性变态反应性会厌炎属Ⅰ型变态反应，当抗原进入机体后，产生相应的 IgE 抗体，再次接触相同的抗原时，发生肥大细胞和嗜碱性粒细胞脱颗粒，释放大量血管活性物质，引起血管扩张，通透性增加。抗原多为药物、血清、生物制品或食物。药物中以青霉素最多见，阿司匹林、碘或其他药物次之；食物中以虾、蟹或其他海鲜多见，个别人对其他食物也有过敏。多发生于成年人，常反复发作。

2. 病理

会厌、杓会厌襞，甚至杓状软骨等处的黏膜及黏膜下组织均高度水肿，有时呈水泡状，黏膜苍白增厚，甚至增厚达正常的 6 ~ 7 倍。活体组织检查可见黏膜水肿、增厚，嗜酸性粒细胞浸润，其基底膜破坏，嗜碱性粒细胞和肥大细胞增多。

3. 临床表现

（1）症状：发病急，常在用药 0.5 小时或进食 2 ~ 3 小时内发病，进展快。主要症状是喉咽部堵塞感和说话含混不清，但声音无改变。无畏寒发热，也无疼痛或压痛，全身检查多正常。间接喉镜、硬喉内镜和纤维/电子喉镜检查可见会厌明显肿胀。本病虽然症状不很明显，但危险性很大，有时在咳嗽或深吸气后，甚至患者更换体位时，水肿组织阻塞声门裂，突然发生窒息，抢救不及时可致死亡。

（2）体征：检查可见会厌水肿明显，有的呈圆球状，颜色苍白，组织疏松。杓会厌襞以及杓状软骨处亦多呈明显水肿、肿胀。声带及声门下组织可无改变。

4. 辅助检查

实验室检查可见：末梢血或会厌分泌物涂片检查嗜酸性粒细胞增多至 3% ~ 7%，其他血细胞均正常；变应原皮内试验多呈阳性。

5. 诊断

询问有无变态反应性疾病的过去史和家族史。诊断不难，但症状不典型时易漏诊或误诊（表 17-1）。

表 17-1 急性感染性会厌炎与急性变态反应性会厌炎的鉴别诊断

鉴别点	急性感染性会厌炎	急性变态反应性会厌炎
病因	细菌或病毒感染	过敏反应
症状	喉部疼痛	喉部堵塞感
压痛	舌骨及甲状软骨处有压痛	无压痛
体温	升高	正常
实验室检查	白细胞总数增多	白细胞总数正常或略低
	中性粒细胞增多	嗜酸性粒细胞增多
局部检查	会厌红肿	会厌水肿
治疗	抗生素为主	糖皮质激素为主
预后	积极抗感染治疗，预后较好	可突然窒息，抢救不及时可致死亡

6. 治疗

首先进行抗过敏治疗，成人皮下注射 0.1% 肾上腺素 0.1 ~ 0.2 mL，同时肌内注射或静脉滴注氢化可的松 100 mg 或地塞米松 10 mg，或氟美松 5 mg。会厌及杓会厌襞水肿非常严重者，应立即在水肿明显处切开 1 ~ 3 cm，减轻水肿程度。治疗中及治疗后应密切观察。1 小时后，若堵塞症状不减轻或水肿仍很明显，可考虑作预防性气管切开术。因声门被四周水肿组织堵塞而较难找到，可用喉插管或硬管支气管镜使气道通畅，也可选择紧急气管切开术或环甲膜切开术，如窒息应同时进行人工呼吸。

7. 预防及预后

采用嗜血流感杆菌结合菌苗接种可有效预防婴幼儿急性会厌炎及其他嗜血流感杆菌感染疾病（脑膜炎、肺炎等）。

预后与患者的抵抗力、感染细菌的种类及治疗方法密切相关。如能及时诊断、治疗，一般预后良好。

二、喉炎

（一）小儿急性喉炎

小儿急性喉炎是小儿以声门区为主的喉黏膜的急性炎症，常累及声门下区黏膜和黏膜下组织，多在冬春季发病，1 ~ 2 月为高峰期，婴幼儿多见。本病易于发生呼吸困难，因为：①小儿喉腔较小，喉内黏膜松弛、肿胀时易致声门阻塞。②喉软骨柔软，黏膜与黏膜下层附着疏松，罹患炎症时肿胀较重。③喉黏膜下淋巴组织及腺体组织丰富，炎症易发生黏膜下肿胀而使喉腔变窄。④小儿咳嗽反射较差，气管及喉部分泌物不易排出。⑤小儿对感染的抵抗力及免疫力不如成人，故炎症反应较重。⑥小儿神经系统较不稳定，容易受激惹而发生喉痉挛，加重喉梗阻。

1. 病因及发病机制

常继发予急性鼻炎、咽炎。大多数由病毒引起，最易分离的是副流感病毒，占 2/3，此外还有腺病毒、流感病毒、麻疹病毒等。病毒入侵之后，为继发细菌感染提供了条件。感染的细菌多为金黄色葡萄球菌、乙型链球菌、肺炎双球菌等。小儿营养不良、抵抗力低下、变应性体质，以及上呼吸道慢性病，如慢性扁桃体炎、腺样体肥大、慢性鼻炎、慢性鼻窦炎等，易诱发喉炎。

小儿急性喉炎也可为流行性感冒、肺炎、麻疹、水痘、百日咳、猩红热等急性传染病的前驱症状。

2. 病理

病变主要发生于声门下区，炎症向下发展可累及气管。声门下区黏膜水肿，重者黏膜下可发生蜂窝织炎，化脓性或坏死性变。

3. 临床表现

发病较急，多有发热、声嘶、咳嗽等。早期以喉痉挛为主，声嘶多不严重，表现为阵发性犬吠样咳嗽或呼吸困难，继之有黏稠痰液咳出，屡次发作后可能出现持续性喉梗阻症状，如哮吼性咳嗽、吸气性喘鸣。也可突然发病，小儿夜间骤然重度声嘶，频繁咳嗽，咳声较钝、吼哮。严重者，吸气时有锁骨上窝、肋间隙、胸骨上窝及上腹部显著凹陷，面色发绀或烦躁不安，呼吸变慢，10～15次/分，晚期则呼吸浅快。如不及时治疗，进一步发展，可出现发绀、出汗、面色苍白、呼吸无力，甚至呼吸循环衰竭、昏迷、抽搐、死亡。

4. 诊断

根据其病史、发病季节及特有症状，如声嘶，喉喘鸣，犬吠样咳嗽声，吸气性呼吸困难，肺部无明显体征，可初步诊断。对较大能配合的小儿可行间接喉镜检查。如有条件可行电子喉镜检查。血氧饱和度监测对诊断也有帮助。

5. 鉴别诊断

（1）气管及支气管异物：起病急，多有异物吸入史。在异物吸入后，可出现剧烈呛咳，不同程度吸气性呼吸困难和发绀等初期症状。

（2）小儿喉痉挛：常见于较小婴儿。吸气期喉喘鸣，声调尖而细，发作时间较短，症状可骤然消失，无声嘶。

（3）先天性喉部疾病：如先天性喉软化症等。各种喉镜检查和实验室血常规、咽喉拭子涂片或分泌物培养等检查均有助于鉴别。

此外，还应注意与喉白喉、麻疹、水痘、百日咳、猩红热、腮腺炎的喉部表现相鉴别。

6. 治疗

（1）治疗的关键是解除喉梗阻，及早使用有效、足量的抗生素控制感染。同时给予糖皮质激素，常用泼尼松口服，1～2 mg/（kg·d）；地塞米松肌内注射或静脉滴注0.2～0.4 mg/（kg·d）。

（2）可用超声雾化吸入或经鼻给氧。若声门下有干痂或假膜及黏稠分泌物，经上述治疗呼吸困难不能缓解，可在直接喉镜下吸出或钳出干痂或假膜及分泌物。

（3）对危重患儿应加强监护及支持疗法，注意全身营养与水、电解质平衡，保护心肺功能，避免发生急性心功能不全。

（4）安静休息，减少哭闹，降低耗氧量。

（5）重度喉梗阻或经药物治疗后喉梗阻症状未缓解者，应及时作气管切开术。

（二）成人急性喉炎

成人急性喉炎，指以声门区为主的喉黏膜的急性弥漫性卡他性炎症，也称急性卡他性喉炎，是成人呼吸道常见的急性感染性疾病之一，占耳鼻咽喉头颈外科疾病的1%～2%。急性喉炎可单独发生，也可继发于急性鼻炎和急性咽炎，是上呼吸道感染的一部分，或继发于急性传染病。男性发病率较高，多发于冬春季。

1. 病因

（1）感染：为其主要病因，多发于“感冒”后，在病毒感染的基础上继发细菌感染。常见的细菌有金黄色葡萄球菌、溶血性链球菌、肺炎双球菌、卡他莫拉菌、流感杆菌等。

（2）有害气体：吸入有害气体（如氯气、氨、硫酸、硝酸、二氧化硫、一氧化氮等）及过多的生产性粉尘，可引起喉部黏膜的急性炎症。有报道空气中灰尘、二氧化硫、一氧化氮浓度高的地区急性喉炎发病率明显升高。

（3）职业因素：如使用嗓音较多的教师、演员、售货员等，发声不当或用嗓过度时，发病率常较高。

（4）喉创伤：如异物或器械损伤喉部黏膜。

（5）烟酒过多、受凉、疲劳：这些因素导致机体抵抗力降低，易诱发急性喉炎。空气湿度突然变化，室内干热也为诱因。

2. 病理

初起为喉黏膜急性弥漫性充血，有多形核白细胞及淋巴细胞浸润，组织内渗出液积聚形成水肿。炎症继续发展，渗出液可变成脓性分泌物或成假膜附着。上皮若有损伤和脱落，也可形成溃疡。炎症若未得到及时控制，逐渐形成纤维变性。有时病变范围深入，甚至可达喉内肌层，也可向气管蔓延。

3. 临床表现

（1）症状。

1）声嘶：是急性喉炎的主要症状，多突然发病，轻者发声时音质失去圆润和清亮，音调变低、变粗。重者发声嘶哑，甚至仅能耳语或完全失声。

2）喉痛：患者喉部及气管前有轻微疼痛，发声时喉痛加重，感喉部不适、干燥、异物感。

3）喉分泌物增多：常有咳嗽，起初干咳无痰，呈痉挛性，咳嗽时喉痛，常在夜间咳嗽加剧。稍晚则有黏脓性分泌物，因较稠厚，常不易咳出，黏附于声带表面而加重声嘶。

4）全身症状：一般成人全身症状较轻。重者可有畏寒、发热、疲倦、食欲缺乏等症状。

5）鼻部、咽部的炎性症状：因急性喉炎多为急性鼻炎或急性咽炎的下行感染，故常有鼻部、咽部的相应症状。

（2）体征：喉镜检查可见喉黏膜的表现随炎症发展于不同时期而异，其特点为双侧对称，呈弥漫性改变。黏膜红肿常首先出现在会厌及声带，逐渐发展至室带及声门下腔，但以声带及杓会厌襞显著。早期声带表面呈淡红色，有充血的毛细血管，逐渐变成黯红色，边缘钝或梭形，声门下黏膜明显红肿时，托衬于声带之下，可呈双重声带样。发声时声门闭合不全，偶见喉黏膜有散在浅表性小溃疡，黏膜下瘀斑。喉黏膜早期干燥，稍晚有黏液或黏液脓性分泌物附着于声带表面时声嘶较重，分泌物咳出后声嘶减轻。鼻、咽部也常有急性炎症的相应表现。

4. 诊断及鉴别诊断

根据症状及检查，可初步诊断，但应与喉结核鉴别。喉结核多继发于较严重的活动性肺结核或其他器官结核。病变多发生于覆有复层鳞状上皮处的喉黏膜，如喉的后部（杓间区、杓状软骨处），以及声带、室带、会厌等处。喉结核早期，喉部有刺激、灼热、干燥感等。声嘶是其主要症状，初起时轻，逐渐加重，晚期可完全失声。常有喉痛，吞咽时加重，当喉软骨膜受累时喉痛尤为剧烈。

5. 治疗

（1）使用抗生素和激素：及早使用足量广谱抗生素，充血肿胀显著者加用糖皮质激素。雾化吸入可使用布地奈德混悬液超声雾化 1～2 mg/次，2 次/天。

（2）护理和全身支持疗法：噪音休息，随时调节室内温度和湿度，保持室内空气流通，多饮热水，注意大便通畅，禁烟酒等。

6. 预后

急性单纯性喉炎的预后一般良好，很少引起喉软骨膜炎、软骨坏死和喉脓肿。成人急性喉炎一般也不会发生喉梗阻。

（三）慢性喉炎

慢性喉炎是指喉部黏膜的非特异性病菌感染所引起的慢性炎症。本病是最常见的喉科疾病之一，主要表现为双侧声带黏膜炎性病变，发病率有增加趋势。根据病变程度、特性的不同，一般可分为慢性单纯性喉炎、慢性萎缩性喉炎和慢性增生性喉炎。

1. 慢性单纯性喉炎

慢性单纯性喉炎，是主要发生在喉黏膜的慢性非特异性炎性病变，可累及黏膜下组织，临床常见，多见于成人。

（1）病因。

1）鼻炎、鼻窦炎、慢性扁桃体炎、慢性咽炎等邻近部位炎症直接向喉部蔓延或炎性分泌物的刺激，下呼吸道分泌物的刺激也是常见的病因，在慢性喉炎的发病中起重要作用。

2）鼻腔阻塞，张口呼吸，使咽喉黏膜易干燥、充血。

3）有害气体（如氯气、氨、硫酸、硝酸、二氧化硫、一氧化氮等）及烟、酒、灰尘等长期刺激。

4）胃食管咽反流及幽门螺杆菌感染。

5）用声过多或发音不当。

6）全身性疾病如糖尿病、肝硬化、心脏病、肾炎、风湿病、内分泌紊乱等使全身抵抗力下降。

（2）病理：喉黏膜血管扩张，炎细胞浸润，上皮及固有层水肿及以单核细胞为主的炎性渗出。继而黏膜肥厚，腺体肥大。多数患者喉内肌亦呈慢性炎症。黏液腺受刺激后，分泌物增加，有较稠厚的黏痰。

（3）临床表现。

1）症状：①不同程度的声音嘶哑为其主要症状，初为间歇性，逐渐加重或为持续性，如累及环杓关节，则在晨起或声带休息较久后声嘶反而显著，但失声者甚少。②喉部微痛及紧缩感、异物感等，常做干咳以缓解喉部不适。

2）体征：间接喉镜检查可见喉黏膜弥漫性充血，两侧对称。声带失去原有的珠白色而呈浅红色，声带表面常见扩张的小血管，与声带游离缘平行。黏膜表面可见有稠厚黏液，常在声门间形成黏液丝。杓间区黏膜充血增厚，在发音时声带软弱，振动不协调，两侧声带闭合不好。

根据病变的轻重不同，电声门图和动态喉镜检查可出现相应的改变：电声门图（EGG）在声带病变较轻时可保持基本波形，声带慢性充血时可见闭相延长，开相缩短。动态喉镜又称喉闪光镜或频闪喉观察仪，在声带水肿时振幅、黏膜波、振动关闭相可增强，对称性和周期性不定。

（4）诊断及鉴别诊断：根据上述症状及体征可作出诊断，但应考虑鼻、咽、肺部及全身情况，查出病因。对声嘶持续时间较长者，应与喉结核、早期喉癌等鉴别，必要时行纤维/电子喉镜检查或活检。

（5）治疗。

1）积极治疗鼻炎、鼻窦炎、咽炎、肺部及全身疾病，对发音不当者，可进行发音训练。

2）局部使用抗炎药物。

3）改变不良的生活习惯，去除刺激因素，包括戒除烟酒、嗓音休息。

4）氧气或超声雾化吸入，黏膜表面激素雾化，必要时加用抗生素。

5）直流电药物离子（碘离子）导入或音频电疗、超短波、直流电或特定电磁波等治疗。

6）发声矫治包括有声练习和发声练习等，不少国家有专业语言矫治师、言语疾病学家进行矫治。

7）有胃食管咽反流者，成人给予：①西咪替丁 0.8 g，静脉滴注。②奥美拉唑 20 mg，睡前服用。③西沙必利 5～10 mg，3 次/天。剂量可酌情增减。

（6）预防。

1）锻炼身体，增强体质，提高对外界气候的适应能力。

2）积极治疗全身疾病。

3）注意休息，尤其是嗓音休息。

2. 慢性萎缩性喉炎

萎缩性喉炎又名干性喉炎或臭喉症，因喉黏膜及黏液腺萎缩，分泌减少所致。中老年女性多见，经常暴露于多粉尘空气中者更为严重。

（1）病因：分为原发性和继发性两种。

1）原发性：目前病因仍不十分清楚，多数学者认为是全身疾病的局部表现，可能与内分泌紊乱、自主神经功能失调、维生素及微量元素缺乏或不平衡有关；或因各种原因导致黏膜及黏膜下组织营养障碍，分泌减少。

2）继发性：多为萎缩性鼻炎、萎缩性咽炎、咽喉部放疗及长期喉部炎症引起，也可为 Sjogren 综合征的一部分。

（2）病理：喉黏膜及黏膜下层纤维变性，黏膜上皮化生，柱状纤毛上皮渐变为复层鳞状上皮，腺体萎缩，分泌减少，加之喉黏膜已无纤毛活动，故分泌液停滞于喉部，经呼吸空气蒸发，可变为脓痂。除去痂皮后可见深红色黏膜，失去固有光泽。可有浅表的糜烂或溃疡。病变向深层发展可引起喉内肌萎缩。炎症向下发展可延及气管。

（3）临床表现。

1）症状：①喉部有干燥不适，异物感，胀痛。②声嘶，因夜间有脓痂存留，常于晨起时较重。

③阵发性咳嗽为其主要症状。分泌物黏稠、结痂是引起阵发性咳嗽的原因，常咳出痂皮或稠痰方停止咳嗽，咳出的痂皮可带血丝，有臭气。咳出脓痂后声嘶稍有改善，但常使喉痛加剧。

2）辅助检查：间接喉镜检查可见喉黏膜慢性充血、发干，喉腔增宽，黄绿色脓痂常覆于声带后端、杓间区及喉室带等处，去除后可见喉黏膜呈深红色，干燥发亮如涂蜡状。如喉内肌萎缩，声带变薄、松弛无力，发音时两侧闭合不全，发声漏气，声音沙哑，说话费力。少数患者气管上端也呈现相同病变。继发于萎缩性鼻炎、咽炎者可见鼻腔、咽腔增宽，黏膜干燥。也可进一步用纤维喉镜、电子喉镜或频闪喉镜观察。

（4）诊断：根据以上特点，常易诊断，但应积极寻找病因。

（5）治疗：一般治疗可予碘化钾 30 mg，3 次/天，或氯化钾口服，刺激喉黏液分泌，减轻喉部干燥。蒸气雾化或用含有芳香油的药物，口服维生素 A、维生素 E、维生素 B_2 等。有痂皮贴附时可在喉镜下湿化后取出。

3. 慢性增生性喉炎

慢性增生性喉炎为喉黏膜一种慢性炎性增生性疾病。

（1）病因：病因与慢性单纯性喉炎相同，多由慢性单纯性喉炎演变发展。有人认为慢性喉炎，尤其是慢性增生性喉炎可能与 EB 病毒、单纯疱疹病毒和肺炎支原体的感染有关。

（2）病理：黏膜上皮不同程度增生或鳞状化生、角化，黏膜下淋巴细胞和浆细胞浸润，喉黏膜明显增厚，纤维组织增生、玻璃样变性导致以细胞增生为主的非炎性病变。增生性改变可为弥漫性或局限性。

（3）临床表现。

1）症状：同慢性喉炎，但声嘶较重而咳嗽较轻，急性或亚急性发作时喉痛明显。

2）体征：除慢性喉炎的表现外，喉黏膜广泛增厚，杓状软骨处黏膜及杓会厌襞常增厚，以杓间区显著，其中央部隆起或呈皱褶，常有稠厚的黏液聚集。声带充血，边缘圆厚，表面粗糙不平，可呈结节状或息肉样。如病变发展至声门下区，两侧声带后端靠拢受阻而出现裂隙。室带亦常肥厚，粗糙不平，有时轻压于声带上，掩蔽声带。

（4）辅助检查：电声门图多表现为闭相延长，开相缩短。动态喉镜观察可见对称性和周期性差，严重者振幅和黏膜波消失，声带闭合差。

（5）诊断及鉴别诊断：根据以上症状和体征，一般诊断不难，但应与喉癌、梅毒、结核等鉴别，活检有助于鉴别。

（6）治疗：治疗原则同慢性喉炎。对声带过度增生的组织早期可加用直流电药物离子（碘离子）导入或音频电疗，局部理疗有助于改善血液循环、消炎、软化消散增生组织。重者可在手术显微镜下手术或激光烧灼、冷冻治疗，切除肥厚部分的黏膜组织，但注意勿损伤声带肌。

4. 反流性喉炎

反流性喉炎以往称为酸性喉炎，是因食管下端括约肌短暂松弛，导致含有胃酸的胃液向食管反流达到喉部所致，可能与胃酸的直接刺激和通过迷走神经反射引起慢性咳嗽有关。

（1）病因。

1）直接刺激：反流液直接刺激咽喉黏膜引起损伤及不适主诉。正常的喉部上皮中具有保护作用的物质在喉咽反流患者中缺失，共同减弱了黏膜防御机制。同时，咽部黏膜缺乏食管的运动廓清能力及唾液中和作用，故较后者明显对反流刺激更敏感。

2）迷走反射：反流的物质可以刺激远端食管，引起迷走反射，引发的慢性咳嗽和清嗓可以对声带黏膜造成损伤，同时可以引起食管上括约肌的松弛反射，而使反流物进入到咽喉部引起损伤。

（2）临床表现。

1）症状：咽异物感；慢性咳嗽，多为刺激性干咳；还有清嗓、咽痛、发音困难、口臭、咽部黏性分泌物增多、咽干等症状，其中前两项被认为尤其常见。

2）体征：喉咽反流患者在喉镜下有一些特定表现，杓间水肿、假声带沟、环后区水肿红斑、黏膜肥厚、声带息肉和溃疡、喉室变浅或消失、咽部卵石样改变、弥漫性喉炎、喉肉芽肿等被认为在喉咽反流患者中经常出现。但目前尚缺乏公认的可用于明确诊断的特异性镜下表现。

（3）辅助检查。

1）pH 监测和阻抗监测：目前认为，可活动多通道腔内阻抗和 pH 监测设备是对喉咽反流较好的诊断方法，因为其可以将两个金属电极之间不同的流动物质（气体、液体、团块）的阻抗变化及 pH 监测结合，能对酸反流、非酸反流、液体、气体等有一个完整的描述和较为客观真实的记录。

2）无线 Bravo 胶囊 pH 监测器：通过鼻腔将胶囊探测器置入环咽肌下方，可以避免导管置入引发的鼻出血、咽喉部不适、吞咽困难等并发症，尤其适用于无法耐受置管的患者。对正常活动影响较小，为诊断提供了新的方式。

3）嗓音学分析：可以提供重要的辅助信息。专业的嗓音功能评估主要包括声带振动特征评价，发音质量的主客观评估，气流动力学喉功能评估，喉神经肌肉电功能评估等。嗓音喉咽反流的患者常有声嘶、间断的发音困难或发音易疲劳等，因为炎症和声带水肿增加了声带的质量，张力减低，僵硬度增加，减弱了其运动，患者声音质量和发音功能受限，测量嗓音学参数可有异常。所以，嗓音学分析可以为喉咽反流的诊断提供有效的辅助信息。

（4）诊断及鉴别诊断：根据患者的症状以及辅助检查可以对喉咽反流患者进行诊断。目前喉咽反流的诊断仍然需要依靠综合上述多种方法做出。

与胃食管反流的鉴别：喉咽反流虽然常和胃食管反流并存，但目前仍然倾向于认为喉咽反流和胃食管反流是两个不同的整体。例如，喉咽反流常发生于白天，站立位或坐位，常以发音困难、声嘶、清嗓、咽异物感、长期咳嗽、喉部分泌物多、吞咽不畅感等为主要症状，纤维喉镜有相应的杓区及声带的特异表现，和上食管括约肌功能不良有关；而胃食管反流常发生于夜间平卧时，以反酸、烧心、胸痛、吞咽困难等为主要不适，胃镜可见食管炎、胃食管疝、Barrett 食管等相应表现，主要与下食管括约肌功能异常有关。

（5）治疗。

1）抑酸治疗联合生活方式改变：仍然是目前主流的治疗方法。后者主要包括避免睡前进食，抬高床头，减少晚餐摄入，避免过食，戒烟酒浓茶咖啡及高脂类食物、甜食、酸性水果（橘子，杨梅等），减重等，前二者被认为尤为重要，甚至研究发现单纯生活方式改善即可以使咽喉部不适症状获得明显缓解，从而提出把生活方式的改善作为主要治疗的观点。①质子泵抑制剂：质子泵驱动细胞内 H^+ 与小管内 K^+ 交换，质子泵抑制剂阻断了该交换途径，抑酸作用强且时间长、服用方便，因此在喉咽反流的抑酸治疗中占据主导地位，治疗有效后应逐渐减量。②H_2 受体阻滞剂：用于拮抗组胺引起的胃酸分泌，主要有西咪替丁、雷尼替丁、法莫替丁等。常在睡前应用。

2）复发或疗效不佳病例的治疗：对质子泵抑制剂疗效不佳的病例，需要考虑是否存在非酸反流，可添加组胺受体阻滞剂、促胃动力剂等，并调整生活方式。

3）嗓音治疗：最近的研究发现，对于喉咽反流的患者，加用嗓音治疗，可以增强喉咽反流的治疗效果，声嘶、气短等症状以及部分嗓音学参数可以获得令人满意的改善。

嗓音治疗包括间接嗓音治疗和直接嗓音治疗。其中前者指以嗓音教育为目的，为患者讲授正常声带解剖和嗓音病理的知识以及嗓音卫生相关知识。直接嗓音治疗的目的是提高患者的说话技巧，以达到增加发声效率和改善嗓音质量的目的，包括嗓音休息、共鸣训练、腹式呼吸、增加软起声、减少硬起声、气流训练、咬音训练以及局部的喉部按摩等方法。

4）外科治疗：有症状的非酸反流（在职业用声者中常见）、药物及生活方式联合疗效不佳、反流严重、下食管括约肌功能不良、不良反应严重、年轻患者避免长期用药或经济原因等均作为外科治疗的适应证。胃底折叠术是最常见的术式，现在多采用在腹腔镜下进行操作。将胃底部的黏膜折叠环绕于下端食管，从而加强食管括约肌，来达到控制反流的目的。

三、小儿急性喉气管支气管炎

急性喉气管支气管炎为喉、气管、支气管黏膜的急性弥漫性炎症。多见于 5 岁以下儿童，2 岁左右发病率最高。冬、春季发病较多，病情发展急骤，病死率较高。按其主要病理变化，分为急性阻塞性喉气管炎和急性纤维蛋白性喉气管支气管炎，二者之间的过渡形式较为常见。

（一）急性阻塞性喉气管炎

急性阻塞性喉气管炎，又名假性哮吼，流感性哮吼，传染性急性喉气管支气管炎。

1. 病因

病因尚不清楚，有以下几种学说。

（1）感染：病毒感染是最主要的病因。本病多发生予流感流行期，故许多学者认为与流感病毒有关，与甲型、乙型和亚洲甲型流感病毒以及V型腺病毒关系较密切。也有学者认为副流感病毒为主要致病因素。除流感外，本病也可发生于麻疹、猩红热、百日咳及天花流行之时。病变的继续发展，与继发性细菌感染有密切关系，常见细菌为溶血性链球菌、金黄色葡萄球菌、肺炎双球菌、嗜血流感杆菌等。

（2）气候变化：本病多发生于干冷季节，尤其是气候发生突变时，故有些学者认为与气候变化有关。因呼吸道纤毛的运动和肺泡的气体交换均须在一定的湿度和温度下进行，干冷空气不利于保持喉、气管和支气管正常生理功能，易罹患呼吸道感染。

（3）局部抵抗力降低：呼吸道异物取出术，支气管镜检查术，以及呼吸道腐蚀伤后也易发生急性喉气管支气管炎。

（4）体质状况：体质较差，如患有胸肺疾病（如肺门或气管旁淋巴结肿大），即所谓渗出性淋巴性体质的儿童易患本病。

2. 病理

本病炎症常开始于声门下区的疏松组织，由此向下呼吸道发展。自声带起始，喉、气管、支气管黏膜呈急性弥漫性充血、肿胀，重症病例黏膜上皮糜烂，或大面积脱落而形成溃疡。黏膜下层发生蜂窝织炎或坏死性变。初起时分泌物为浆液性，量多，以后转为黏液性、黏脓性甚至脓性，有时为血性，由稀而稠，如糊状或黏胶状，极难咳出或吸出。

基于小儿喉部及下呼吸道的解剖学特点，当喉、气管及支气管同时罹病时，症状较成人更为严重。气管的直径在新生儿为4～5.5 mm（成人为15～20 mm），幼儿每千克体重的呼吸区面积仅为成人的1/3，当气管、支气管黏膜稍有肿胀，管腔为炎性渗出物或肿胀的黏膜所阻塞时，即可发生严重的呼吸困难。

3. 临床表现

（1）症状：一般将其分为三型。

1）轻型：多为喉气管黏膜的一般炎性水肿性病变。起病较缓，常在夜间熟睡中突然惊醒，出现吸气性呼吸困难及喘鸣，伴有发绀、烦躁不安等喉痉挛症状，经安慰或拍背等一般处理后，症状逐渐消失，每至夜间又再发生。常在夜间发病的原因，可能与常伴有急性或亚急性鼻咽炎，潴留于鼻咽部的黏液夜间向下流入喉，入睡后黏液积聚于声门，引起喉痉挛有关。若及时治疗，易获痊愈。

2）重型：可由轻型发展而来，也可以起病即为重型，表现为高热，咳嗽不畅，有时如犬吠声，声音稍嘶哑，持续性渐进的吸气性呼吸困难及喘鸣，可出现发绀。病变向下发展，呼吸困难及喘鸣逐渐呈现为吸气与呼气均困难的混合型呼吸困难及喘鸣。呼吸由慢深渐至浅快。患儿因缺氧烦躁不安。病情发展，可出现明显全身中毒症状及循环系统受损症状，肺部并发症也多见。

3）暴发型：少见，发展极快，除呼吸困难外，早期出现中毒症状，如面色灰白，咳嗽反射消失，失水，虚脱，以及呼吸循环衰竭或中枢神经系统症状，可于数小时或一日内死亡。

（2）检查：局部检查咽部不一定有急性炎症表现。小儿电子喉镜或纤维支气管镜检查，可见自声门以下，黏膜弥漫性充血、肿胀，以声门下腔最明显，正常的气管软骨环显示不清楚。气管支气管内可见黏稠分泌物。喉内镜检查不仅可使呼吸困难加重，还有反射性引起呼吸心搏骤停的危险，因此，最好在诊断确有困难并做好抢救准备时使用。血氧饱和度检测对诊断很有帮助。胸部听诊呼吸音减低，间有干啰音。肺部透视有时可见因下呼吸道阻塞引起的肺不张或肺气肿，易误诊为支气管肺炎。同时应行分泌物及血液的细菌培养加药敏试验，以便选用敏感的抗生素。

4. 诊断

根据上述症状，尤其当高热传染病之后，患儿出现喉梗阻症状，表明病变已向下发展。结合检查，常可明确诊断。

5. 鉴别诊断

需与气管支气管异物、急性细支气管炎、支气管哮喘、百日咳、流行性腮腺炎、猩红热等相鉴别。

（1）气管及支气管异物：起病急，多有异物吸入史。在异物吸入后，立即出现哽噎，剧烈呛咳，吸气性呼吸困难和发绀等初期症状。气管内活动性异物胸部触诊可有撞击感，听诊可闻及拍击声。对不透X线的异物，X线片可显示异物形状和存留部位。支气管部分阻塞可引起肺叶（段）气肿，完全阻塞可使肺叶（段）不张。

（2）急性细支气管炎：多见于婴儿，有发热、咳嗽、多痰、气急及呼吸困难，临床症状酷似急性喉气管支气管炎，但一般无声嘶，呼气时相较吸气时相明显增长。可闻及呼气哮鸣音及中小湿啰音，无明显的喉梗阻症状。

（3）支气管哮喘：患儿有反复发作病史，常突然发作，有哮喘及呼气性呼吸困难，无声音嘶哑，可闻及呼气哮鸣音。麻黄碱、氨茶碱等支气管扩张药能使之缓解。

（4）百日咳：百日咳杆菌侵入呼吸道后，先附着在喉、气管、支气管、细支气管黏膜上皮细胞的纤毛上，在纤毛丛中繁殖并释放内毒素，导致柱状纤毛上皮细胞变性，增殖的细菌及产生的毒素使上皮细胞纤毛麻痹，蛋白合成减少，使黏稠分泌物不易排出。滞留的分泌物又不断刺激呼吸道末梢神经，引起痉挛性咳嗽。临床上以日益加重的阵发性痉挛性咳嗽为特征。咳嗽发作时，连续十余声至数十声短促咳嗽，继而深长的吸气以满足肺换气的需要，吸气时空气急速通过痉挛狭窄的声门而发出犬鸣样吸气声，紧接着又是一阵痉挛性咳嗽，如此反复发作，可持续数分钟，直到排出大量潴留的黏稠痰液。咳嗽一般以夜间为多，多为自发，也可因受寒、劳累、吸入烟尘、情绪波动、进食、通风不良、检查咽部等诱发。咳嗽发作前可有喉痒、胸闷等不适，痉挛性咳嗽发作时常使患者恐慌。年龄小、体质弱、咳嗽重者常易并发支气管炎及肺炎、百日咳脑病、心血管损害而危及生命。很少并发急性喉炎。由于咳嗽剧烈，可引起喉部不同程度的损伤。治疗首选红霉素和大环内酯类抗生素，镇静剂能减少因恐惧、忧虑、烦躁而诱发的痉挛性咳嗽。

6. 治疗

对轻型者，治疗同小儿急性喉炎，但须密切观察。对重症病例，治疗重点为保持呼吸道通畅。

（1）吸氧、解痉、化痰、解除呼吸道阻塞。对喉梗阻或下呼吸道阻塞严重者需行气管切开术，并通过气管切开口滴药及吸引，清除下呼吸道黏稠的分泌物。中毒症状明显者，需考虑及早行气管切开术。

（2）使用足量敏感的抗生素及糖皮质激素。开始剂量宜大，呼吸困难改善后逐渐减量，至症状消失后停药。

（3）抗病毒治疗。

（4）室内保持一定湿度和温度（湿度70%以上，温度以18～20 ℃为宜）。

（5）忌用呼吸中枢抑制剂（如吗啡）和阿托品类药物，以免分泌物更干燥，加重呼吸道阻塞。

（二）急性纤维蛋白性喉气管支气管炎

急性纤维蛋白性喉气管支气管炎，也称纤维蛋白样-出血性气管支气管炎，纤维蛋白性化脓性气管支气管炎，流感性（或恶性，超急性）纤维蛋白性喉气管支气管炎，急性膜性喉气管支气管炎，急性假膜性坏死性喉气管支气管炎等。多见于幼儿，与急性阻塞性喉气管炎虽同为喉以下呼吸道的化脓性感染，但病情更为险恶，病死率很高。

1. 病因

（1）阻塞性喉气管炎的进一步发展。

（2）流感病毒感染后继发细菌感染。

（3）创伤、异物致局部抵抗力下降，长时间气管内插管，呼吸道烧伤后易诱发。

2. 病理

与急性阻塞性喉气管炎相似，但病变更深。主要特点是喉、气管、支气管内有大块或筒状痂皮、黏液脓栓和假膜。呼吸道黏膜有严重炎性病变，但无水肿，黏膜层及黏膜下层大片脱落或深度溃疡，甚至软骨暴露或发生软化。因黏膜损伤严重，自组织中逸出的血浆、纤维蛋白与细胞成分凝聚成干痂及假膜，大多易于剥离。

3. 临床表现

也如急性阻塞性喉气管炎，但发病更急，呼吸困难及全身中毒症状更为明显。

（1）突发严重的混合性呼吸困难。可伴有严重的双重性喘鸣。咳嗽有痰声，但痰液无法咳出。如假膜脱落，可出现阵发性呼吸困难加重，气管内有异物拍击声，哭闹时加剧。

（2）高热，烦躁不安，面色发绀或灰白。可迅速出现循环衰竭或中枢神经系统症状，如抽搐、惊厥、呕吐。发生酸中毒及水、电解质失衡者也多见。

4. 检查及诊断

检查参见急性阻塞性喉气管炎，常有混合性呼吸困难，胸骨上窝、肋间隙、上腹部等处有吸气性凹陷，伴以锁骨上窝处呼气性膨出。呼吸音减弱或有笛音，甚至可闻及异物拍击声。气管切开后可咳出大量黏稠的纤维蛋白性脓痰及痂皮，咳出后呼吸困难可明显改善。如行支气管镜检查，可见杓状软骨间切迹、气管及支气管内有硬性痂皮及假膜。

5. 治疗

同急性阻塞性喉气管炎，应及早进行血氧饱和度监测和心电监护。较严重病例需行气管切开术，术后通过气管套管内点药消炎稀释，一般的吸痰方法常不能将阻塞于下呼吸道的痂皮及假膜顺利吸出。有时需反复施行支气管镜检查，将痂皮及假膜钳出和吸出，才能缓解呼吸困难。

四、声带息肉及声带小结

（一）声带息肉

喉息肉发生于声带者称为声带息肉，喉息肉绝大多数均为声带息肉。

1. 病因

（1）机械创伤学说：过度、不当发声的机械作用可引起声带血管扩张、通透性增加导致局部水肿，局部水肿在声带振动时又加重创伤而形成息肉，并进一步变性、纤维化。

（2）循环障碍学说：声带振动时黏膜下血流变慢，甚至停止，长时间过度发声可致声带血流量持续下降，局部循环障碍并缺氧，使毛细血管通透性增加，局部水肿及血浆纤维素渗出，严重时血管破裂形成血肿，炎性渗出物最终聚集、沉积在声带边缘形成息肉；若淋巴、静脉回流障碍则息肉基底逐渐增宽，形成广基息肉或息肉样变性。

（3）炎症学说：声带息肉是因局部慢性炎症造成黏膜充血、水肿而形成。

2. 病理

声带息肉的病理改变主要在黏膜固有层，弹力纤维和网状纤维破坏，间质充血水肿、出血、血浆渗出、血管扩张、毛细血管增生、血栓形成、纤维蛋白物沉着黏液样变性、玻璃样变性、纤维化等。间质黏液变性（主要为酸性黏多糖类）最多见。可有少量炎细胞浸润，偶见有钙化。黏膜上皮呈继发性改变，大多萎缩、变薄，上皮较平坦。PAS 染色示上皮内糖原显著减少。

3. 临床表现

（1）症状：主要为声嘶，因声带息肉大小、形态和部位不同，音质的变化、嘶哑的程度也不同。轻者为间歇性声嘶，发音困难，发声易疲劳，音色粗糙，重者沙哑甚至失声。巨大的息肉位于两侧声带之间者，可完全失声，甚至可导致呼吸困难和喘鸣。息肉垂于声门下腔者常因刺激引起咳嗽。

（2）体征：喉镜检查常在声带游离缘前中份见有表面光滑、半透明、带蒂如水滴状新生物。有时在一侧或双侧声带游离缘见呈基底较宽的梭形息肉样变，也有遍及整个声带呈弥漫性肿胀的息肉样变。

息肉多呈灰白或淡红色，偶有紫红色，大小如绿豆、黄豆不等。声带息肉一般单侧多见，也可两侧同时发生。带蒂的声带息肉可随呼吸气流上下活动，有时隐匿于声门下腔，检查时容易忽略。

4. 治疗

以手术切除为主，辅以糖皮质激素、抗生素、维生素及超声雾化等治疗。

声门暴露良好的带蒂息肉，可在间接喉镜下摘除。若息肉较小或有蒂且不在前联合，可在电子喉镜下行声带息肉切除术。局麻不能配合者，可在全麻气管插管下经支撑喉镜切除息肉，有条件者可行显微切除或激光显微切除术。

术中避免损伤声带肌，若双侧声带息肉样变，尤其是近前联合病变，视情况宜先做一侧，不要两侧同时手术，以防粘连。切除的组织常规送病理检查，明确诊断，防止肿瘤性病变的误诊。

（二）声带小结

声带小结发生于成人者又称歌唱者小结，发生于儿童者称喊叫小结，是慢性喉炎的一种更微小的纤维结节性病变，常由炎性病变逐渐形成。

1. 病因

与声带息肉相似，多数学者倾向“机械刺激学说”。

（1）用声不当与用声过度：声带小结多见于声带游离缘前中1/3交界处，因为：①该处是声带发声区膜部的中点，振动时振幅最大而易受损伤，还可产生较强的离心力，发声时此处频繁撞击致使疏松间质血管扩张，通透性增强，渗出增多，在离心力的作用下渗出液随发声时声带震颤聚集至该处形成突起，继之增生、纤维化。②该处存在振动结节，上皮下血流易于滞缓。③该处血管分布与构造特殊，且该处声带肌上下方向交错，发声时可出现捻转运动，使血供发生极其复杂的变化。声带振动时血流变慢，甚至可停止。如振动剧烈可发生血管破裂形成血肿。病变进展到一定程度，继发炎性细胞浸润。也有学者认为发假声过度容易发生声带小结。

（2）上呼吸道病变：感冒、急慢性喉炎、鼻炎、鼻窦炎等可诱发声带小结。

2. 病理

声带小结外观呈灰白色小隆起。其病理改变主要在上皮，黏膜上皮局限性棘细胞增生，上皮表层角化过度或不完全角化，继发纤维组织增生、透明样变性，基底细胞生长活跃，上皮脚延长、增宽；固有层水肿不明显。弹性纤维基本完整。

3. 临床表现

（1）症状：早期主要是发声易疲倦和间隙性声嘶，声嘶每当发高音时出现。病情发展时声嘶加重，由沙变哑，由间歇性变为持续性，在发较低调音时也出现。

（2）体征：喉镜检查初起时可见声带游离缘前、中1/3交界处，发声时有分泌物附着，此后该处声带逐渐隆起，成为明显小结。小结一般对称，也有一侧较大，对侧较小或仅见于单侧者。声带小结可呈局限性小突起，也可呈广基梭形增厚，有些儿童的声带小结，当声带松弛时呈广基隆起，声带紧张时呈小结状突起。

4. 诊断

根据病史及检查，常易作出诊断。但肉眼难以鉴别声带小结和表皮样囊肿，常需手术切除后病理检查方可确诊。

5. 治疗

注意声带休息，发声训练，手术和药物治疗。

（1）声带休息：早期声带小结，经过适当声带休息，常可变小或消失。较大的小结即使不能消失，声音亦可改善。若声带休息2~3周，小结仍未明显变小，应采取其他治疗措施，因声带肌长期不活动反而对发声不利。

（2）发声训练：国外报道声带小结成功的治疗主要通过语言疾病学家指导发声训练完成，经过一段时间（约3个月）的发声训练，常可自行消失。发声训练主要是改变错误的发音习惯。此外，应忌吸烟、饮酒和摄食辛辣刺激食物等。

（3）药物治疗：对于早期的声带小结，在声带休息的基础上，可辅以中成药治疗，如金嗓开音丸、金嗓散结丸等。

（4）手术切除：对不可逆、体积较大、声嘶明显的小结，可考虑手术切除，在手术显微镜下用喉显微钳咬除或剥除。操作时应特别小心，切勿损伤声带肌。术后仍应注意正确的发声方法，否则可复发。除此之外，可适当使用糖皮质激素。儿童小结常不需手术切除，至青春期可以自然消失。

参考文献

[1] 张勤修，刘世喜．耳鼻咽喉头颈外科学［M］．北京：清华大学出版社，2017.
[2] 韩东一．耳鼻咽喉头颈外科学高级教程［M］．北京：中华医学电子音像出版社，2016.
[3] 胡祖斌，段传新，田滢．小儿耳鼻咽喉疾病防治知识［M］．武汉：湖北科学技术出版社，2015.
[4] 黄选兆，汪吉宝，孔维佳．实用耳鼻咽喉头颈外科学［M］.2 版．北京：人民卫生出版社，2014.
[5] 北京儿童医院．耳鼻喉科诊疗常规［M］.2 版．北京：人民卫生出版社，2016.
[6] 孔维佳，周梁．耳鼻咽喉头颈外科学［M］.3 版．北京：人民卫生出版社，2015.
[7] 王斌全，祝威．耳鼻咽喉头颈外科学［M］．北京：高等教育出版社，2017.
[8] 马建民，王宁宇，江泳．眼耳鼻喉口腔科学［M］.2 版．北京：北京大学医学出版社，2016.
[9] 王建国，耳鸣耳聋［M］．北京：中国医药科技出版社，2016.
[10] 刘广安，张洁，马俊岗．耳鼻喉科疾病临床诊疗技术·医学临床诊疗技术丛书［M］．北京：中国医药科技出版社，2017.
[11] 张建国，阮标．耳鼻咽喉头颈外科学（案例版）［M］.2 版．北京：科学出版社，2016.
[12] 孔维佳，韩德民．耳鼻咽喉头颈外科学［M］.2 版．北京：人民卫生出版社，2014.
[13] 李明，王洪田．耳鸣诊治新进展［M］.2 版．北京：人民卫生出版社，2017.
[14] 任俊宏，常新剑．慢性化脓性中耳炎患者生活质量调查研究［J］．实用医技杂志，2014，21（3）:253-254.
[15] 王建国，付涛．中耳炎［M］．北京：中国医药科技出版社，2016.
[16] 涂厚义，倪红丽.42 例慢性化脓性中耳炎手术治疗失败的原因分析［J］．吉林医学，2014，35（12）:2608-2609.
[17] 孙红霞．鼻炎防治［M］．北京：科学出版社，2017.
[18] 王亮，娄卫华，叶放蕾．实用耳鼻咽喉头颈外科诊断与治疗学［M］．郑州：郑州大学出版社，2015.
[19] 夏寅，林昶．耳鼻咽喉头颈外科学［M］．北京：中国医药科技出版社，2016.
[20] 孙虹，张罗．耳鼻咽喉头颈外科学［M］.9 版．北京：人民卫生出版社，2018.